实用中医技术与疗法丛书

总主编◎苏惠萍　倪磊

内服膏方疗法

主　编◎苏惠萍　倪磊

中国健康传媒集团

中国医药科技出版社

内 容 提 要

中医内服膏方在强身养生与疾病治疗方面有着广泛的应用。本书共分为基础篇、工艺篇和临床篇三大部分，涵盖了内服膏方的概念、特点、历史渊源、应用注意事项、制备工艺、膏方养生及各科疾病膏方治疗等内容。本书强调理论指导与实践操作相结合、现代组方与古典膏方相结合、养生保健与疾病治疗相结合的特色，力求突出实用性、经典性和可操作性。本书适合临床工作者和广大中医爱好者参考使用。

图书在版编目（CIP）数据

内服膏方疗法 / 苏惠萍，倪磊主编 . —北京：中国医药科技出版社，2024.1
（实用中医技术与疗法丛书）

ISBN 978-7-5214-4454-4

Ⅰ.①内…　Ⅱ.①苏…②倪…　Ⅲ.①内服药—膏剂—方书—中国　Ⅳ.① R289.6

中国国家版本馆 CIP 数据核字（2023）第 251807 号

美术编辑　陈君杞
版式设计　南博文化

出版　**中国健康传媒集团** | 中国医药科技出版社
地址　北京市海淀区文慧园北路甲 22 号
邮编　100082
电话　发行：010-62227427　邮购：010-62236938
网址　www. cmstp. com
规格　710 × 1000mm $^1/_{16}$
印张　17
字数　323 千字
版次　2024 年 1 月第 1 版
印次　2024 年 1 月第 1 次印刷
印刷　河北环京美印刷有限公司
经销　全国各地新华书店
书号　ISBN 978-7-5214-4454-4
定价　**58.00 元**

获取新书信息、投稿、为图书纠错，请扫码联系我们。

丛书编委会

总主编　苏惠萍　倪　磊

副主编　施　怡　李　雁　杨博华

编　委（按姓氏笔画排序）

边朝辉　朱　立　刘乃刚

刘克勤　孙慧怡　张　昶

陈幼楠　林欣潮　赵铁葆

郭　华　嵇　冰

编委会

实用中医技术与疗法通常是指安全有效、成本低廉、简便易学的中医药技术。人类从出现开始，就在不断和疾病抗衡，寻找和探索战胜疾病的方法和手段。我国的中医学承载着中国古代人民同疾病作斗争的实践经验，无论是神农尝百草，还是砭石疗法、针灸罐疗，都充分体现着古代先贤在维护健康、战胜疾病过程中的不懈努力和探索精神。长沙马王堆汉墓出土的《五十二病方》记载的有敷药、药浴、熏蒸、按摩、熨、砭、灸等外治法术，以及《黄帝内经》等古代经典著作中不断发展完善的针灸、按摩、刮痧、熨贴、敷药、膏方、药酒等中医药疗法，均为后世的实用中医技术与疗法奠定了扎实的理论和实践基础。

实用中医技术与疗法是中医药学的重要组成部分，包括中医理论指导下的多种防病治病的特色手段及方法，突出中医学简便效廉的特点，以患者依从性高、疗效好的中医外治疗法或非药物疗法为主，同时包括患者易于接受、安全有效的内服中药特色剂型等，内容丰富，适宜于各级医疗机构及健康保健机构推广应用。

本套丛书定位于中医药实用技术临床应用的推广及普及，以满足相关医疗机构及中医药工作者不断提升医疗服务水平、快速拓展业务范围，以及提升业务能力的学习需求。本丛书注重实用性、专业性及可读性，编写组在前期工作中，首先进行了较深入的调研，优选出相对应用广泛、技术成熟、大众容易接受、易于推广的临床实用技术。本丛书包括《内服膏方疗法》《外用膏方疗法》《穴位贴敷疗法》《外洗湿敷疗法》《中药茶饮疗法》《耳穴诊疗法》《小儿推拿疗法》《常见疼痛的诊断与针刀治疗》《摸骨正脊术》《直肠给药疗法》。本丛书既可作为指导中医药工作者临床实践的常备书籍，也可作为业务培训老师的参考教材，有着广泛的应用范围。

本丛书由北京中医药大学东直门医院苏惠萍教授、倪磊教授组织编写及审定，各分册主编均为各专业领域具有一定影响力的专家学者。在编写过程中，为使本丛书充分体现传承与创新、理论与实践的有机结合，大家反复推敲，修改完善，力求达到应有的水平。在此衷心感谢编写组的每一位成员艰辛的努力和付出。也希望这部丛书的出版，能为中医药事业的发展及中医药技术的推广应用做出积极的贡献。

由于编写时间较为仓促，书中难免存在不足之处，我们真诚希望广大读者在使用过程中多提宝贵意见和建议，以便今后修订完善。

丛书编委会

2023年11月

随着健康理念的深入人心，中医药学日益受到广泛关注。内服膏方，作为中医药学之精华，蕴藏着深厚的理论与丰富的实践经验。为了传承与弘扬中医文化，让更多的人了解并受益于内服膏方这一独特的治疗方法，我们精心编写了《内服膏方疗法》一书。

本书共分为基础篇、工艺篇和临床篇三大部分，涵盖了内服膏方的概念、特点、历史渊源、应用注意事项、制备工艺、膏方养生及各科疾病膏方治疗等内容。本书强调理论指导与实践操作相结合、现代组方与古典膏方相结合、养生保健与疾病治疗相结合的特色，力求突出本书的实用性、经典性和可操作性。

一、制备工艺，突出实用

内服膏方的制备工艺独具匠心，讲究胶类烊化、糖类熬制、细料选用、浓缩收膏等环节。本书详细介绍了膏方的制备工艺，并阐述每一步的操作要点和注意事项。通过了解膏方的制备工艺，可更好地理解其独特的治疗效果与养生价值。

二、养治结合，强调辨证

中医内服膏方在强身养生与疾病治疗方面有着广泛的应用。在强身养生方面，膏方秉承中医药"治未病"理念，可根据不同的体质和季节变化来选择适宜的膏方进行养生调理。在疾病治疗方面，内服膏方以其口感宜人、服用便捷的优点，在内科、外科、妇科、儿科等各科慢性疾病均有涉及，本书以西医病名为基础，按照中医膏方治疗优势疾病进行系统化梳理，介绍了膏方在治疗各科疾病中如补虚养身、调理气血、扶正祛邪等治则的应用及具体组方。

三、经典方剂，传承发展

本书也强调现代组方与经典膏方的结合，既传承了中医药文化的精髓，又推动了中医药学的创新发展。内服膏方的经典方剂众多，如两仪膏、益母草膏、宁嗽膏等。这些方剂经过历代医家的实践验证与不断完善，已成为中医药学的瑰宝。本书列举了临床各科膏方治疗的具体案例与经典方剂介绍，帮助读者深入了解这些方剂的应用与价值。通过学习这些经典膏方，读者可领略到中医药学的智慧与魅力。本书在介绍经典膏方的同时也会介绍一些现代组方的思路，这些现代组方在继承经典膏方的基础上融入了现代治疗理念，为中医药学的发展注入了新的活力。

我们深知，关于中医药学以及膏方的探讨，是博大精深、无穷无尽的。本书所呈现的，仅仅是我们现阶段的研究心得与理解，其中存在一些不足之处，尚待进一步深入与完善。我们真诚地期望，您在阅读过程中能够不吝赐教，提出宝贵的意见和建议。您的每一个观点、每一次斧正，都是对我们工作的最大支持与鼓励，也是我们前行路上不可或缺的动力源泉。

再次对您的支持表示衷心的感谢，希望这本书能为您带来一些有益的启示和帮助。愿我们在知识的海洋中共同探索，在学术的殿堂里携手前行，共同为中医药学的传承与发展贡献一份力量。

主编　苏惠萍　倪　磊

2023 年 12 月 1 日

基础篇

工艺篇

临床篇

基础篇

第一章 中医膏方的概念及特点

第一节 内服膏方的概念及种类

一、膏方的概说

中医膏方学是研究中医膏方的处方原理、配伍规律、加工工艺、贮存保管和临床运用的科学，与中药学、方剂学、中药炮制学、中药制剂学、中医养生学、中医康复学及中医临床各科联系密切。中医膏方，简称膏方，是在中医理论的指导下，以养生保健或防治疾病为目的，按规定的药物处方将中药饮片为基本原料，或配以胶类、糖类等，通过制剂工艺加工成膏剂的中药制品。中医膏方中医特色明显，体现中医理、法、方、药的特色，其中医内涵丰富，具有确切的疗效、明确的适用范围、应用禁忌和注意事项。

膏方按照给药途径，分为外用膏方和内服膏方。狭义膏方主要指内服膏方，又称煎膏剂、膏滋，是饮片用水煎煮，取煎煮液浓缩，加胶类、炼蜜或糖（或转化糖）制成的半流体制剂，除了疾患及大病后体虚补益方面的临床价值外，在内、外、妇、儿、骨伤、五官等各科纠正偏颇和祛除疾病方面都有广泛的应用。外用膏方，也称外敷膏剂、膏药，是中医外治法中常用药物剂型，大多以动物油脂或白蜡、黄蜡等为基质，加入中药细粉、水煎液、流浸膏等，加热或直接混合搅匀而成。使用时将药物施于患者体表某部位，通过发挥药物消炎防腐、通经走络、行滞去瘀、祛风散寒的功能，多数用来治疗外科疮疡、皮肤疾患，对部分内科、妇科疾病亦有疗效。本书主要介绍内服膏方。

二、内服膏方的分类

1.按照组方特点，内服膏方可分为成方膏方和临证膏方。

成方膏方指根据地域和时期的特异性，结合人群疾病特征，依据中医的基本理论，以辨证论治为指导，总结临床经验，提炼成方，将治疗药物、糖、胶等相关辅料组合一体，按照工艺流程熬制成膏，批量提供，以供选用，如固元膏、龟苓膏、二仙膏、枇杷膏等。此类膏方须符合应用人群自身特点，使用时也须充分了解病机情况，对证使用，才能起到确切的疗效。

临证膏方，也称为定开膏方，是以中医的辨证论治为基础，根据患者的体质和病情等综合情况精心组方，或选用有针对性的高档中药材及胶类、糖类以及能起到综合调理作用的相关食品等，交给符合中医药相关规定的加工机构进行熬制加工而成。这类膏方体现了因时因地因人制宜，疗疾养生结合的特点，并严格按照中药君、臣、佐、使的原则，同时考虑到药性的寒热温凉、四气五味等特点，因此针对性、灵活性强，可以做到"一人一方"，适合不同体质、不同疾病、不同年龄人们服用。

2.按照是否应用动物类药物成分，内服膏方可分为素膏和荤膏。

素膏由草药组成，仅添加糖或蜂蜜等辅料而收膏，膏方中未采用阿胶、龟甲胶、鹿角胶、鳖甲胶等动物来源的胶类或动物药，这类膏方不易发霉，容易保存，一年四季均可服用。此类膏方常应用于小儿或素食者。

荤膏是指膏方配伍中选用了阿胶、龟甲胶、鹿角胶、鳖甲胶等动物来源的胶类或紫河车、鹿鞭等动物药，对时令和气温要求较高，如保存不当，易发霉，宜在冬季服用。

3.按照是否应用糖类，内服膏方可分为清膏和蜜膏。

清膏是膏方在制作过程中，经浓缩以达黏稠状态，未加入糖类收膏，自药成膏者，称为清膏。

蜜膏是膏方在制作过程中，如果加入有糖类，如蜂蜜、冰糖、白糖、红糖、饴糖或替代糖，成膏者，称为蜜膏。

第二节　历史渊源

膏方历史悠久，最早起源应用的方法在外用。长沙马王堆西汉古墓考古发现的帛书《五十二病方》据专家考证，成书于春秋之前，是我国现存最早的医方书，其中就有关于膏方的记载，如脂膏、彘膏、猪膏、豹膏、蛇膏等。方中单纯用动物脂肪或以动物脂肪加热提取药物外敷，所治病症多为外伤、痈疽、疮疡等。如"治伤痉：冶黄黔（芩）甘草相半，即以彘膏财足以煎之。煎之沸，即以布足（捉）之，予其汁，傅。"《五十二病方·大带者》中已经有"以清煮胶"这种熬煮让水分蒸发而使药汁变稠的炮制方法，可以说是现代膏滋药炮制的雏形，但书中尚未见到含药的脂肪膏内服的记载。战国时期成书的中医古典医籍《黄帝内经》中存方13首，其中就包括2首膏方。即《灵枢·痈疽篇》中的豕膏，对米疽"治之以砭石，欲细而长，疏砭之，涂以豕膏，六日已，勿裹之"；《灵枢·经筋篇》中的马膏，对筋脉纵弛"治之以马膏，其急者，以白酒和桂以涂其缓者"。这两个膏方也主要供外用。

膏方内服的最早记载见于汉代。东汉时期的《神农本草经》是我国第一部药学专著，书中强调中药加工要根据药物性质和治疗需要选择合适的剂型，"药性有宜丸者，宜散者，宜水煎者，宜酒渍者，宜煎膏者，亦有一物兼宜者，亦有不可入汤酒者，并随药性，不得违越"，其中就有"煎膏"的论述。最早以"膏药"命名，并有完整组方及服用方法的膏方，见于《武威汉代医简》，记载有相对完整的3个膏方，即百病膏药方、千金膏药方、妇人膏药方，其中较完整的是"千金膏药方"。东汉张仲景《伤寒杂病论》中，记载了汤剂、丸剂、散剂、膏剂、酒剂、糖浆剂、含化剂、粥剂、滴耳剂、洗剂等10多种剂型，而膏方的应用则可见于《金匮要略》。《金匮要略·腹满寒疝宿食病脉证治》中的大乌头煎："腹痛，脉弦而紧，弦则卫气不行，即恶寒，紧则不欲食，邪正相搏，则为寒疝，绕脐痛，若发则白汗出，手足厥冷，其脉沉紧者，大乌头煎主之。大乌头煎方：乌头大者五枚（熬去皮，不咀）右以水三升，煮取一升，去滓，内蜜二升，煎令水气尽，取二升，强人服七合，弱人服五合。不差，明日更服，不可一日再服。"大乌头煎是将药汁熬去水分加蜜，从此方开始，将这类制剂称为"煎"剂。它与现代膏方制作方法非常类似，且用于内服，可以认为这是医学史上真正意义上的最早的内服膏方。《金匮要略·黄瘅病脉证并治》中还记载了猪膏发煎"诸黄，猪膏发煎主之……猪膏发煎方，猪膏（半斤）乱发（如鸡子大三枚）上两味，和膏中煎之，发消药成，分再服，病从小便出。"《金匮要略·肺痿肺痈咳嗽上气病脉证治》中的皂荚丸应用中有"饮以枣膏，安其正也"的注意事项，即用大枣制成枣膏内服，以免皂荚损伤病人正气，可以认为是后世膏剂用于补养扶正的起源。

南北朝时期，陶弘景在《本草经集注》中对膏煎剂的制作作了详尽的说明，提出以治病的需要来确定剂型和给药途径的理论，指出"疾有宜服丸者，宜服散者，宜服汤者，宜服酒者，宜服膏煎者，亦兼参用，察病之源，以为其制耳"，并规定了汤、丸、散、膏、药酒的制作常规："凡合膏，初以苦酒渍取，令淹，浃浃后，不用多汁，密覆勿泄。云时者，周时也，从今旦至明旦。亦有止一宿者。煮膏，当三上三下，以泄其焦势，令药味得出。上之使迎迎沸仍下之，下之取沸静乃上，宁欲小生。其中有薤白者，以两头微焦黄为候。有白芷、附子者，亦令小黄色也。猪肪勿令经水，腊月弥佳。绞膏亦以新布绞之。若是可服之膏，膏滓亦堪酒煮稍饮之。可摩之膏，膏滓即宜以薄病上，此盖贫野人欲兼尽其力。"详细阐述了制膏的几大要点：尽量浸取药物的有效成分；煎煮时间相对较长；用动物胶脂为黏稠收膏剂。这些论述为现代膏方制剂工艺奠定了基础。

至唐代，膏方的加工和应用逐渐发展，并大多以"煎"冠名。唐代的官修本草《新修本草》、孙思邈《备急千金要方》等书中膏方的记载已不鲜见，如杏仁煎、地黄煎、枸杞煎等。个别"煎"已与现代膏方大体一致，如《备急千金要方》所载地黄煎、苏子煎，王焘《外台秘要》所载"古今诸家煎方六首"中的鹿角胶煎、阿魏煎、蒜煎。这时期，大多医家们把外敷药膏称为"膏"，而将内服膏剂称为"煎"。当时的"煎"与"膏"是有一定区别的。

宋元时期，"煎"的名称逐渐被"膏"所代替，基本沿袭唐代风格，用途日趋广泛，并以内服为主。如宋代《洪氏集验方》收载的琼玉膏，治疗虚劳干咳，沿用至今；宋代官修《太平惠民和剂局方》中亦多收载膏方，如助胃膏、钩藤膏等。同时膏方中含有动物类药的习惯也流传下来，如《圣济总录》栝楼根膏，以生栝楼根和黄牛脂共同制成，养胃生津。金元时期医家纷纷著书立说，各擅所长，更不乏疗疾补虚的膏方记载。如《东垣试效方》之"清空膏"、《丹溪心法》之"藕汁膏"、《世医得效方》之"地黄膏"、"蛤蚧膏"等。并将膏方引入食疗中，如最早的饮食卫生与营养学专著《饮膳正要》中提到赤赤哈纳（即沙棘）制成膏剂的方法。此时期的膏方兼有治病和滋养的作用。

至明朝膏方更趋完善和成熟。膏方的命名逐渐正规，"膏"专指滋补类方剂，"煎"指水煎剂。膏方的制作方法初步形成规范，并为大家所共识，即药物多次煎煮，浓缩后加胶类、糖蜜收膏。如明代《御制饮膳调养指南》中明确规定琼玉膏、金髓煎、天门冬膏等需"慢火熬成膏"。明代医家已经认识到血肉有情之物调补身体能"延年益寿、发白变黑、返老还童"，开始重视动物胶类在膏方中的应用，膏方的数量大大增加，治疗疾病更加多样、临床运用更加广泛。如王肯堂《证治准绳》所载通声膏，补气润肺、化痰利窍，专治气阴耗伤之咳嗽气喘、胸中满闷、语声不出之症；张景岳《景岳全书》所载两仪膏气血双补，治气血两亏、脾胃虚弱、下元不固之症；韩懋《韩氏医通》所载霞天膏，治沉疴痼疾之症；龚廷贤《寿世保元》中所载"茯苓膏"，益气健脾、轻身明目，治体倦乏力、食欲欠佳之症；李时珍《本草纲目》中所载益母草膏，活血逐瘀，治由瘀血阻滞所致各种月经不调、产后恶露不尽之症；洪基《摄生总要》中所载"龟鹿二仙膏"，滋补肝肾、益气养元，治肾精亏虚所致头晕目眩、手足不温、遗精滑精之症。其中很多膏方疗效显著，至今仍应用于临床。此时期，新的内服膏方层出不穷，逐渐将膏方应用到内、外、妇、儿诸科，广为各类方书记载，但组成大多简单，且膏方的理论、治疗疾病的机制尚未有系统论述总结。

清代，膏方的发展进入繁荣时期。诸多医家对膏方的治疗机理、立法方药、应用范围进行了归纳总结，尤其是对膏方的制备工艺进行了详尽的论述。吴尚先所著《理瀹骈文》即是当时颇具代表性的膏方专著，他在书中说："今人但知痞癖用膏，风痹用膏，而不知一切脏腑之病皆可用膏。"他不仅对外科疮疡、皮肤病的治疗做了系统的介绍，还详细地记载了有关哮喘、血证、呕吐、泄泻、黄疸、水肿、消渴、疟疾、白带、难产等内、妇、儿科疑难杂症的理法方药，认为膏方外治、内服对诸多疾病的治疗效果显著。"余积数十年之经验，统会前人用药之旨，阅历十年，施送数万人，深知其效，故不惜为后告。"此时期，内服膏滋名分迭出，许多官方修纂的医书和各医家自撰的方书中均有众多的膏方涌现。如《古今图书集成·医部全录》中所载琥珀茯苓膏；《种福堂公选良方》中所载秘传噎嗝膏、治痹膏；《随息居饮食谱》中所载玉灵膏；《食鉴本草》中所载莲肉膏等。膏方不仅在民间流传，宫廷中亦颇为盛行，运用面广、数量多，如《慈禧光绪医方选议》有内服膏方近30首，有用于保健抗衰老的菊花延龄膏，用于补益的扶元和中膏、扶元益阴膏，用于调治脏腑的润肺和肝膏、理脾调中化湿膏、加减健脾阳和膏、清热养肝和络膏，用于治疗眼病的明目延龄膏等。膏方在清代已经成为治病、调补的重要手段，临床运用日趋成熟，组成方药日渐复杂。晚晴《张聿青医案》中列有膏方专卷，举医案27例。这为历代医案所罕见，反映了当时膏方的盛行和为各医家所注重。《张聿青医案》所选膏方用于治疗血证、眩晕、遗精、哮喘、不孕、痛经等病，其组成复杂、用药讲究、配伍周细、注重炮制，每个膏方用药往往已达二三十味，共涉及药物达130余种，收膏时常选用阿胶、鹿角胶等，并强调膏方应用要强调辨证而施，对后世膏方应用影响较大。著名国医大师秦伯未曾谓其"论病处方，变化万端，不株守一家言"。

近现代膏方的发展速度更是惊人，中华人民共和国成立后，膏方的研制和应用更是得到了空前的发展。1962年《全国中药成药处方集》共载各类膏方58首，1988年《全国中成药产品集》收录内外妇儿五官等科膏方152首，并利用现代工艺将传统的益母膏、二冬膏、桑椹膏、枇杷叶膏、琼玉膏等制成成药，方便临床应用。更有当代名医在继承传统膏方的基础上有所创新，根据患者病情因人而异、辨证施治，在调制慢性病中应用膏剂取得良好的效果，从而使得中医膏方为人类的健康做出了辉煌的贡献。

随着生活水平的不断提高，民众对健康的认识也不断提高，膏滋药的需求越来越大，普及的区域越来越广。近年来，冬令膏方进补的习惯已经从江浙一带普及到全国各地，全国各中医院相继开展膏方门诊满足大众需求。中国中医药信息学会膏方分会近年来更通过召开中国膏方大会、与各地协会联合举办"膏方节"等形式推动膏方的研究、运用，规范膏方制作的行业标准，培养膏方专业人才，这必将对中国膏方事业的发展产生深远的影响，为人民的健康带来更大的福祉。

第三节 特点与优势

一、内服膏方的特点

膏方最大的特点是因人处方、量身定做、结合气候地域特点、针对性强，非一般补品可比；其配方用药讲究，加工工艺独特。

1.三因制宜，针对性强

三因制宜，即因时、因地、因人制宜，而制定其适宜的治法和方药，是中医治疗的重要特色，在中医膏方中体现得尤为明显。

因时方面，天时有寒暖之不同，人生于天地之间，受自然规律的支配和制约，"以天地之气生，四时之法成"。膏方组方应用中，顺应自然昼夜和四季气候，可以事半功倍，如冬季万物生长缓慢，人体腠理固密，阳气内敛，此时膏方补益，可为来年提供更多的物质储备，使人精力充沛，抵抗力增强，故有膏方"冬令进补"之说。

因地方面，生长有南北，我国幅员辽阔，地理环境各异，人们的生活方式不同。同属冬季，西北地区与东南沿海的气候条件迥然有别。冬季的东北、西北地区天气寒冷，膏方宜用偏温热之药；而长江以南地区虽已入冬，但气温较北方地区要温和得多，膏方中应以清补甘温之药为主；地处高原山区，雨量较少且气候偏燥的地带，膏方中则应以甘润生津之品为主。

因人方面，膏方是根据个人的不同体质、病情、禁忌、喜好、病史等不同临床表现而确立的不同配伍的处方。不同人群，体力有强弱，质性分阴阳，性情有刚柔，筋骨有坚脆，肢体有劳逸，年龄有老少，奉养有膏粱藜藿之殊，心境有忧劳喜乐之别，受病有深浅之各异、针对不同个体差异进行辨证施膏。常用中药的配伍需根据患者不同病情予以变化外，名贵细料药如人参、鹿茸、川贝等，以及收膏用的糖、胶等物料，均会根据不同患者的不同病情加以变化调整，不会出现千篇一律的膏方配料。如老年人应用膏方多予以进补，因老年人随着年龄的增长而趋向衰退，膏方进补更有利于进行全面调理。对于女性来说，要结合经、孕、胎、产的生理现象运用膏方。而小儿根据生长需要可以适当进补，重点在于调理脾胃。对于糖尿病的膏方可以根据病情需要，加工成不含糖的膏滋。

2.善于补虚，寓攻于补

"精气夺则虚"、"正虚则邪恋"，人体由于素体虚弱、大病、久病，其机体气、血、津液亏耗，阴阳互损，经络脏腑等生理功能减弱、抗病能力低下，表现出虚弱、不足、衰退、久疾难愈，不仅是正气不足的情况，更是"精气"损耗的状态。这时除运用有补益作用的草木金石药物外，还要运用有血、有肉、有骨、有髓、有类似于人体脏腑组织结构的传统动物补益药物进行调理机体，治疗疾病。

补益药是补益类膏方的主要组成部分，对于各类虚证有独特功效。服膏方中除了必要的祛病中药外，也会酌加补气养血滋阴温阳之品，所以膏方侧重整体调治，寓攻于补，补攻兼施，不仅可补虚，也能疗疾。通过调补与祛邪并施，或养血益气、滋阴壮阳、补益脏腑，或活血通脉、祛痰开郁、清热解毒，使之更加切合病情，便于长期应用和更有效地发挥作用，可达到调整阴阳、脏腑、气血的作用。明代医家张景岳曰："形不足者阳之衰也，非气不足以达而表而温之。"阳气衰弱之人，可用气厚之品温补阳气，如参芪膏补中气，桂附膏可以温养元阳。"精不足，阴之衰也，非味不足以实中而补之。"病久耗阴，阴精不足，可滋补真阴，选用血肉有情之品，如食物类海参珍珠膏，药物类龟鹿二仙胶、鳖甲胶、阿胶等胶质等。对于虚中有实之症，也可先以汤剂折其既燃之势，继以膏方缓养，虚实缓急，分清先后次序。

3.药力集中，量小效优

内服膏方的制备一般都是将药材充分浸泡反复煎煮，由于高度的萃取比例，一般比中药汤剂少，可节约大量药材，经济实惠。膏方去渣留汁，熬炼浓缩，留取药中精华，使得大量药材的有效成分高度凝集，因此只需很小的摄入量就可维持良好的治疗效果，而且便于消化吸收，无损胃气，对平素脾胃功能不好者尤为适宜。如很多贵重药物需要长时间煎煮或单独煎煮才能便于机体吸收，充分发挥药效。膏方的加工制作是采用传统的加工工艺，根据配伍组方中各种药料的特性，科学合理地加以提取、浓缩和处理，其药效浓度高、饮服后易于吸收，具有良好的生物利用度，能以最少的药材总量达到最佳的治疗效果，是高效经济的治疗方式。

4.服用方便，口味怡人

膏方与其他剂型如汤、散、丹等相比，食用更加简单，或含化，或冲服，服用更为方便。药物工艺特殊性使得稳定性好、体积小，服用方便，便于携带，易于保管，减少体积，又省去煎药之麻烦，适用于较长时期服用，通常一次制备，若贮藏得法往往可以服用2个月左右。以往常把膏方视为冬季服用的理想剂型，随着冷藏设备进入家庭，即使荤膏膏方的贮藏也已不成问题，因而一年四季均可制备使用。加之多用蜂蜜、冰糖、红糖、白糖或者替代糖收膏，不加糖的膏方也适量地加入了矫味用的甜味剂，掩盖了中药的苦味，甘甜适口，容易耐受，膏方中的胶类混以冰糖、饴糖、蜂蜜等物料，使质地细腻而滑润；作为辅料的黄酒等醇香味美，口感诱人，克服了中药汤剂味苦难闻的不足。所以膏滋易于被服用者所接受，长期使用无论长幼，不会因不能忍耐苦涩而生厌烦之心。

二、内服膏方的优势

膏方正越来越受到人们的重视，以膏方调养身体，防治疾病，为人们所认同，但在使用膏方时，要结合多方面的因素选用之。

1.善养生治未病

"治未病"的观点是中医预防医学的实践和总结，是医学的最高境界。中医学认为，人的生长发育、生殖繁衍、生命维系等与人体的气血阴阳、脏腑功能密切相关。当人体气血阴阳调畅、脏腑功能充沛时，体质强壮和精力旺盛，反之，则百病丛生。"圣人不治已病治未病，不治已乱治未乱，此之谓也。夫病已成而后药之，乱已成而后治之，譬犹渴而穿井，斗而铸锥，不亦晚乎！"（《素问·四气调神大论》）就在阐明，高明的医生不是等病已成再去治疗疾病，不能等天下大乱再去治理天下，已经得病了再去用药，天下大乱了再去治理，就好比渴了才开始钻井，打仗了才开始锻造兵器，这也太晚了。《淮南子·说山训》中也这样表述："良医者，常治无病之病，故无病。圣人者，常治无患之患，故无患。"意思是说，好的医生常常没有发生疾病前治疗已有的问题，这样人不会发生疾病；高明的人，常常没有发生祸乱前就治理已有的隐患，这样国家不会发生祸乱。可见，中医历来主张防病重于治病。

现代医学基于未病理论提出"亚健康"的概念，没有明确的疾病，但却容易出现精神活力和适应的能力下降，这种情况如果不能得到及时的纠正，很容易引起器质性改变，这些常常因先天禀赋不足，后天失养，积劳内伤，思虑过度，而出现倦怠、眩晕、心悸耳鸣、失眠多梦、神志恍惚、注意力不易集中等表现。膏方在中医辨证论治及整体调理的理论指导下，根据人体脏腑阴阳、气血虚实之变化，综合考虑个体体质特征，补不足损有余的调理，使体质得到全面增强。膏方调养，贯彻治未病的思想，能够调畅气血，扶助正气，祛除病邪，平衡阴阳，进而达到"扶正固本""未病先防"的目的。

2.善治慢性宿疾

针对不同的病证辨证应用膏方，可治疗慢性疾病，如枇杷膏能治痰热咳嗽、益母草膏能治妇女月经不调、夏枯草膏能治甲状腺肿大、十全大补膏治疗贫血、伤湿止痛膏治疗风湿性关节炎等。此外，膏方在支气管哮喘、慢性阻塞性肺病、反复呼吸道感染、慢性再生障碍性贫血、肿瘤的康复、高血压病、糖尿病、慢性心力衰竭、男性不育症、月经失调、抑郁症等，都广泛应用。膏方治慢性宿疾，不仅可提高免疫功能，对防止病情复发也大有裨益。慢性疾病膏方治疗优势有以下三点：

（1）宿疾迁延日久，病情在很长的一段时间内呈慢性进展状态。因病程长，常"虚实夹杂，气虚血瘀，阴亏阳弱"，非短期时日、一针一药所能奏效，选择药性平和，不伤正气，而又服用方便的剂型，膏方是最为合适的剂型。膏方可一边施补，一边治标，对疾病的治疗和康复很有益处。而且一剂膏方能服用1个月以上，且口感良好，坚持服用，能在最大程度上解除宿疾。

（2）慢性疾病兼症较多，常数种疾病合并，病情和治疗复杂，因此要在一张普通处方中考虑这么多的问题、兼顾多方面的治疗实在是一大难题，但膏方治疗由于要通过个体化的膏方辨证论治，兼顾到多方面的调理，既要"疗疾"，又要"补虚"，因此用药与一般汤剂比较有所不同。我们称医生每次为患者拟定的膏方为"一料"。膏方可组方复杂，药物众多，每料所用药物有的多达几十味，药物用量大，一料膏方的常规总剂量在2000~3000g左右，达到控制或减少病情反复发作，延缓疾病进程的目的。

（3）慢性久病多虚，气血阴阳有所不足，整体机能处于下降状态，慢性病的消耗导致机体的各项生理功能减退，从而加重病情。"虚则补之"是宿疾的治疗原则之一。脾胃为后天之本，《脾胃论》有"元气之充足，皆由脾胃之气无所伤，而后能滋养元气"，强调"养生当实元气，欲实元气，当调脾胃"。膏方调疾正是以后天补先天之法，重视后天脾胃的功能，将健脾和胃作为膏方治法的主要内容之一。

3.抗衰延年、美容养颜

老年人气血衰退、精力不足、脏腑功能低下者，可以选用膏药，以补充元气，抗衰延年。中年人由于脏器功能随着年龄增加而逐渐下降，同时工作压力和家庭负担、生活变故等社会、心理因素的压力上升，容易未老先衰，如头发早白、头晕目眩、耳鸣眼花、腰酸腿软、神疲乏力、记忆力衰退等，也可选用滋补膏药，以增强体质，防止早衰，预防慢性疲劳综合征。

膏方中若以补药为"君药"，甚至常用到一些贵重的药材来扶助人体正气，如人参、西洋参、红景天等。膏方有别于一般的中药汤剂，更重视运用"血肉有情之品"来填补精气、改善机体衰弱状态。所谓"血肉有情之品"即为动物类的补益药物，如鹿茸、冬虫夏草、蛤蚧等，而阿胶、鹿角胶、龟甲胶、鳖甲胶等动物胶类不仅是膏方中的定型剂，更是重要的补益药物。这类药物重在"补益精气"，即"有情之属方可填精"。明代医家已经认识到血肉有情之物调补身体能"延年益寿、发白变黑、返老还童"，开始重视动物类补益药物在膏方中的应用。迄清代名医叶天士，在汇聚前人经验的基础上，正式提出了血肉有情补虚的理论，并把它贯彻到其理虚实践中，自成特色。他认为血肉有情之品，"培补血肉之躯，同气相应，平稳少弊，是为填补精血，拯虚理劳之妙法"。这些中药常可聪脑益智、美容养颜，制成膏药内服外用后有美容、养颜、益智等作用。

第二章 内服膏方的应用及注意事项

第一节 膏方的适用人群

膏方可以应用于各类慢性病、手术后恢复期、围绝经期妇女、产后妇女、体质偏颇的亚健康人群等。

一、慢性疾病人群

各系统常见慢性疾病，如内科的冠心病、支气管哮喘、慢性胃炎等，妇科的痛经、不孕症等，外科的乳腺病，儿科的小儿哮喘、小儿厌食、小儿多动症，以及脊柱病等。通过膏方的应用，能控制疾病的发作，减轻相关症状，起到很好的调治作用。例如，"三高"人群是对检查结果显示高血脂、高血压、高血糖的人群的简称。患者可无任何不适，惟此三项检查结果异常。如长时间不予控制，将是心脑血管意外的高发人群。针对"三高"人群用膏，首先，可以防患于未然，患者未出现明显症状时，用膏效果最好。临床上对于中老年人经常头昏、手足麻木而两尺虚弱、肝肾阴不足者可以六味地黄丸等培补肝肾，对预防中风发生有一定疗效。其次，可以防病中变化，心脑血管意外发生后，症状较轻者，可用大秦艽汤或镇肝熄风汤加减组成膏方；症状较重者，则需选服安宫牛黄丸、涤痰汤或至宝丹等。再次可以防病后复发，病后也需要积极防复，如《医林改错》提出补阳还五汤，不仅可以用于气虚血瘀之中风后遗症，还强调"若服此方愈后，药不可断"。另人参再造丸、华佗再造丸、中风回春丸、杞菊地黄丸等也可选用组成膏方。

二、手术后恢复期患者

较大创伤的手术后，患者处于虚弱的状态，需要调理，恢复体力，若能服用一段时间的适宜膏方，对早日恢复大有裨益。可根据每个人手术后的虚损性质及程度，结合术后的具体病情变化，因人、因时而异，采取不同的方案。一些肿瘤患者手术后尚未稳定，或需进一步放疗、化疗、靶向治疗、免疫治疗等，可让情况基本稳定再予以膏方调治。

三、围绝经期妇女

妇女围绝经期是绝经前后的一段时间，所以也称更年期，一般在45~55岁之间。此期妇女可能出现月经周期紊乱，月经忽来忽隐，经量不一，并逐渐减少；情绪急躁，易于激动，心慌意乱，思想不集中，喜怒无常；面部潮红，经常出汗，头痛；血压升高，关节酸痛，体形发胖等症状。其中，最明显的、也是最早出现的症状为潮热、出汗、心慌和情绪的抑郁、波动。针对妇女更年期的这种情况，治宜疏肝理气，滋补肝肾。

四、产后妇女

产妇由于分娩时的疼痛、出血，会导致气血消耗过大的症状出现，如头昏乏力、心慌懒言等虚亏表现，如果母乳喂养，气血会更加虚弱，即所谓"产后百脉空虚"。产后病的病机大致分为三方面：一是亡血伤津，由于分娩用力、出汗和产伤或失血过多，使阴血暴亡，变生它病；二是瘀血内阻，产后余血浊液易生瘀滞，或胞衣残留或感染邪毒，均可导致瘀血内阻，败血为病；三是外感六淫或饮食房劳所伤，产后气血俱伤，元气受损，抵抗力减弱，稍有感触或生活失慎，致产后诸病。所以针对产后妇女选方用膏，必须照顾气血。行气无过耗散，消导必兼扶脾，寒证不宜过用温燥，热证不宜过用寒凉，应因人因证，灵活化裁。

五、偏颇体质的亚健康人群

目前人体体质分为9种，除平和质外，其他均为偏颇体质，包括气郁质、痰湿质、特禀质、湿热质、气虚质、瘀血质、阴虚质、阳虚质。亚健康状态表现为疲劳、睡眠不佳、食欲不振、妇女月经不调等，通过内、外、妇、儿各科及各种仪器设备的仔细检查，未曾发现明显的器质性疾病，多属于偏颇体质。平和质不需调理。其他偏颇体质，由于需要长期纠正体质偏颇，从便携性、口感、稳定性等方面综合考虑，以膏方调理为适合。偏颇体质均可以根据各自的症情进行膏方调治。在临床工作中较少出现单独的体质特征，很有可能二个或三个以上体质特征同时出现。此时需要结合具体人群，根据特点，全面归纳，正确使用膏方。

1.针对体力劳动者

工作时间过长、体育锻炼运动量过大、体力劳动过度均可出现疲劳，一时性或轻者可休息后自行缓解，但如重体力劳动，长期劳累没有充分的休息，可处于疲劳的亚健康状态，多见于气虚质，进一步发展可见于阳虚质、阴虚质，身体抵抗力下降，易致宿疾的复发和继发其他各种疾病。针对这种情况，初期治宜培土生金，合理选用补益脾肺之气的药物来组方施膏。

2.针对脑力劳动者

长期伏案工作，学习、工作压力过大，脑力劳动过度，经常熬夜加班，整天与电脑、数字、文件打交道，均可造成脑力性疲劳。对于脑力劳动者来说，长期劳累又得不到充分休息，可导致身体处于长期疲劳的亚健康状态，容易出现不寐、嗜睡、抑郁、健忘等症状，治宜滋补肝肾，健脑安神，以补肝肾、平肝阳、益耳目等思路拟定膏方。

3.针对中老年人

中老年人脏腑功能渐衰，元气逐渐虚弱，常多种慢性病并见，可出现不同程度的头昏眼花、耳鸣耳聋、腰酸腿软、气短乏力、须发苍白、健忘失眠等虚弱症状，也可出现骨的微观结构退化、骨钙溶出、骨密度下降等骨量减少甚至骨质疏松等机体变化，若能辨证选服膏方，改善脏腑经络之失衡，调补气血阴阳之不足，可有效地减少宿疾的复发或降低骨折的发生率，提高生活质量。

第二节　膏方的服用方法

膏方四季均可以应用，治疗为主的调治膏方可视病情需要，根据不同时令特点随季节处方。但如补益类膏方，由于冬天为封藏的季节，滋补为主的膏方容易被机体吸收储藏，所以冬令是服用膏方进补的最适宜季节，以冬至即"一九"开始，至"九九"结束这段时间服用最佳。膏方服用剂量和时间要根据病情或患者的身体情况及药物性质而定，尤其是与患者消化功能有密切关系者，一般每日2次，每次20~30g。

一、服用时间

1.饭前服膏方——饭前30~60分钟服用。补益类膏方，或者病在下焦，欲使药力迅速下达，宜饭前服。

2.饭后服膏方——饭后15~30分钟服用。膏方组方中有刺激性，或胃有疾病者，或病在上焦，欲使药力较久停留上焦，宜饭后服。

3.睡前服膏方——睡前15~30分钟时服用。补心脾、安心神、镇静安眠的药物宜睡前服。

二、服用方法

服用方式常有以下三种：

1. 冲服——取适量膏方，放在杯中，加入适量温开水搅匀，溶化后服下。根据病情需要，也可以温热的黄酒冲化膏方服用。

2. 调服——将膏方用适当的汤药等，隔水炖热，调好和匀服下。

3. 噙化——亦称"含化"。将膏方含在口中，可慢慢溶化，发挥药效，如治疗慢性咽炎膏方，含服更容易直达病所。

三、开路方

开路方是指部分使用者在服用膏方前针对性地服用的汤药，以调整其生理状态，从而更好地发挥膏方养生的功效。开膏方之前先行开出的中药处方，煎成汤剂试服，开路方一般服用1~2周，它可作为先行的试探性调补，观察其服药后的反应，并调节功能状态，为之后应用膏方做准备。脾胃功能弱，对药物敏感，或痰、湿、瘀、热等蕴邪情况都可考虑先应用开路方。

第三节　膏方的应用注意事项

一、适当忌口

忌口，又称食忌，是指根据个体状况和用膏的需要，要求在服膏期间，忌食某些食物，以防止食物和膏内药物发生相互作用，而降低预期效果或产生不良反应。服药期间，常忌食生冷、油腻、辛辣等不易消化及有较强刺激性的食物；服膏药时不宜饮浓茶，服含有人参的膏药要忌食萝卜，服含有首乌类滋补药时要忌猪、羊血及铁剂。如果误食所忌饮食，可能导致使膏方的疗效降低，或引起不良反应。哮喘患者，忌食虾蟹腥味。呼吸系统疾病、血管硬化等疾病，忌吸烟。口干、口腔溃疡、麦粒肿如属于阴虚火旺证者，忌食辛辣刺激食物。如有胃溃疡、反流性胃炎、反流性食管炎等消化道病变，应尽量避免饮酒。腹胀等胃肠蠕动不足者，不宜进食生冷滑腻之品，少食油腻等。失眠者傍晚及睡前不宜喝咖啡、可乐等含有咖啡因的饮料。

二、防止闭门留寇

补益膏方多用于体弱之人，若夹有外感之邪，本着"急则治其标，缓则治其本"的原则，须先祛邪外出，然后以补益膏方缓图治本，否则闭门留寇，不利于疾病治疗，因此感冒时不宜服用滋补类膏方。除治疗感冒、咳嗽的膏药外，服用膏药期间发生感冒、发热、咳嗽多痰时，应暂停服用，待感冒治愈后再继续服用。症状轻微者，可在治疗的同时，酌情减量服用膏药。

三、防止虚不受补

如脾胃虚弱者，常常对补益之剂运化较差，尤其补益之品大多味甘质腻，易碍胃滞气，因此这类人群服用补益膏方，易出现食欲不振、不思饮食的症状，即所谓"虚不受补"。对于此类患者，宜先用开路方调理脾胃，或在补益膏方中佐以健脾理气、和胃消导之品，增强脾胃的运化功能。如在服用膏方时，出现脘腹胀满、纳呆倦怠、便溏苔腻者，可用陈皮、佛手花、砂仁等泡茶饮用，必要时可暂停膏方，选用参苓白术散、香砂养胃丸等健脾开胃、理气消胀的中成药对症处理。

四、有不良反应应停服膏方

除了上述提及的外感、严重胃肠道反应可考虑停服膏方外，服用膏方时出现齿龈、鼻腔出血、面赤生火等热证表现，应分析是否由于膏方组方过于温燥，宜减量服用，可应用清热泻火汤剂调服膏方。若服用膏方后出现荨麻疹、皮肤瘙痒、过敏性鼻炎、呼吸困难等过敏症状，应立即停药，并进行抗过敏处理。

五、禁忌证

经期的女性服用含药胶的膏方应斟酌使用。下列情况下，不适宜服用膏方：
1.慢性病患者在急性发作阶段；
2.外感急性疾病时；
3.传染病患者在急性期和活动期；
4.妊娠者（尤其是前三个月之内）。

工艺篇

第三章　内服膏方的工艺基础知识

第一节　组方原则

用膏方治病，既可一味单方，药简功专，针对性强，又可使用复方，药宏效广，对较复杂的疾病能够全面照顾。按照病情需要和用药法度，将两种以上药物合用，就是配伍。膏方的组方配伍中应充分体现中医"因时、因地、因人"的整体观和辨证论治原则。膏方服用时间较长，因此，制定膏方更应注重针对性。所谓针对性，是指应该针对患者的疾病性质和证候特点，结合气候及地域因素。另外，补益膏方中多含补益气血阴阳的药物，其性黏腻难化，若不顾实际情况，一味峻补，易妨碍气血，故配伍用药，至关重要。组方时应注意以下几个方面：

1.把握关键机制，辨证论治或辨体纠偏

膏方不仅可以是滋补强壮的中药品，更是治疗慢性疾病"纠偏却病"的较佳剂型，所以膏方的制定，首当认清病机或体质类型，辨证论治或辨体纠偏。膏方治疗疾病中，不可盲目地根据症状堆砌药物，应透过错综复杂的症状现象，剖析本质，了解诊断的同时，认清病性病位、正气的盛衰，病邪的深浅，剖析疾病的根源；膏方养生中，当明确具体偏颇体质类型，纠正主要偏颇，结合所在时令气候特点、地域饮食因素等，确定治则治法，选定膏方组成的君臣佐使药物。在辨证论治或辨体纠偏的基础上，根据治疗或者养生需要，确定膏方中胶类、糖类、细料的具体选择，膏方中应既有理、法、方、药的内容，又有君、臣、佐、使的规律和膏方胶糖细料选配的工艺特色。

2.重视运化之源，关注脾胃后天之本

名医家叶天士曾谓"食物自适者，即胃喜为补"，为临床药物治疗及食物调养的重要法则，同样适合于膏方的制定。口服膏方后，胃中舒服，能消化吸收，方可达到补益的目的，故制定膏方，总宜佐以运脾健胃之品，或取檀香拌炒麦芽，以醒脾开胃；或用桔梗、枳壳，以升降相因；或配伍陈皮、楂曲以消食化积；尤其是苍术一味，气味辛香，为运脾要药，加入众多滋腻补品中，则能消除补药黏腻之性，以资脾运之功。中医习惯在服用膏方进补前，服一些"开路药"，或祛除外邪，或消除宿滞，或运脾健胃，处处照顾脾胃的运化功能，确具至理。

3.动静结合，通补相兼

着意通补相兼，动静结合用膏方进补期间，既不能一味呆补，又不宜孟浪攻泄，而常取通补兼施、动静相合、并行不悖的方法。过量以驴皮膏制膏进补，时有腹胀便溏等不良反应发生，多因其不符合"通补相兼，动静结合"的原则。补品为"静药"，必须配合辛香走窜之"动药"，动静结合，才能补而不滞。临床可针对中老年人常见的心脑血管病（如高血压、高血脂、冠心病、脑梗死）、糖尿病等，辨证配用"动药"，例如取附子温寒解凝、振奋心阳，取大黄、决明子通腑排毒、降低血脂，取葛根、丹参活血化瘀等，与补药相配，相使相成，而起到固本清源之效。

4.注重体质差异，量体用药

体质差异、正气不足，是病邪得以侵袭、疾病得以产生的主要原因，而体质每因年龄、性别、生活境遇、先天禀赋、后天调养等不同而各有差异，故选方用药也因人而异。如老年人脏气衰退，气血运行迟缓，膏方中多佐行气活血之辨品；妇女以肝为先天，易肝气郁滞，故宜辅以疏肝解郁之药；小儿为纯阳之体，不能过早服用补品，如果确实需要，多配伍以甘淡之品调养，如四君子、六味地黄等；中年人负担堪重，又多七情劳逸所伤，治疗时多需补泻兼施。除此以外，又有诸多个体差异，均需详细分析，根据具体情况，制订不同的治疗计划。

5.调节气血阴阳，以平为期

"阴平阳秘，精神乃治"，作为中医养生和治病的基本思想，也是制定膏方的主要原则之一。人体阴阳气血的不平衡时，利用药物的偏胜之性来纠正，以达到"阴平阳秘"的状态。中老年人脏气渐衰，运化不及，常常呈现虚实夹杂的复杂病理状态，如果对此忽略不见，一味投补，补其有余，实其所实，往往会适得其反。所以膏方用药，既要考虑"形不足者，温之以气""精不足者，补之以味"，又应根据病者的症状，针对瘀血等病理产物，适当加以行气、活血之品，疏其血气，令其条达，而致阴阳平衡。

6.慎用腥臭，避用毒药

由于膏方治疗疾病或纠正偏颇体质需要长期服用，因此，味道可口怡人成为服用者的基本需求。在膏方组方配伍之中应尽量避免使用腥臭类药物，以免引起服用者的口味不适。由于须长期服用，应避免重金属或有毒药物的蓄积性中毒损伤，因此，有毒药物或者重金属药物应尽量少用或不用，如有特殊需要使用时，有毒药物应剂量偏小，不宜过大。组方选糖时可适量加入蜂蜜、饴糖、冰糖等，缓解毒性，优化口感。

第二节 常用的材料

一、常用细料的选择应用

细料，是膏方处方中较为贵重药物的统称，是体现补益虚损、祛病纠偏的重要部分，应根据需要，酌情配伍，切勿滥用。常用细料包括贵重的动物药，如羚羊角粉、鹿茸片、海马、海龙、蛤蚧粉、珍珠粉等；贵重的植物药，如人参、西洋参、西红花、川贝粉、三七粉、枫斗等；贵重的菌藻类药，如冬虫夏草、灵芝等；药食两用的补益药，如黑芝麻、胡桃仁、枣泥、龙眼肉等；其他一些特殊的中药如青黛等也属此列。

羚羊角

本品为牛科动物赛加羚羊的角。猎取后锯取其角，晒干。羚羊角粉取羚羊角，砸碎，粉碎成细粉。

【性味与归经】咸，寒。归肝、心经。

【功能与主治】平肝息风，清肝明目，散血解毒。用于肝风内动，惊痫抽搐，妊娠子痫，高热痉厥，癫痫发狂，头痛眩晕，目赤翳障，温毒发斑，痈肿疮毒。

【用法与用量】制备极细粉兑入并搅拌均匀，45日膏方27~54g。

鹿茸

本品为鹿科动物梅花鹿或马鹿的雄鹿未骨化密生茸毛的幼角。前者习称"花鹿茸"，后者习称"马鹿茸"。夏、秋二季锯取鹿茸，经加工后，阴干或烘干，燎去茸毛，刮净，以布带缠绕茸体，自锯口面小孔灌入热白酒，并不断添酒，至润透或灌酒稍蒸，横切薄片，压平，干燥。

【性味与归经】甘、咸，温。归肾、肝经。

【功能与主治】壮肾阳，益精血，强筋骨，调冲任，托疮毒。用于肾阳不足，精血亏虚，阳痿滑精，宫冷不孕，羸瘦，神疲，畏寒，眩晕，耳鸣，耳聋，腰脊冷痛，筋骨痿软，崩漏带下，阴疽不敛。

【用法与用量】制备极细粉兑入并搅拌均匀，45日膏方45~90g。

海马

本品为海龙科动物线纹海马、刺海马、大海马、三斑海马或小海马（海蛆）的干燥体。夏、秋二季捕捞，洗净，晒干；或除去皮膜和内脏，晒干。

【性味与归经】甘、咸，温。归肝、肾经。

【功能与主治】温肾壮阳，散结消肿。用于阳痿，遗尿，肾虚作喘，癥瘕积聚，跌扑损伤；外治痈肿疔疮。

【用法与用量】制备极细粉兑入并搅拌均匀，45日膏方30~100g。

海龙

本品为海龙科动物刁海龙、拟海龙或尖海龙的干燥体。多于夏、秋二季捕捞，刁海龙、拟海龙除去皮膜，洗净，晒干；尖海龙直接洗净，晒干。

【性味与归经】甘、咸，温。归肝、肾经。

【功能与主治】温肾壮阳，散结消肿。用于肾阳不足，阳痿遗精，癥瘕积聚，瘰疬痰核，跌扑损伤；外治痈肿疔疮。

【用法与用量】制备极细粉兑入并搅拌均匀，45日膏方30~100g。

蛤蚧

本品为壁虎科动物蛤蚧的干燥体。全年均可捕捉，除去内脏，拭净，用竹片撑开，使全体扁平顺直，低温干燥。取蛤蚧块，用黄酒浸润后，烘干，称为酒蛤蚧。

【性味与归经】咸，平。归肺、肾经。

【功能与主治】补肺益肾，纳气定喘，助阳益精。用于肺肾不足，虚喘气促，劳嗽咳血，阳痿，遗精。

【用法与用量】用木箱严密封装，常用花椒拌存，置阴凉干燥处，防蛀。制备极细粉兑入并搅拌均匀，45日膏方30~90g。

珍珠

本品为珍珠贝科动物马氏珍珠贝、蚌科动物三角帆蚌或褶纹冠蚌等双壳类动物受刺激形成的珍珠。自动物体内取出，洗净，干燥。珍珠粉取净珍珠，碾细，照水飞法制成最细粉。

【性味与归经】甘、咸，寒。归心、肝经。

【功能与主治】安神定惊，明目消翳，解毒生肌，润肤祛斑。用于惊悸失眠，惊风癫痫，目赤翳障，疮疡不敛，皮肤色斑。

【用法与用量】制备极细粉兑入并搅拌均匀，45日膏方4~12g。

人参

为五加科植物人参的根。主产于吉林、辽宁等地。在秋季茎叶将枯萎时采挖。切片或粉碎用，栽培的生晒参，俗称"园参"；播种在山林野生状态下自然生长的称"林下山参"，习称"野山参""籽海"。

【性味与归经】甘、微苦，微温。归脾、肺、心、肾经。

【功能与主治】大补元气，复脉固脱，补脾益肺，生津养血，安神益智。用于体虚欲脱，肢冷脉微，脾虚食少，肺虚喘咳，津伤口渴，内热消渴，气血亏虚，久病虚羸，惊悸失眠，阳痿宫冷。

【用法与用量】文火另煎浓缩或者制备极细粉兑入并搅拌均匀，45日膏方生晒参50~120g，野山参10~20g。

【注意】不宜与藜芦、五灵脂同用。

西洋参

为五加科植物西洋参的根。主产于美国、加拿大，我国北京、吉林等地亦有栽培。秋季采挖，洗净，晒干或低温干燥。

【性味与归经】甘、微苦，凉。归心、肺、肾经。

【功能与主治】补气养阴，清热生津。用于气虚阴亏，虚热烦倦，咳喘痰血，内热消渴，口燥咽干。

【用法与用量】文火另煎浓缩或者制备极细粉兑入并搅拌均匀，45日膏方50~120g。

【注意】不宜与藜芦同用。

西红花

本品为鸢尾科植物番红花的干燥柱头。

【性味与归经】甘，平。归心、肝经。

【功能与主治】活血化瘀，凉血解毒，解郁安神。用于经闭癥瘕，产后瘀阻，温毒发斑，忧郁痞闷，惊悸发狂。

【用法与用量】文火另煎浓缩或者制备极细粉兑入并搅拌均匀，45日膏方10~25g。

【注意】孕妇慎用。

川贝

本品为百合科植物川贝母、暗紫贝母、甘肃贝母、梭砂贝母、太白贝母或瓦布贝母的干燥鳞茎。按性状不同分别习称"松贝"、"青贝"、"炉贝"和"栽培品"。夏、秋二季或积雪融化后采挖，除去须根、粗皮及泥沙，晒干或低温干燥。

【性味与归经】苦、甘，微寒。归肺、心经。

【功能与主治】清热润肺，化痰止咳，散结消痈。用于肺热燥咳，干咳少痰，阴虚劳嗽，痰中带血，瘰疬，乳痈，肺痈。

【用法与用量】文火另煎浓缩或者制备极细粉兑入并搅拌均匀，45日膏方60~150g。

【注意】不宜与川乌、制川乌、草乌、制草乌、附子同用。

三七

本品为五加科植物三七的干燥根和根茎。秋季花开前采挖，洗净，分开主根、支根及根茎，干燥。支根习称"筋条"，根茎习称"剪口"。

【性味与归经】甘、微苦，温。归肝、胃经。

【功能与主治】散瘀止血，消肿定痛。用于咯血，吐血，衄血，便血，崩漏，外伤出血，胸腹刺痛，跌扑肿痛。

【用法与用量】文火另煎浓缩或者制备极细粉兑入并搅拌均匀，45日膏方40~150g。

【注意】孕妇慎用。

铁皮石斛

本品为兰科植物铁皮石斛的干燥茎。11月至翌年3月采收，除去杂质，剪去部分须根，边加热边扭成螺旋形或弹簧状，烘干；或切成段，干燥或低温烘干，前者习称"铁皮枫斗"（耳环石斛）；后者习称"铁皮石斛"。

【性味与归经】甘，微寒。归胃、肾经。

【功能与主治】益胃生津，滋阴清热。用于热病津伤，口干烦渴，胃阴不足，食少干呕，病后虚热不退，阴虚火旺，骨蒸劳热，目暗不明，筋骨痿软。

【用法与用量】文火另煎浓缩或者制备极细粉兑入并搅拌均匀，45日膏方40~150g。

冬虫夏草

本品为麦角菌科真菌冬虫夏草菌寄生在蝙蝠蛾科昆虫幼虫上的子座和幼虫尸体的干燥复合体。夏初子座出土、孢子未发散时挖取，晒至六七成干，除去似纤维状的附着物及杂质，晒干或低温干燥。

【性味与归经】甘，平。归肺、肾经。

【功能与主治】补肾益肺，止血化痰。用于肾虚精亏，阳痿遗精，腰膝酸痛，久咳虚喘，劳嗽咯血。

【用法与用量】文火另煎浓缩或者制备极细粉兑入并搅拌均匀，45日膏方20~45g。

【注意】久服宜慎。

灵芝

本品为多孔菌科真菌赤芝或紫芝的干燥子实体。全年采收，除去杂质，剪除附有朽木、泥沙或培养基质的下端菌柄，阴干或在40~50℃烘干。

【性味与归经】甘，平。归心、肺、肝、肾经。

【功能与主治】补气安神，止咳平喘。用于心神不宁，失眠心悸，肺虚咳喘，虚劳短气，不思饮食。

【用法与用量】文火另煎浓缩或制备极细粉兑入并搅拌均匀，45日膏方20~45g。

黑芝麻

本品为脂麻科植物脂麻的干燥成熟种子。秋季果实成熟时采割植株，晒干，打下种子，除去杂质，再晒干。

【性味与归经】甘，平。归肝、肾、大肠经。

【功能与主治】补肝肾，益精血，润肠燥。用于精血亏虚，头晕眼花，耳鸣耳聋，须发早白，病后脱发，肠燥便秘。

【用法与用量】与其他药一同浓煎后制成膏方内服，或者制备极细粉兑入并搅拌均匀，45日膏方100~600g。

【注意】因本品能润肠，故慢性肠炎、大便溏泻者忌服。

核桃仁

本品为胡桃科植物胡桃的干燥成熟种子。秋季果实成熟时采收，除去肉质果皮，晒干，再除去核壳和木质隔膜。

【性味与归经】甘，温。归肾、肺、大肠经。

【功能与主治】补肾，温肺，润肠。用于肾阳不足，腰膝酸软，阳痿遗精，虚寒喘嗽，肠燥便秘。

【用法与用量】与其他药一同浓煎后制成膏方内服；也可研成细粉，兑入清膏中制成膏方内服，45日膏方90~400g。

【注意】有痰火积热或阴虚火旺者忌服。

大枣

本品为鼠李科植物枣的干燥成熟果实。秋季果实成熟时采收，晒干。

【性味与归经】甘，温。归脾、胃、心经。

【功能与主治】补中益气，养血安神。用于脾虚食少，乏力便溏，妇人脏躁。

【用法与用量】文火另煎浓缩或者去核去皮蒸软枣泥兑入并搅拌均匀，45日膏方100~600g。

【注意】凡有湿痰、积滞、湿热内盛、齿病、虫病者，均不宜用大枣；糖尿病患者不宜多食。

龙眼肉

本品为无患子科植物龙眼的假种皮。夏、秋二季采收成熟果实，干燥，除去壳、核，晒至干爽不黏。

【性味与归经】甘，温。归心、脾经。

【功能与主治】补益心脾，养血安神。用于气血不足，心悸怔忡，健忘失眠，血虚萎黄。

【用法与用量】与其他药一同浓煎后制成膏方内服；或者去核后熬煮成龙眼肉泥，兑入清膏中，和匀后内服，45日膏方100~600g。

【注意】外感实邪、湿阻中满或有停饮、痰、火者、糖尿病患者忌服；孕妇应慎食，以免引起胎动不安甚至早产等。

青黛

本品为爵床科植物马蓝、蓼科植物蓼蓝或十字花科植物菘蓝的叶或茎叶经加工制得的干燥粉末、团块或颗粒。

【性味与归经】咸，寒。归肝经。

【功能与主治】清热解毒，凉血消斑，泻火定惊。用于温毒发斑，血热吐衄，胸痛咳血，口疮，痄腮，喉痹，小儿惊痫。

【用法与用量】兑入并搅拌均匀40~120g。

二、胶类的选择应用

药胶是内服膏方中阿胶、鹿角胶、龟甲胶、鳖甲胶等的统称，有补益虚损，助于膏滋固定成形的作用。膏方胶类"七胶"包括，阿胶、鹿角胶、龟甲胶、鳖甲胶、鱼鳔胶、黄明胶、猪皮胶，是制作膏方的重要基质和赋形剂。胶类药在膏方中起着补益虚损的作用，同时有利于膏方制剂的固定成型。在组方的配伍应用中，要根据病情、体质等特点，辨证选择使用某种胶类药或几种胶类药并用，灵活参变。如应用药胶，一剂3000~5000g膏方，胶类药的总用量常为200~500g。

阿胶

阿胶又名驴皮胶，为马科动物驴的皮，经漂泡去毛后熬制而成的胶块，被人们称为"补血圣药"，以产于山东东阿者最为名贵，名"东阿胶"，现在处处皆有出产，多以驴皮熬胶入药。

【性味与归经】甘，平。归肺、肝、肾经。

【功能与主治】补血滋阴，润燥，止血。用于血虚萎黄，眩晕心悸，肌痿无力，心烦不眠，虚风内动，肺燥咳嗽，劳嗽咯血，吐血尿血，便血崩漏，妊娠胎漏。

【注意】脾胃虚弱不思饮食，或纳食不消、痰湿呕吐、泄泻者不宜服用。

补血效果显著，能治疗血虚引起的各种病证，并能通过补虚起到滋润皮肤的作用，有利于皮肤保健。服用阿胶后，会使脸色红润，肌肤细嫩有光泽，并能调经保胎，增强体质，增强机体免疫功能，改善睡眠，健脑益智，延缓衰老。阿胶具有很好的清热养阴效果，可以滋补肺阴、肝肾和阴血，适用于肺阴不足所导致的咳嗽、咳血，同样适用于妇女肝肾、阴血不足导致的闭经或者崩漏等。

鹿角胶

鹿角胶又称白胶、鹿胶，为鹿科动物梅花鹿或马鹿的头角加水煎熬，浓缩而成的固体胶，呈黄棕色，上部有黄白色泡沫层，质脆，易碎，断面光亮。

【性味与归经】甘、咸，温。归肾、肝经。

【功能与主治】温补肝肾，益精养血。用于肝肾不足所致的腰膝酸冷，阳痿遗精，虚劳羸瘦，崩漏下血，便血尿血，阴疽肿痛。

【注意】孕妇、儿童慎用，阴虚火旺者应慎用。

龟甲胶

龟甲胶又称龟胶，为龟科动物乌龟腹甲经煎熬、浓缩制成的固体胶，呈深褐色，质硬而脆，断面光亮，对光照呈透明状。

【性味与归经】咸、甘，凉。归肝、肾、心经。

【功能与主治】滋阴，养血，止血。用于阴虚潮热，骨蒸盗汗，腰膝酸软，血虚萎黄，崩漏带下。

【注意】脾胃虚弱者慎服。

鳖甲胶

鳖甲胶为鳖科动物中华鳖的甲壳经煎熬、浓缩制成的固体胶，呈棕褐色，具凹纹，半透明，质坚脆，断面不均匀，具光泽。

【性味与归经】咸，微寒。归肝、肾经。

【功能与主治】滋阴潜阳，退热除蒸，软坚散结。用于阴虚发热，骨蒸劳热，阴虚阳亢，头晕目眩，虚风内动，手足瘈疭，经闭，癥瘕，肝脾大，肝硬化等。

鱼鳔胶

鱼鳔胶又名花胶，是石首鱼科动物大黄鱼、小黄鱼或鲟鱼科动物中华鲟、鳇鱼等的鱼鳔干燥而成，一般将干燥的鳔压制成长圆形薄片，色淡黄，角质状，略有光泽，久煮可融化，浓厚的溶液冷却后凝成冻胶状，黏性很强，为海味八珍之一。

【性味与归经】味甘，性平。归肾经。

【功能与主治】补益精血、滋养筋脉、养肝益肾、养血止血。适用于肾虚滑精、吐血、崩漏、腰膝酸软等。为高蛋白滋补佳品，可治疗肺结核、消化性溃疡、风湿性心脏病、再生障碍性贫血、脉管炎、神经衰弱及女子闭经、赤白带下、崩漏等。鱼鳔胶可促进精囊分泌果糖，为精子提供能量，能促进胃肠道消化吸收，提高食欲，有利于防治食欲不振、厌食、消化不良、腹胀、便秘；能增加肌肉组织的韧性和弹力，增强体力，消除疲劳；能滋润皮肤，使皮肤细腻光滑；能增强脑力和神经系统功能，促进生长发育，提高思维和智力，维持腺体正常分泌；并可防止智力减退、神经传导迟缓、反应迟钝、产后乳汁分泌不足、老年性痴呆、健忘、失眠等；还能提高机体抵抗力和免疫力，抗疲劳，抑制肿瘤生长。

黄明胶

黄明胶称牛皮胶、水胶、广胶、明胶。为牛科动物黄牛的皮经漂泡、去毛后熬制的胶块。

【性味与归经】性平，味甘。归肺、大肠经。

【功能与主治】滋阴润燥，养血止血，活血消肿，解毒。主治虚劳肺痿、咳嗽咯血、吐衄、崩漏、下痢便血、跌打损伤、痈疽疮毒、烧烫伤。

《本草汇言》言："黄明胶，止诸般失血之药，其性黏腻，其味甘涩，入服食药中，固气敛脱，与阿胶仿佛通用，但其性平补，宜于虚热者也。如散痈肿，调脓止痛，护膜生肌，则黄明胶又优于阿胶一筹也。"黄明胶与阿胶同等入药，主要做止血药用。

猪皮胶

猪皮胶又称新阿胶，为猪科动物猪的皮肤熬制的胶块，有养血止血、固冲安胎、养阴润肺之功。猪皮胶呈方块状，表面棕褐色，对光透视不透明，断面不光亮。取本品少许加入沸水溶解，水溶液呈棕褐色，浑浊不透明，冷却后表面有一层油脂，有强烈的肉皮汤味，味微甜，功效同阿胶，常作为阿胶的代用品。

【性味与归经】味甘、性凉。归肺、脾、肾经。

【功能与主治】清虚热，止血。治疗虚火上炎的咽痛咽干，脾虚泄泻，鼻出血、齿出血、紫癜、痔疮出血、大便下血和贫血等。适宜心烦、咽痛、下利属阴虚者，妇女血枯、月经不调者，血友病人出血者食用。

【注意】患有肝病疾病、动脉硬化、高血压病的患者应少食或不食为好。

阿胶（黄明胶、猪皮胶）与鹿角胶相比，前者滋补阴血，更适合于妇女，后者温阳补肾，更适合于男子。鳖甲胶、龟甲胶、鱼鳔胶、猪皮胶都能养阴，且能清虚热，适用于易上火者采用，这是阿胶（黄明胶）和鹿角胶所不具备的，鳖甲胶还有通血脉、破瘀散结的作用；龟甲胶能强健筋骨，骨质疏松者可考虑优先选用；鱼鳔胶能给精子提供能量，精子活力不足、数量下降者服食尤宜。阿胶有的功能黄明胶被认为都有，只是效果不同。一般来说，阿胶补血比黄明胶好，但黄明胶的长处在于止血养血、润肠通便。血尿酸增高、痛风、慢性肾功能不全患者，应少用龟甲胶、鳖甲胶、阿胶、鹿角胶等熬制膏滋方，以免病情加重。

三、糖类的选择应用

糖类（包含蜂蜜、替代糖）在膏方中应用主要有调味、收膏及相应的治疗三方面作用。首先，糖类可以矫正中药苦味等不适气味，增加膏体药物浓度，便于膏滋服用，使之具有良好的稳定性，不易变质。其次，收膏时加入有利于膏体形成。再次，对于糖的使用，也强调其针对性，不同糖类功效略有侧重，脾胃虚寒者以饴糖红糖为佳，阴虚有热者多选用冰糖、白砂糖，肺燥咳嗽者以蜂蜜、冰糖为佳，大便秘结者以蜂蜜为佳。在使用过程中，见有糖尿病、糖耐量增高者、形体肥胖者，宜用木糖醇、元贞糖等替代糖。

1.蜂蜜

蜂蜜是蜜蜂采集花粉酿制而成的，其质量会因为蜜蜂的品种、花源、地理环境等不同而有差异。蜂蜜中70%的成分是果糖和葡萄糖，另含有少量的蔗糖、麦芽糖、有机酸、多种维生素、酶类、多种矿物质等丰富的营养成分。蜂蜜生则性凉，熟则性平，生蜜一般需要经过加热炼制成熟蜜方可使用。熟蜜又称"炼蜜"，是将生蜜加适量的水，经水沸、滤过、去沫及杂质，经适当加热浓缩而成。炼蜜药甘而性平和，气味香甜，具有补中润燥的作用。

【性味与归经】性平，味甘。归脾、胃、肺、大肠经。

【功能与主治】调补脾胃，缓急止痛，润肺止咳，润肠通便，润肤生肌，解毒。主治脘腹虚痛、肺燥咳嗽、肠燥便秘、目赤、口疮、疮疡不敛、风疹瘙痒、水火烫伤、手足（皲）裂。

【注意】痰湿内蕴、中满痞胀及大便不实者禁服；未满1岁的婴儿不宜吃蜂蜜。

2.常用糖

包括白砂糖、红糖、冰糖、饴糖等。

（1）白糖

白糖是由甘蔗和甜菜榨出的糖蜜制成的精糖，其色白，干净，甜度高。白糖主要分为两大类，即白砂糖和绵白糖。白砂糖是蔗糖的结晶体，纯度一般在9.8%以上，从化学角度看，这是很纯的物质了。白砂糖具有纯正的蔗糖甜味，除直接食用外，也是工业用糖的主要品种。绵白糖是细小的蔗糖晶粒被一层转化糖浆包裹而成的，其纯度与白砂糖相当。绵白糖最宜直接食用，冷饮凉食用之尤佳，但不宜用来制作高级糕点。

【性味与归经】性平，味甘。归脾、肺经。

【功能与主治】润肺生津，补中益气，清热燥湿，化痰止咳，解毒醒酒，降浊怡神。用于治疗中虚脘痛、脾虚泄泻、肺燥咳嗽、口干燥渴以及脚气、疥疮、盐卤中毒、阴囊湿疹等病症。

（2）红糖

红糖指带蜜的甘蔗成品糖，甘蔗经榨汁，浓缩形成的带蜜糖。红糖按结晶颗粒不同，分为赤砂糖、红糖粉、碗糖等，因没有经过高度精炼，几乎保留了蔗汁中的全部成分，除了具备糖的功能外，还含有维生素和微量元素，如铁、锌、锰、铬等，营养成分比白砂糖高很多。

【性味与归经】性温，味甘。归脾、肝经。

【功能与主治】润心肺，和中助脾，缓肝气，解酒毒，补血，破瘀。主治心腹热胀、口干欲饮、咽喉肿痛、肺热咳嗽、心肺及大小肠热、酒毒。

【注意】平素痰湿偏盛、消化不良者不宜食用；肥胖症、糖尿病及龋齿患者忌食。

（3）冰糖

冰糖是砂糖的结晶再制品。有白色、微黄、微红、深红等色，结晶如冰状，故名冰糖。中国在汉时已有生产。冰糖以透明者质量最好，纯净，杂质少，口味清甜，半透明者次之。可作药用，也可作糖果食用。制糖为中国首创，早在三千多年前中国就有用谷物制作饴糖的记载。而在膏方的使用中，常用的冰糖为老冰糖，也就是所谓的多晶冰糖，这种冰糖具有中医所说的冰糖药用功效。在古方文献中，冰糖也称为白文冰。

【性味与归经】性平，味甘。归肺、脾经。

【功能与主治】养阴生津，润肺止咳。用于肺燥、肺虚、风寒劳累所致的咳喘、小儿疳疾、嚓口痢、口疮、风火牙痛。

【注意】患有高血压、动脉硬化、冠心病者，以及孕妇、儿童宜少食；糖尿病患者须忌食。

（4）饴糖

饴糖是以米、大麦、小麦、粟或玉米等粮食经发酵糖化制成的糖类食品。有软、硬两种，软者称胶饴，硬者称白馆糖，均可入药，但以用胶饴为主。

【性味与归经】性温，味甘。归脾、胃、肺经。

【功能与主治】缓中，补虚，生津，润燥。主治劳倦伤脾、里急腹痛、肺燥咳嗽、吐血、口渴、咽痛、便秘。

【注意】湿热内郁、中满吐逆者忌服；糖尿病患者须忌食。

3. 替代糖

替代糖包括木糖醇、甜菊糖、阿巴斯甜、元贞糖、甜蜜素、糖精等。

（1）木糖醇

原产于芬兰，是从白桦树、橡树、玉米芯、甘蔗渣等植物原料中提取出来的一种天然甜味剂。在自然界中，木糖醇的分布范围很广，广泛存于各种水果、蔬菜、谷类之中，但含量很低。商品木糖醇是将玉米芯、甘蔗渣等农作物进行深加工而制得的，是一种天然、健康的甜味剂，对于人们的身体来说，木糖醇也不是一种"舶来品"，它本就是人体正常糖类代谢的中间体。木糖醇在体内代谢不依赖胰岛素的参与，直接透过细胞膜参与糖代谢而不增加血糖浓度，其甜味与葡萄糖相仿，还可促进胰岛素少量分泌，因此可用于糖尿病患者作为糖的代用品。木糖醇能够抑制导致龋齿的细菌的滋生，从而达到良好的抗龋效果。另外，利用木糖醇具有控制甘油、中性脂肪、游离脂肪酸合成的功能，可控制体重，用于治疗肥胖。需要注意的是对本品过敏者禁用；低血糖患者禁用。

（2）甜菊糖

甜菊糖是一种从菊科草本植物甜叶菊（或称甜菊叶）中精提的新型天然甜味剂，而南美洲使用甜叶菊作为药草和代糖已经有几百年历史。甜菊糖是目前世界已发现并经我国原卫生部、轻工业部批准使用的最接近蔗糖口味的天然低热值甜味剂，是继甘蔗、甜菜糖之外第三种有开发价值和健康推崇的天然蔗糖替代品，被国际上誉为"世界第三糖源"。甜菊糖还具有保健功能，对糖尿病、高血压有一定的疗效，对肥胖、心血管疾病、胃炎、口腔疾病、胃酸过多等亦有一定的辅助治疗作用。

（3）元贞糖

元贞糖是以麦芽糊精、阿斯巴甜、甜菊糖、罗汉果糖、甘草提取物等配料制成的食用糖，其甜度相当于蔗糖的10倍，而热量仅为蔗糖的8%。元贞糖不增高患者血糖水平和尿糖含量，是安全的高甜度、低热量食用糖，可用于糖尿病患者，以改善其生活质量。糖尿病、高血压病、冠心病及高脂血症等患者的专用甜味剂。本品作为饮用牛奶、豆浆、咖啡等饮品的优良的无热量的白糖代用品，既甜度较高，又相对无毒副作用，糖尿病患者尽可以放心地使用，唯一美中不足的是元贞糖成本较高。

四、辅料

辅料在内服膏方处方中常指黄酒，其本身具有活血、通络、散寒的功效，作用除了浸泡阿胶等动物胶使之软化外，还包括以下三方面：

1.酒能解腥祛膻，在膏方中起矫味作用。膏方中会选用阿胶、鹿角胶、龟甲胶、鳖甲胶等，用黄酒浸泡半天，能消除这些胶的腥膻气味。一些治疗处方中，有蕲蛇、乌蛇、鳖甲、龟甲、炮山甲等，加用黄酒也能起到祛腥膻的作用。

2.酒性温通，有通血脉、驱寒气的作用，所以在调治风湿痹痛、筋脉挛急、胸痹、心腹冷痛等病证的膏方中，黄酒也是一味良药。

3.酒能行药势，有助于药效的发挥。在温通性质的膏方中，酒有助于提高药效；酒还是许多药材成分的有效溶剂，能提高膏方用药的药用价值。

黄酒应用时注意下列三种情况：

（1）酒的温热属性，在养阴制火的膏方中黄酒慎用。

（2）酒性发散，高血压、皮肤病、疮疡时，黄酒慎用。

（3）对酒精过敏者，黄酒慎用。

第四章 内服膏方的制作加工与存放

第一节 加工过程

一、场地设置

膏方加工场地除了有防虫、除湿、排风、降温等措施外，制作场所应注意以下几点：膏方加工场地附近须无废气、废水、废渣等污染源；周边不得有产生污染排放的生产单位（企业），如燃煤性单位、化工厂、电厂等；地面、路面及运输交通等不可直接或间接地对膏方生产造成污染；周围如有裸露的泥地，应进行绿化或者铺装；如附近有不可避免的房屋建设施工、道路与管线施工、房屋拆除、物料堆放等，应作适当遮盖或经常作淋水防尘，并设置硬质密闭围挡。

膏方加工场地，一般分为准备间、制作间、凉膏间、成品间。各工作间不同功能区域应相对分开，防止交叉污染等情况。

（一）准备间

准备间用于每料膏方中药饮片核对、细料贵重药称量核对等。

1.饮片储藏区

用于饮片储藏。宜阴凉干燥，通风良好，运送便利。

2.细料配方区

用于细料、贵重药的储藏，并将饮片、细料和辅料等按处方配齐、分装后送入加工区。

（二）制作间

制作间要具备良好的排风排水设备、煤气灶或者不锈钢蒸汽夹层锅。制作间地面要有防滑吸水的地砖或涂层，并配备排水设施，须装有纱窗防止蚊蝇或其他昆虫进入。墙面必须贴有瓷砖，顶面应用无毒、不易脱落、易于清洁处理的材料吊顶。除外照明灯，制作室必须安装紫外灯，每天开始熬制膏方前半小时进行紫外线消毒。工作人员进入房间前要关闭紫外灯，防止紫外线灼伤。

1.浸药区

用于浸泡饮片。地面要整齐，方便摆放浸泡用具，并留出通道便于袋装饮片运送；有冷、热水进水，用于饮片浸泡和地面清洗；地面排水通畅，保证地面水渍不得流向煎煮区；废水排入生化池经处理后排放；合理配置紫外线消毒灯。

2.煎煮区

用于提取、浓缩、收膏、分装等工序的操作。大灶台、小灶操作台等处安装冷、热水进水，排水处理要求同前；在大灶台上方安装大功率排风设备，能及时充分排出煎煮时产生的水蒸气，避免冷凝水形成及回滴；如设药渣出口，须是向外的单向通道。

（三）凉膏间

用于凉膏及封装操作，应可控制室内温度、湿度，室内温度宜控制在10℃以下，湿度宜控制在45%-65%；凉膏间最好有净化装置，洁净度30万级以下；每日不少于2次（每次半小时以上）紫外线消毒。凉膏间所用货架应保持清洁卫生，盛膏容器应经消毒烘干后备用。

（四）成品间

用于储藏、发放封装好的膏方成品冷藏区。应可控制室内温度、湿度，室内温度宜控制在10℃左右，湿度宜控制在50%-70%；适当配置紫外线消毒灯；领药窗口不宜与冷藏区直接相通。

二、器具准备

制备中使用的器具要注意清洗，保持清洁，不要带入灰屑、纤维等杂物。

1.浸泡容器

浸泡饮片用的容器宜选用陶瓷、铜质、不锈钢等材质的桶或锅，忌用铁质、铝质容器。

2.煎煮药锅

煮药用的锅宜选铜锅，其中以紫铜锅为最佳，也可用砂锅或不锈钢单层锅、不锈钢夹层蒸汽锅，忌用铁锅、铝锅。

3.搅拌用具

搅拌棒宜选用竹质或木质，也可用不锈钢材质。

4.过滤用具

浓缩前过滤用60、100目不锈钢筛；收膏时过滤用60目不锈钢筛。

5.中转容器

药液中转存放的容器首选不锈钢桶，其次选用无毒的塑料桶如聚乙烯、聚丙烯桶，必须带盖子。严禁使用聚氟乙烯桶，药液不能长久储存，特别是温度很高的煎液，最好不要用塑料桶存放，以防药液的某些成分与塑料起化学反应，影响效果的同时也有可能产生对人体有害的化合物。

6.成品容器

盛放膏方成品的容器首选广口的陶瓷罐，也可用玻璃瓶等，或用自动分装机灌装至真空塑料包装袋。

7.存放货架

放置膏方成品可用木制或金属的货架，也可用消毒柜存放。

随着技术的发展，也有一体化的膏方机、膏方包装机、颗粒膏方制备机等可供选择。

二、制作步骤

内服膏方的制作方法属于传统加工工艺，共有配方、浸药、提取、浓缩、收膏、分装、凉膏七个步骤。

（一）配方

内服膏方选配一般由饮片、细料、胶类、糖类和辅料五部分组成。膏方辨证论治君臣佐使组方用药中，要注意优先选用熟地、黄精、玉竹等出膏方量大的药物，适当减少草类、矿物类药物使用的剂量，有利于膏方的成型；优先选用桑椹、龙眼肉等口味甘甜的药物，减少蛇类药物、鱼腥草、石菖蒲等异味药物，有利于膏方口感怡人。

膏方剂量上，大方复方膏方一般在20~35味，在一些特殊情况下可更多，但也可根据辨证治疗需要选用几味药或单味药进行成膏，处方药物总剂量以成年人每日汤剂剂量进行计算，开具15日的汤剂剂量，服用时间大约45天。一料膏方重量一般在3000~5000g，过少不容易制作。一些有毛、种子、粉末类药物，如旋覆花、蚕沙、蒲黄、车前子等需要进行包煎、后下等，须在处方中注明。常用细料膏方用量可参考表1，其他需用的细料以《中华人民共和国药典（2022年版）》规范为准。胶类，可按其各自功效特点，辨证选用，可单选一味，或多胶合用，一般每料膏方参考用量为200~500g。糖类，根据证候治疗需要和口味喜好适当选用，一般用量为250~500g。低热量的甜味剂代替，常用的有元贞糖、木糖醇、阿斯巴甜等，但选剂、用量、比例等，应严格按其产品使用说明进行换算，不可滥用。

辅料黄酒，一般用量按每400g药胶辅配200~400g黄酒。按照处方将饮片、细料、药胶、糖类、辅料等在准备间配齐分装，送入制作间。

表1 膏方常用细料每日参考用量

细料	每日参考用量（单位：g）
冬虫夏草	1
生晒参、西洋参	3
野山参	0.5
羚羊角粉	0.3
藏红花	0.5
珍珠粉	0.3
蛤蚧粉	2
灵芝孢子粉	1

（二）浸泡

在浸药区将饮片倒入专用浸泡容器用8~10倍量饮用水中完全浸没，一般水面需高于饮片2cm，采用常规煎煮方法煎药，浸泡时间应不少于8小时；采用加压煎药方法煎药，浸泡时间应不少于12小时。

（三）提取

1.煎煮

常规煎煮方法：将浸透的饮片送煎煮区，入药锅煎煮，持续煮沸不少于2小时，煎煮过程中进行搅拌，有利于药材中有效成分的析出。压榨药液取出药汁，并用60目不锈钢筛过滤置于中转容器。煎煮药锅内另加水淹没饮片，二汁、三汁药煎煮1小时以上，合并3次药液。

加压煎煮方法：第一次不少于1小时，第二次不少于半小时，合并2次药液。

每次煎煮后应用压榨法并过滤取药液。药液合并冷却放置不少于6小时，取上清液用100目筛网过滤，备用。期间用小锅将细料和贵重药另行煎煮取汁，并完成熬糖、炼蜜、烊胶等环节。

膏方制备煎煮时特殊药物处理如下：

（1）先煎：毒性中药和矿物类、贝壳类及个别动物类中药，为降低毒性或提高有效成分活性，均应先煎50分钟后再与其他中药饮片共煎。

（2）后下：气味芳香、含挥发油多的药物，以及不宜久煎的药物，应在最后

10~20分钟加入（如桂枝、肉桂、砂仁、白豆蔻、薄荷等）。

（3）包煎：细小种子类、含毛茸或黏液类，或丸、散等需要包煎的中药，均应装入纱布袋内与其他中药饮片共煎，以防止煎煮时结底或漂浮或毛茸对口腔、咽喉产生刺激。

（4）无机盐类中药

无机盐中药，如芒硝，应在浓缩时加入溶化。

2. 细料处理

人参、冬虫夏草等细料，不与其他药物同煎，应另煎浓缩取汁或制备极细末于收膏时兑入膏方中，具体不同细料处理方式参见第三章第二节。

3. 烊胶

一般用量按每400g药胶辅配200~400g黄酒。把药胶置于瓷碗中，倒入黄酒，浸泡24小时待胶类软化后，再隔水炖（烊化）化备用。药胶也可打成细粉，收膏时均匀加入。

4. 熬糖与炼蜜

熬糖是将冰糖、红糖等糖类入锅中加热熔化，期间不断搅拌，以防滞底焦枯，至糖全部熔化呈老黄色；炼蜜是锅中加入蜂蜜加热熔化，至糖蜜表面呈老红色老蜜。

炼蜜方法：将蜂蜜置于锅内加热，使之完全溶化，沸腾时捞去上面浮沫，至蜜中水分大部分蒸发，翻起大泡，呈老红色时，酌加约10%的冷水，再继续加热使沸，随后乘热倾出，用60目不锈钢筛过滤，除去其杂质，即成炼蜜。目前炼蜜老嫩的程度，少炼则嫩，黏性不足；多炼则老，坚硬不易化解。一般炼蜜将生蜜500g炼成400g左右。

（四）浓缩

把煎煮、静置、滤过后的药液重新置于药锅中，加热至沸，改用文火加热，不断搅拌蒸发，至药液呈稠糊状，过程中注意掌握火候，防止药液沸腾溢出和结底。

（五）收膏

在浓缩药液中加入已预处理过的上述浓缩的清膏，按处方规定，细料或细料药液、胶、糖，调小加热火力，边加入边搅拌，混合均匀后仍持续搅拌，避免粘底起焦，直至成膏。搅拌至提起搅拌棒见药汁"挂旗"，或"滴水成珠"，及时加入小锅取汁或研粉的贵重药，充分搅拌，熄火停煮，即成膏滋。

成膏的判断依据为"挂旗"或"滴水成珠"。挂旗是指以搅拌棒蘸取药汁并水平提起，药汁沿棒边呈片状垂下或滴下。滴水成珠是指以搅拌棒蘸取药汁，滴入清水，药滴不会马上散开溶解，短时间内仍保持珠状。"挂旗"和"滴水成珠"的成膏判定本质是膏体的含水比例情况。

（六）分装

盛膏容器必须清洗后再经消毒烘干凉透后，将内服膏方趁热快速倒入事先经清洗并消毒过的专用成品容器中，贴上相关信息标签。盛膏容器不加盖移入凉膏间。

（七）凉膏

膏方药需经凉膏间一夜冷却，第二天方能加盖。凉膏时间一般需要12小时以上，必须凉透后加盖以免水蒸气回流导致长霉。待凉膏结束，成膏加盖后移至成品间。

第二节 内服膏方成品的质量要求

中医内服膏方成品应符合《中华人民共和国药典（2020年版）》制剂通则，可进行以下质量检查：

1.饮片按各品种项下规定的方法煎煮，滤过，滤液浓缩至规定的相对密度，即得清膏。

取供试品适量，精密称定，加水约2倍，精密称定，混匀，作为供试品溶液。照相对密度测定法测定，按下式计算，应符合各品种项下的有关规定。

$$供试品相对密度 = \frac{W_1 - W_1 \times f}{W_2 - W_1 \times f}$$

式中 W_1 为比重瓶内供试品溶液的重量，g；

W_2 为比重瓶内水的重量，g；

$$f = \frac{加水供试品中的水重量}{供试品重量 + 加水供试品中的水重量}$$

凡加饮片细粉的煎膏剂，不检查相对密度。

2.如需加入饮片原粉，除另有规定外，一般应加入细粉。

3.清膏按规定量加入炼蜜或糖（或转化糖）收膏；若需加饮片细粉，待冷却后加入，搅拌混匀。除另有规定外，加炼蜜或糖（或转化糖）的量，一般不超过清膏量的3倍。

4.膏方应无焦臭、异味，无糖的结晶析出。

5.应进行不溶物抽查。取供试品5g，加热水200ml，搅拌使溶化，放置3分钟后观察，不得有焦屑等异物。加饮片细粉的煎膏剂，应在未加入细粉前检查，符合规定后方可加入细粉。加入药粉后不再检查不溶物。

6.应进行微生物限量抽查，按照非无菌产品微生物限度检查。

7.膏方应有完整的加工操作记录，其中包括审方、配方、校对、加工操作人员、质量管理人员的签名，操作人员清场记录，质量信息反馈等记录。

第三节　内服膏方的保存与取用注意

内服膏方应储存在瓷罐、搪瓷、玻璃罐，不宜用铝锅、铁锅作为容器。盛膏容器一定要洗净、干燥、消毒，不能留有水分，凉膏后应密封阴凉保存。如能放置在冰箱里则更佳，可防变质。如气温回升，可隔水高温蒸烊，再晾干冷却。

有霉斑的膏方不能用。正常的膏方油润细腻，表面光滑。如果膏方表面或瓶口产生白色或黑绿色毛状霉菌斑块，膏方有异样酸败气味，膨胀翻泡，说明该膏方已经变质，即不能再使用。膏方产生霉斑与制作工艺、存放时间、保管服法等因素相关。为避免膏方出现霉斑，应注意以下环节：

（1）煎膏所用的炼蜜要炼至蜜中水分大部分蒸发，并过滤去除杂质。

（2）收膏时一定要以滴水成珠为度，以免膏中含水量过高易发霉。

（3）存放膏方的瓷罐应在使用前及时做好消毒。消毒好的瓷罐应及时干燥后置密闭容器内保存，不要暴露于空气中。

（4）放置的环境以阴凉干燥为好，如避光之处或冰箱内。

（5）取药的用具如勺子，要消毒、干燥，避免勺子上的水分流入膏方药中或者边吃边取。

第四节　膏方常见问题及解决办法

1.为什么膏方口尝有"砂粒感"？

（1）制备中使用的器具，如浓缩设备、容器、搅拌用的棒子、竹片、筛网等这些器具清洗不干净，存在带入或脱落灰屑。

（2）药汁中带入泥沙、药渣等异物。

（3）煎膏辅料（如冰糖、核桃、芝麻等）中掺杂细砂、尘土、果壳等。

（4）因火候过大、胶未完全溶解等原因而引起粘锅结焦。

2.为什么膏方口感上有焦糊感？

（1）在药材煎煮过程中出现焦化。这是由于浸泡时间不够久，药材没有充分吸收水分，在煎煮过程中继续吸收水分，造成焦化现象。

（2）在浓缩过程中出现焦化。由于浓缩过程中药液不断蒸发，药液中含水量减少，极易出现焦化现象。

3.膏方表面出现的结晶是什么？

膏方的成品放置过久如有糖的结晶体析出，表面看似细小的砂粒状物，称为返砂，这种情况须重新加热收膏凉膏。

临床篇

第五章 偏颇体质的亚健康膏方调治

第一节 概述

一、亚健康与体质

亚健康是处于疾病与健康之间的"第三状态",也称之为"灰色状态"、"病前状态"、"中间状态"、"临床前期"、"潜病态"、"前病态"等。处于亚健康状态者,表现为一定时间内的活力降低、功能和适应能力减退的症状,就诊时常以疲乏无力、精力不够、肌肉关节酸痛、心悸胸闷、头晕头痛、学习困难、睡眠异常;记忆力下降、情绪低落、烦躁不安;人际关系紧张、社会交往困难等躯体或心理不适为主诉,但经过现代医学技术手段的全面检查,未发现阳性指标,或者虽有部分指标的改变,但不符合现代医学有关疾病的临床或亚临床诊断标准。"亚健康"是处于疾病与健康之间的状态,处于这种状态,机体虽无明确疾病,但存在不同程度的各种患病的危险因素,具有发生某种疾病的高危倾向。如果不及时加以干预,就极有可能发展为疾病,如中医认为这类人群极易进展为心脾两虚或肝肾不足,出现失眠心慌、阳痿遗精、易感冒等症状。但通过积极地治疗也可以使机体恢复健康状态,这与中医的"未病先防,既病防变"的思想不谋而合。除了建立起良好的生活节奏、健康习惯、均衡营养、体育锻炼和心理卫生之外,采用中医膏方调治是摆脱亚健康状态的有效办法。根据亚健康状态的临床表现,可以将其分为以下几类①易疲劳,或睡眠紊乱,或疼痛等躯体症状表现为主。②抑郁寡欢,或焦躁不安、急躁易怒,或恐惧胆怯,或短期记忆力下降、注意力不能集中等精神心理症状表现为主。③以人际交往频率减低,或人际关系紧张等社会适应能力下降表现为主。

上述3条中的任何一条持续发作3个月以上,并且经系统检查排除可能导致上述表现的疾病者,目前可分别被判断为处于躯体亚健康、心理亚健康、社会交往亚健康状态。临床上,上述三种亚健康表现常常相兼出现。

亚健康的形成涉及多方面原因,如过度疲劳导致精力、体力透支、紧张焦虑等各种心理问题；人体自然衰老，心脑血管及其他慢性病的前期、恢复期及手术后恢复期出现的种种不适；人体生物周期中的低潮时期；遗传因素等。并且，随着生活节奏的加快和社会压力的增大，各阶层的劳动者，特别是白领阶层，工作时精神高度紧张、集中，常常数小时甚至十几小时连续工作，缺乏日常锻炼，久而久之，就会产生种种不适。

中医并无此亚健康的概念，中医认为亚健康的发病是由于先天不足、劳逸失度、起居失常、饮食不当、情志不遂、居住不慎、年老体衰等因素，导致体内阴阳平衡失调，升降失常，气血津液、脏腑经络功能紊乱，往往呈现出偏颇体质的状态。

体质是人体生命过程中，在先天禀赋和后天获得的基础上所形成的形态结构、生理功能和心理状态方面综合的、相对稳定的固有特质，是人类在生长、发育过程中所形成的与自然、社会环境相适应的人体个性特征。"体质"概念早在《黄帝内经》中便有记载，《内经》中常用质、形、态、素等词表达体质的含义。

体质的差异是人体内在脏腑阴阳气血偏颇和机能代谢活动各异的反映，分析不同个体体质类型，对于认识疾病的形成、发展及其规律，进而提高中医药治疗的准确性具有重要的意义。

中国工程院院士、国医大师王琦院士通过对古代传统文献及现代文献进行梳理、对中医体质分类的理论渊源及形成发展进行综合分析的基础上，结合临床体质调研的结果，通过对人体的体形、头面形色、肤色、目、鼻、口、四肢、舌脉、性格、饮食、二便、体质成因、发病后的病变特点和用药宜忌等方面的特征进行综合分析，概括为九分法，即平和质、阴虚质、阳虚质、痰湿质、湿热质、气虚质、瘀血质、气郁质、特禀质。这种体质分类方法是以临床所见的宏观的形、征、色、脉等特征为依据，以脏腑机能变化为主，结合了形体结构、功能特征、心理性格等方面的因素综合作出分型的，构成了中医临床体质辨证的主要内容，为中医界所广泛运用，成为体质研究者的参照标准。

二、偏颇体质的亚健康膏方组方思路

偏颇体质的亚健康状态是个体综合的相对稳定的固有特质，既具有稳定性，又有可变性，体质的差异性在很大程度上决定着疾病的发生、发展、变化、转归、预后上的差异及个体对治疗措施的不同反应性。体质因素决定病机的从化。因禀性有阴阳，脏腑有强弱，故机体对致病因素反应有化寒、化热、化湿、化燥等区别。如素体阴虚阳亢者，机体机能活动相对亢奋，受邪后多从热化；素体阳虚阴盛者，机能活动相对不足，受邪后多从寒化；素体津亏血耗者，易致邪从燥化热化等。因此，通过偏颇体质的亚健康状态辨别不同的脏腑机能状态，决定着治疗的效果。辨体论治即是以人的体质为认知对象，从体质状态即不同体质分类的特性，把握其健康与疾病的整体要素与个体差异，制定偏颇体质的亚健康的纠偏原则，选择相应的治疗、预防、养生方法，从而进行"因人制宜"的干预措施。

第二节 偏颇体质亚健康特征与调治

亚健康的不同体质差异，在对治疗方法和用药剂量的反应性和耐受性方面也不同，中医膏方就是根据不同的体质对药物性味的耐受力的不同，来选择药物的厚、薄，也就是说根据不同的体质分别采取了不同的调治方法和用药剂量。

九种体质中除了平和质之外，其他八种偏颇体质均进行纠偏调治。偏颇体质调治的膏方组方必须遵循中医君、臣、佐、使的用药规律，遵循不同体质形成亚健康状态的生理及病理机制，依据其体质特征遣方用药，原料的选取和用量必须适应膏方剂型的生产工艺及煎煮浓缩后收膏的需要，体质膏方一方适用多人，且服用时间长，组方深思熟虑，立法平稳、严密、谨慎、科学。

膏方服法上，如考虑冬季补益膏方服用，可考虑每年从冬至前10天开始服用，至立春后10天之间，早晚各1次，直接服用，60天为1个疗程。如结合四季膏方应用特点也可以根据四季天地节气变化，调整膏方适时服用以纠正偏颇体质。膏方可放入冰箱内贮存。

一、气虚质

【总体特征】元气不足，以疲乏、气短、自汗等气虚表现为主要特征。

【形体特征】肌肉松软不实。

【常见表现】平素语音低弱，气短懒言，容易疲乏，精神不振，易出汗，舌淡红，舌边有齿痕，脉弱。

【心理特征】性格内向，不喜冒险。

【发病倾向】易患感冒、内脏下垂等病；病后康复缓慢。

【对外界环境适应能力】不耐受风、寒、暑、湿邪。

【调理原则】益气。

【膏方应用特点】膏方中以生晒参、茯苓、白术、甘草组成的四君子汤为基本方。伴反复感冒、自汗畏风、神疲体倦、声低气懒等，属肺气虚者，方用补肺汤，可加黄芪、桔梗、五味子、防风、紫菀、桑白皮等；伴大便稀溏、食少纳呆、形体消瘦，属脾气虚者，方用参苓白术散，可加白术、砂仁、扁豆、莲子肉、桔梗等；伴面色㿠白，甚至久泄久痢、脱肛、子宫下垂，属中气下陷者，方用补中益气汤，可加黄芪、当归、升麻、柴胡等；伴腰膝酸软、下肢水肿、小便不畅但频，属肾气虚者，方用肾气丸，可加山药、牛膝、桂枝、附子、车前子等。药胶酌情加入，糖类可选择饴糖。大麦、山药、莲子肉等食物，可入膏。

【组方参考】生黄芪150g，生晒参60g，西洋参60g，炒白术150g，怀山药150g，茯苓150g，炒白芍100g，当归100g，陈皮100g，炙桂枝100g，麦冬100g，五味子100g，防风100g，柴胡90g，升麻60g，干姜10g，炒米仁300g，炒谷芽120g，炒麦芽120g，大枣150g，炙甘草60g；阿胶250g，龟甲胶150g，鹿角胶100g，饴糖400g（糖尿病病人需用木糖醇400g代替冰糖），黄酒250g，收膏时入。

二、阳虚质

【总体特征】阳气不足，以畏寒怕冷、手足不温等虚寒表现为主要特征。

【形体特征】肌肉松软不实。

【常见表现】平素畏冷，手足不温，喜热饮食，精神不振，舌淡胖嫩，脉沉迟。

【心理特征】性格多沉静、内向。

【发病倾向】易患痰饮、肿胀、泄泻等病；感邪易从寒化。

【对外界环境适应能力】耐夏不耐冬；易感风、寒、湿邪。

【调理原则】温阳。

【膏方应用特点】膏方中以熟地、山药、枸杞子、鹿角胶、菟丝子、肉桂、附子、杜仲、当归组成的右归丸为基本方。伴气从少腹上冲胸咽、起卧不安，属心阳虚，方用桂枝甘草汤，可加生晒参等；伴腰冷脚凉，气衰神疲，阳衰无子等症状，可加淫羊藿、肉苁蓉、鹿茸、仙茅、海狗肾、海马、海龙等。药胶可选择鹿角胶、鱼鳔胶，糖类可选择蜂蜜。羊肉、鹿肉、驴肉、鸽子肉、蚕蛹等食物，可入膏。

【组方参考】金匮肾气丸、右归丸、玉屏风散加减。

熟地120g，肉桂60g，山茱萸肉120g，怀山药120g，白茯苓100g，补骨脂100g，菟丝子100g，淫羊藿120g，巴戟天100g，紫河车30g，当归100g，黄芪120g，炒白术100g，炒白芍100g，麦冬100g，防风100g，炒米仁120g，陈皮100g，炙甘草30g；鹿角胶250g，鱼鳔胶100g，蜂蜜500g（糖尿病病人需用木糖醇500g代替蜂蜜），海马（打细粉）80g，黄酒250g，收膏时入。

三、阴虚质

【总体特征】阴液亏少，以口燥咽干、手足心热等虚热表现为主要特征。

【形体特征】体形偏瘦。

【常见表现】手足心热、口燥咽干，鼻微干，喜冷饮，大便干燥，舌红少津，脉细数。

【心理特征】性情急躁，外向好动，活泼。

【发病倾向】易患虚劳、失精、不寐等病；感邪易从热化。

【对外界环境适应能力】耐冬不耐夏；不耐受暑、热、燥邪。

【调理原则】滋阴。

【膏方应用特点】膏方中咽喉干燥、咳嗽少痰、舌干少津，肺阴虚者，方用沙参麦冬汤，可加麦冬、百合、贝母、元参、当归等；腰膝酸软，舌红少苔，尺脉沉，属肾阴虚者，方用六味地黄丸；盗汗遗精、耳鸣耳聋、虚火牙痛、骨蒸潮热，属肾阴虚者，方用六味地黄丸或左归丸，可加龟甲胶、菟丝子、枸杞子、牛膝等；面色无华、月经量少、大便干燥，属血虚者，方用四物汤，如伴头昏眼花、气短懒言、心悸怔忡，属气血两亏者，方用八珍汤或十全大补汤，可加生晒参、黄芪、炒白术、炙甘草、五味子、麦冬、黄精、沙参等；心烦少寐、健忘怔忡、口舌生疮，属心血虚，方用天王补心丹，可加远志、石菖蒲、麦冬、丹参、酸枣仁、五味子等。药胶可选择阿胶、龟甲胶。糖类中蜂蜜、冰糖可酌情选用。银耳、百合、雪梨、海参、桑椹、黑豆、燕窝、乌鸡骨、黑米等食物，可入膏。

【组方参考】枸杞子100g，杭白菊100g，杭白芍100g，生地150g，山药150g，山萸肉100g，丹皮100g，茯苓120g，泽泻100g，石斛100g，佛手100g，地骨皮100g，怀牛膝100g，制黄精120g，制首乌120g，麦冬100g，南沙参120g，北沙参120g，制玉竹100g，陈皮100g，甘草60g；龟甲胶250g，阿胶250g，冰糖400g（糖尿病病人需用木糖醇400g代替冰糖），黄酒500g，收膏时入。

四、痰湿质

【总体特征】痰湿凝聚，以形体肥胖、腹部肥满、口黏苔腻等痰湿表现为主要特征。

【形体特征】体形肥胖，腹部肥满松软。

【常见表现】面部皮肤油脂较多，多汗且黏，胸闷，痰多，口黏腻或甜，喜食肥甘甜黏，苔腻，脉滑。

【心理特征】性格偏温和、稳重，多善于忍耐。

【发病倾向】易患消渴、中风、胸痹等病。

【对外界环境适应能力】对梅雨季节及湿重环境适应力差。

【调理原则】化痰渗湿。

【膏方应用特点】膏方中以陈皮、茯苓、半夏、甘草组成的二陈汤为基本方，伴咳嗽痰多、胸膈不快、舌苔白滑、脉滑，属寒饮内蓄者，方用苓甘五味姜辛汤，可加紫菀、款冬、白芥子、苏子、莱菔子等；伴四肢肿、手足不温、口中不渴、大便稀溏、舌苔厚腻，属阳虚水泛者，加实脾散；伴头痛身重、肩背痛或腰脊疼痛难以转侧，属风湿阻络者，方用羌活胜湿汤；眩晕头痛、舌苔白腻，属风痰上扰者，方用半夏白术天麻汤，可加僵蚕、全蝎等；药胶、糖类滋腻不可加入过多。萝卜、山药、茯苓、赤小豆等食物，可入膏。

【组方参考】苍术100g，白术100g，川朴60g，陈皮60g，姜半夏50g，茯苓皮30g，生薏苡仁100g，炒薏苡仁100g，炒扁豆100g，瓜蒌皮60g，桔梗60g，胆南星20g，大腹皮60g，枳壳30g，绞股蓝60g，太子参100g，阳春砂20g，泽泻60g，广木香30g，浙贝60g，干姜5g；冰糖500g（糖尿病病人、肥胖者可用木糖醇500g代替冰糖），收膏时入。

五、湿热质

【总体特征】湿热内蕴，以面垢油光、口苦、苔黄腻等湿热表现为主要特征。

【形体特征】形体中等或偏瘦。

【常见表现】面垢油光，易生痤疮，口苦口干，身重困倦，大便黏滞不畅或燥结，小便短黄，男性易阴囊潮湿，女性易带下增多，舌质偏红，苔黄腻，脉滑数。

【心理特征】容易心烦气躁。

【发病倾向】易患疮疖、黄疸、热淋等病。

【对外界环境适应能力】对夏末秋初湿热气候，湿重或气温偏高环境较难适应。

【调理原则】清热化湿。

【膏方应用特点】膏方中以滑石、茵陈、黄芩、石菖蒲、川贝、藿香、射干、木通、连翘、薄荷、白豆蔻组成的甘露消毒丹为基本方。伴咳嗽痰黄、咯之不爽、胸膈痞满、小便短赤、舌苔黄腻，属痰热内结者，方用清气化痰丸，可加胆南星等；伴虚烦不眠、惊悸不宁，属胆胃不和者，方用温胆汤，可加栀子、淡豆豉、五味子、酸枣仁、远志等；伴小便黄或赤、溺时涩痛、淋漓不畅、小腹急满，属湿热下注者，方用八正散，可加金钱草、赤芍等。药胶、糖类滋腻不可加入过多。薏米、山药、荸荠、扁豆、枇杷等食物，可入膏。

【组方参考】龙胆草60g，焦山栀100g，黄芩100g，黄柏60g，知母100g，怀牛膝100g，天竺黄60g，合欢花60g，生苡仁100g，紫草100g，茜草100g，地肤子100g，苦参60g；火麻仁150g，郁李仁150g，枳壳60g，陈皮60g，竹沥半夏60g，茯苓150g，生竹茹30g，泽泻100g，车前子60g，七叶一枝花60g，生甘草30g，蜂蜜200g（糖尿病病人、肥胖者可用木糖醇200g代替蜂蜜），收膏时入。

六、血瘀质

【总体特征】血行不畅，以肤色晦暗、舌质紫暗等血瘀表现为主要特征。

【形体特征】胖瘦均见。

【常见表现】肤色晦暗，色素沉着，容易出现瘀斑，口唇黯淡，舌黯或有瘀点，舌下络脉紫黯或增粗，脉涩。

【心理特征】易烦，健忘。

【发病倾向】易患癥瘕积聚及痛症、血症等。

【对外界环境适应能力】不耐受寒邪。

【调理原则】理气化瘀，调养心脾。

【膏方应用特点】膏方中以当归、川芎、熟地、芍药、桃仁、红花组成的桃红四物汤为基本方，可加三七、丹参等。伴瘀血停留，大便秘结，经闭血瘀、少腹疼痛，属下焦蓄血者，方用桃核承气汤，可加炮甲珠、三七、血竭等；伴胸痛有定处如针刺，或胸中闷烦，舌质暗红，舌边有瘀斑，舌下络脉迂曲，脉涩或弦紧，属胸中血府血瘀者，方用血府逐瘀汤，可加郁金等；伴头面痛，可加麝香、蔓荆子等；伴下腹痛，可加五灵脂、玄胡、乌药、香附等；伴少腹痛，加小茴香、蒲黄、肉桂、生艾叶等；伴半身不遂，下肢痿废，口眼歪斜，语言謇涩，属卒中后遗症，加地龙、黄芪、丹参等。伴小腹冷痛。药胶可选择鳖甲胶。糖类中红糖可酌情选用，黄酒着重加入。桃仁、山楂、花生、红曲等食物，可入膏。

【组方参考】桃仁100g，红花30g，生地150g，当归100g，川芎100g，枳壳60g，全瓜蒌100g，桔梗60g，赤芍100g，白芍100g，川楝子60g，元胡100g，生龙骨150g，生牡蛎150g，南沙参100g，柏子仁100g，炒枣仁60g，玫瑰花60g，绿梅花60g，虎杖60g，麦冬100g，广地龙100g，茜草100g，陈皮60g，炒白术100g，怀山药150g，生甘草30g；鳖甲胶500g，红糖400g（糖尿病病人需用木糖醇400g代替红糖），黄酒500g，收膏时入。

七、气郁质

【总体特征】气机郁滞，以神情抑郁、忧虑脆弱等气郁表现为主要特征。

【形体特征】形体瘦者为多。

【常见表现】神情抑郁，情感脆弱，烦闷不乐，舌淡红，苔薄白，脉弦。

【心理特征】性格内向不稳定、敏感多虑。

【发病倾向】易患脏燥、梅核气、百合病及郁证。

【对外界环境适应能力】对精神刺激适应能力较差；不适应阴雨天气。

【调理原则】疏肝解郁，条达安神。

【膏方应用特点】膏方中以柴胡、陈皮、枳壳、川芎、香附、芍药组成柴胡疏肝散为基本方。伴乳房作痛，乏力，脉弦而虚，属肝郁血虚，可加当归、白芍、白术、茯苓、甘草、丝瓜络、橘核；伴烦躁易怒，面红口干，小便热赤，舌偏红苔黄，属肝郁化火，可加丹皮、栀子、薄荷等；伴咽中如有物阻，胸膈满闷，属痰气互结者，可加半夏、厚朴、茯苓、生姜、苏叶等；药胶可自行熬制猪皮胶，糖类中红糖可酌情选用。茉莉花、苹果、荞麦、香橼等食物，可入膏。

【组方参考】制香附100g，玫瑰花60g，青皮60g，绿梅花60g，合欢花60g，炒枣仁60g，炒白术120g，乌元参100g，制元胡60g，川楝子60g，当归100g，连翘60g，莲子100g，百合100g，桔梗60g，柴胡60g，枳壳60g，陈皮60g，佛手60g，柏子仁100g，炒白芍120g，砂仁30g，广地龙60g，淮小麦300g，炙甘草50g，大枣100g；猪皮胶400g，冰糖500g（糖尿病病人需用木糖醇400g代替冰糖），黄酒400g，收膏时入。

八、特禀质

【总体特征】先天失常，以生理缺陷、过敏反应等为主要特征。

【形体特征】过敏体质者一般无特殊；先天禀赋异常者或有畸形，或有生理缺陷。

【常见表现】过敏体质者常见哮喘、风团、咽痒、鼻塞、喷嚏等；患遗传性疾病者有垂直遗传、先天性、家族性特征；患胎传性疾病者具有母体影响胎儿个体生长发育及相关疾病特征。

【心理特征】随禀质不同情况各异。

【发病倾向】过敏体质者易患哮喘、荨麻疹、花粉症及药物过敏等；遗传性疾病如血友病、先天愚型等；胎传性疾病如五迟（立迟、行迟、发迟、齿迟和语迟）五软（头软、项软、手足软、肌肉软、口软）解颅、胎惊、胎痫等。

【对外界环境适应能力】适应能力差，如过敏体质者对易致过敏季节适应能力差，易引发宿疾。

【调理原则】祛风养血。

【膏方应用特点】特禀体质多由于先天精气不足，或后天精血失养所致，以菊花、桑叶组成的明目延龄膏为主方，伴皮肤瘙痒、舌红，属血燥生风者，可加入生地、丹皮、栀子、蝉蜕、僵蚕、白鲜皮等；伴鼻流清涕，喷嚏多，可加入辛夷、苍耳子、白芷等；伴气喘胸闷，可加入桑白皮、款冬花、杏仁、浙贝、南沙参、五味子等。药胶可选择龟甲胶，也可自行熬制猪皮胶，糖类中蜂蜜可酌情选用。蝉、大枣、桑叶、燕窝、龟鳖等食物，可入膏。

【组方参考】菊花150g，桑叶300g，生地黄100g，当归100g，紫草120g，茜草120g，荆芥60g，白鲜皮100g，知母100g，蝉蜕30g，苦参60g，旱莲草150g，地肤子100g，泽泻100g，防风60g，通草20g，甘草30g，生苡仁300g；猪皮胶400g，大枣泥500g，蜂蜜500g（糖尿病病人需用木糖醇500g代替蜂蜜），收膏时入。

九、病案举隅

袁某，男性，40岁。

初诊日期：2016年12月23日。

病史：2009年开始反复感冒，易咳嗽，迁延不愈，干咳为主，持续时间长，秋天症状明显，喷嚏、流涕多，晨起明显，室内及空调环境症状明显。苔薄，脉弦滑，为特禀质，膏方调理宜益肺健脾，补肾固本。

拟：党参300g，黄芪200g，白术100g，淮山药150g，苍耳子150g，辛夷150g，桂枝150g，炒白芍300g，附片100g，淫羊藿300g，巴戟天150g，菟丝子300g，补骨脂300g，丹参300g，川芎150g，杏仁100g，川厚朴100g，藿香150g，黄芩100g，柴胡150g，何首乌150g，黄精300g，女贞子300g，桑椹300g，当归150g，石菖蒲150g，广郁金150g，茯苓300g，生地黄200g，山茱萸100g。

另：阿胶350g，龟甲胶150g，白参150g，西洋参80g，饴糖250g，冰糖250g，收膏。

二诊：2017年11月13日感冒，咳嗽减少，入秋以后易干咳，喷嚏，流清涕，晨起明显，苔薄，脉细缓。

拟：党参300g，黄芪200g，白术100g，防风100g，淮山药150g，苍耳子150g，辛夷150g，桂枝150g，炒白芍300g，附片100g，淫羊藿150g，巴戟天150g，菟丝子300g，补骨脂300g，丹参300g，川芎150g，广郁金150g，石菖蒲150g，何首乌150g，黄精300g，柴胡150g，黄芩100g，法半夏150g，南北沙参各300g，麦冬300g，桑椹300g，桑寄生300g，桑白皮300g，蜈蚣30g，全蝎30g。

另：阿胶350g，龟甲胶100g，白参150g，西洋参80g，蛤蚧2对，紫河车粉

60g，饴糖250g，冰糖250g，收膏。

三诊：2017年12月7日服膏方后体力、精力好转，鼻炎症状减轻。秋天时晨起有喷嚏，鼻塞，流涕，量少，平时已不发病，苔薄，脉细缓。

拟：党参300g，黄芪200g，白术100g，防风100g，淮山药150g，辛夷150g，白芷150g，桂枝150g，炒白芍300g，附片150g，鹿角片100g，干姜60g，淫羊藿150g，巴戟天150g，菟丝子300g，补骨脂300g，肉苁蓉300g，川芎150g，丹参300g，覆盆子300g，石菖蒲150g，广郁金150g，何首乌150g，黄精300g，法半夏150g，蜈蚣30g，全蝎30g，柴胡150g，黄芩150g，甘草90g。

另：阿胶250g，龟甲胶100g，鳖甲胶100g，白参150g，西洋参80g，蛤蚧2对，紫河车粉60g，饴糖250g，冰糖250g，收膏。

四诊：2019年12月22日服膏方期间及半年内体力、精力改善明显，秋天开始体力稍减退，服药期间鼻塞好转，入秋以后又鼻塞、流涕，感冒后仍咳嗽，以干咳为主，咳嗽时间缩短。苔薄，脉弦细。

拟：党参300g，黄芪200g，白术100g，防风100g，法半夏150g，柴胡150g，青蒿150g，鳖甲150g，知母90g，赤芍150g，牡丹皮90g，熟地黄280g，山茱萸120g，鹿角片120g，干姜60g，白芥子（包煎）150g，当归150g，石菖蒲150g，广郁金150g，丹参300g，川芎150g，淫羊藿150g，巴戟天150g，菟丝子300g，补骨脂300g，蜈蚣30g，全蝎30g，蒲公英300g，紫花地丁300g，甘草90g。

另：阿胶250g，龟甲胶100g，鳖甲胶100g，白参150g，西洋参80g，蛤蚧2对，紫河车粉60g，饴糖250g，冰糖250g，收膏。

按：患者肺脾气虚，卫外不固，外邪易侵，肺失宣畅，窍道不利，故反复感冒，咳嗽，喷嚏、流涕。膏方中融入玉屏风散、桂枝汤、金匮肾气丸、补中益气汤等方剂加减治疗，以补肺固表，健脾益气，温阳补肾，扶正固本治疗为主，使患者肺虚体质改善，体力增强，感冒，咳嗽减少。同时用苍耳子、辛夷、桂枝、石菖蒲、附片等温阳芳香通窍之品，使鼻炎症状得到良好控制。

第六章　内科疾病

第一节　呼吸系统疾病

一、慢性阻塞性肺病的膏方治疗

慢性阻塞性肺病简称慢阻肺，属于中医"咳嗽"、"喘病"、"肺胀"、"痰饮"等范畴。其病机为本虚标实，本虚为肺、脾、肾虚，标实为外邪、痰浊、水饮、瘀血。肺气虚是慢阻肺的首发条件，病情进一步发展，伤及脾，致使肺脾两虚，到疾病后期，"久病及肾"，肺脾肾三脏皆虚。肺气亏虚，卫外不固，故易受外邪侵袭；脾虚则运化失常，痰湿内生；肾虚则气不受纳而喘，水湿不得温化而成痰；气虚无力推动血运，加之痰阻于脉，则成瘀血。痰、瘀、虚互为因果，反复发作，恶性循环，贯穿疾病始终。若遇外邪、饮食、情志、劳倦等，引动痰饮，痰气瘀交阻，则喘咳更甚。临床上一般实证为主者，多为急性加重期；虚证为主者，多为稳定期。中医膏方可扶正固本，标本兼顾，综合防治慢阻肺。膏方治疗主要针对稳定期。稳定期常见痰浊阻肺证、痰热郁肺证、肺脾气虚证、肺肾两虚证、阳虚水泛证等。

（一）辨证论治

1. 痰浊阻肺

症状：咳嗽痰多，色白黏腻或成泡沫，短气喘息，活动后明显，怕风易汗，脘痞纳少，倦怠乏力，舌质偏淡，苔薄腻或浊腻，脉滑。

治法：化痰降气，健脾益肺。

【膏方示例】人参款花膏

【来源】《古今医统大全·卷四十三·药方》

【组成】人参、款冬花、五味子、桑白皮各35g，紫菀50g，杏仁40g，木香、槟榔、紫苏、半夏（制）各25g。

【制法】上药熬成膏。

【用法】每日2次，每服1汤匙。

2.痰热郁肺

症状：咳逆喘息气粗，烦躁，胸满，痰黄或白，黏稠难咯。或身热微恶寒，有汗不多，尿黄，便干，口渴，舌红，舌苔黄或黄腻，边尖红，脉数或滑数。

治法：清肺化痰，降逆平喘。

【膏方示例】流金膏

【来源】《景岳全书·卷五十五·攻阵》

【组成】石膏、酒大黄各200g，黄芩、橘红各150g，连翘、川芎、桔梗、贝母、胆南星、薄荷、香附子各100g。

【制法】将上药切碎，水浸后煎煮，纱布滤去药渣，如此3遍，再将所滤药液加热浓缩，下入蜂蜜，慢火熬至稠膏状。

【用法】每日2次，每服1汤匙，午后及睡前服用，用白开水送服。

【备注】服用时忌服酒面及湿热之物。

3.肺阴亏虚

症状：干咳，痰少而咯吐不易，胸膺疼痛，痰中带血，口干，鼻干，大便干结。舌尖红，苔薄黄而干，脉细数。

治法：润燥肃肺，化痰止咳。

【膏方示例】久咳膏

【来源】《验方新编》

【组成】生地黄60g，沙参60g，川贝母45g，牡丹皮45g，玄参30g，黄芩30g，桔梗30g，知母30g，百合30g，百部30g，款冬花30g，天门冬30g，广皮30g，枳壳30g，甘草12g。

【用法】每次6~10g，每日3次，空心滚水调服。

4.肺脾气虚

症状：咳嗽气短，倦怠乏力，面色㿠白，食后腹胀，大便溏薄或食后即泻，苔薄白或薄白腻，舌质胖，边有齿痕，脉细弱。

治法：补肺健脾，止咳化痰。

【膏方示例】补真膏

【来源】《清宫配方集成·痰嗽方》

【组成】人参50g，山药（蒸熟）芡实（蒸熟），红枣肉（蒸熟）莲子（去心）杏仁（蒸熟）核桃肉各200g，沉香（另研）5g。

【制法】共捣烂加炼蜜600g，酥油200g合如膏，忌铁器。

【用法】每早晚白滚水调服数匙。

【备注】本方以补虚为主，痰多者不宜。

5.肺肾两虚

症状：呼吸浅短难续，声低气怯，腰膝酸软，咳嗽，舌淡或黯紫，脉沉细数无力。

治法：补肺纳肾，降气平喘。

【膏方示例】集灵膏

【来源】《景岳全书·卷五十一·新方八阵·补阵》

【组成】天门冬、麦门冬、生地、熟地各400g，人参、枸杞子各240g。

【制法】将上述药物一起煎熬，加蜜收成膏。

【用法】每日2次，每服1汤匙。

【备注】若是血虚导致的大便困难，加当归身；若是脾虚所致便溏，加白术，同时用白砂糖代蜜收膏。

6.阳虚水泛

症状：喘咳，咯痰清稀，面浮，下肢肿，甚则一身悉肿，心悸，胃脘痞满，纳差，怕冷，舌胖苔白滑，脉沉细。

治法：温阳利水。

【膏方示例】八物生姜煎

【来源】《外台秘要方》

【组成】生姜315g，干姜180g，桂心90g，杏仁75g，甘草、款冬花、紫菀各135g，蜜300g。

【制法】将上述药物捣研为粉末，与蜜混合后置于小火上煎煮，直至如饴状则膏成。

【用法】每日2次，每服1汤匙。

（二）病案举隅

朱某，男，85岁，2013年11月12日初诊。

咳痰喘逐年加重，活动困难。慢性阻塞性肺疾病20余年，喘息逐年加重，每年住院3~4次。舌淡，苔白，脉滑。病程日久，损及肺脾肾三脏。证属肺肾气虚，脾肾阳虚，痰浊瘀阻。治拟补益肺肾，温补脾肾，化痰平喘。

处方：熟地黄150g，生山药150g，山茱萸150g，茯苓150g，牡丹皮90g，杜仲90g，狗脊90g，枸杞子150g，桑寄生150g，菟丝子150g，淫羊藿150g，黄芪300g，党参200g，白术150g，炙甘草60g，清半夏150g，陈皮90g，干姜90g，细辛90g，五味子100g，麻黄90g，前胡90g，紫菀90g，火麻仁30g，郁李仁150g，桃仁300g，苦杏仁150g，蛤蚧2对，白果90g，桔梗60g，枳壳90g，川牛膝150g，神曲90g，谷芽90g，生山楂150g，厚朴120g，紫苏梗60g。1料。

另：阿胶150g，黄明胶150g，黄酒50ml，蜂蜜600g，麦芽糖200g，收膏。

复诊：2014年12月2日。自诉咳喘等症状明显好转，续服膏方，连续服用4年，每年2~3料，未再因该病住院。

按语：患者久病伤及肺脾肾，故膏方治疗以补虚为主、兼顾祛邪。治疗时既要益气固表、温补脾肾，又需化痰平喘。本例以玉屏风散类方益气固表；地黄类方温补脾肾；小青龙类方温肺化饮、化痰平喘；前胡、紫菀、苦杏仁、蛤蚧、白果、桔梗、枳壳、厚朴宣肺止咳平喘；补阳之时不忘补阴助阳，故加阿胶、黄明胶同用收膏；此方以补虚为主，易滋腻，故加用神曲、谷芽、生山楂、紫苏梗以助运。诸方共起补益肺肾，温补脾肾，化痰平喘之功。

二、支气管哮喘的膏方治疗

支气管哮喘（简称哮喘）是由嗜酸性粒细胞、肥大细胞、中性粒细胞、T淋巴细胞、气道上皮细胞等多种细胞和细胞组分参与的气道慢性炎症为特征的异质性疾病，这种慢性炎症可导致气道高反应性相关气道狭窄。这种广泛而多变的可逆性呼气气流受限，可出现反复发作的喘息、气促、胸闷或咳嗽等表现，夜间或清晨发作明显。支气管哮喘的发病机制至今不明，可能与遗传因素、变态反应、气道炎症、气道高反应性及神经因素等因素有关。中医常按"喘哮"进行辨证论治。

朱丹溪首创"哮喘"之名，阐明哮喘病机关键在于宿痰伏肺，提出未发以扶正气为主，既发以攻邪气为急的治疗原则，为后世治疗本病奠定了基础。哮喘由外感、饮食、情志、劳倦等诱因触发，以致痰壅气道，肺失宣肃。痰是哮喘的主要病理因素，为发病的"夙根"。哮喘其病位虽在肺，但痰的产生责之于肺、脾、肾。"脾为生痰之源，肺为贮痰之器"，肺虚不能布散津液，脾虚不能运化水湿，肾虚不能蒸化水液，以致津液凝聚成痰，痰饮伏肺，成为发病夙根。哮喘急性发作，多由于外感风寒或风热之邪、饮食不当、情绪激动、过度劳累等因素诱发。故哮喘之病为本虚标实，未发时以肺、脾、肾虚为主；发病时多以痰阻气闭之邪实为主。中医膏方治疗哮喘时，强调辨证施治，细察体质差异，从益肺、健脾和补肾入手，扶正祛邪，平衡阴阳，调畅气血。中医膏方治疗哮喘适用于哮喘非急性发作期（间歇、轻度或中度）的病人，主要证型有肺虚证、脾虚证、肾虚证、寒哮证、热哮证等。

（一）辨证论治

1.肺虚

症状：常易感冒，每因气候变化而诱发，发前喷嚏，鼻塞流清涕，气短声低，或喉中常有轻度哮鸣音，咳痰清稀色白，面色白，舌苔薄白，质淡，脉细弱或虚大。

治法：补肺固卫。

【膏方示例】宁嗽膏

【来源】《寿世保元·卷八·咳嗽》

【组成】麻黄、杏仁（去皮尖）、桔梗（去芦）、甘草、知母、贝母、款冬花、黄芩、紫菀各25g，黄连5g，香附10g，胆南星50g。

【制法】上药用水煎煮3次，滤去药渣，然后将药液浓缩成清膏。加蜂蜜，再熬成膏。

【用法】每服2~3匙，米汤化下。

2.脾虚

症状：气短，动则加重，喘息，胸闷，肢体困倦，自汗，神疲，乏力，易感冒，纳呆，食少，便溏，胃脘痞满，腹胀、食后加重，面色少华或无华，舌质淡、舌边有齿痕、舌体胖大、舌苔薄白，脉沉细。

治法：健脾化痰。

【膏方示例】丹溪琼玉膏

【来源】《普济方卷二十七·肺脏门·肺气喘急（附论）》

【组成】人参100g，白茯苓150g，琥珀、沉香各20g，鲜地黄、蜂蜜各500g。

【制法】将前4味药研为极细末，鲜地黄取自然汁。将鲜地黄自然汁与蜂蜜混匀，加热，再下入前药末，搅拌均匀，慢火浓缩至稠膏状。

【用法】每天清晨和午后服用，每服3汤匙，用温酒或白开水调服。

【备注】痰湿内盛者慎服。

3.肾虚

症状：平素短气息促，动则为甚，吸气不利，心慌，脑转耳鸣，腰酸腿软，劳累后喘哮易发。或畏寒，肢冷，自汗，面色苍白，舌苔淡白，舌质胖嫩，脉沉细；或颧红，烦热，汗出粘手，舌质红少苔，脉细数。

治法：补肾纳气。

【膏方示例】人参固本膏

【来源】《冯氏锦囊秘录杂证大小合参·卷十一·方脉鼻衄齿衄舌衄肌衄合参》

【组成】人参40g，天冬、麦冬、生地、熟地各160g。

【制法】将二冬二地熬成膏，再入人参细末和匀。

【用法】取膏适量，时时口中含化。

【备注】寒证不宜。

4.寒哮

症状：呼吸急促，喉中哮鸣有声，胸膈痞满如塞，咳不甚，痰少咯吐不爽，面色晦暗，口不渴，或渴喜热饮，天冷或受寒易发，形寒怕冷，舌苔白滑，脉弦紧或浮紧。

治法：温肺散寒，化痰平喘。

【膏方示例】射干煎

【来源】《千金要方·卷十八·大肠腑·咳嗽第五》

【组成】生射干、款冬花各200g，紫菀、细辛、桑白皮、附子、甘草各10g，饴糖500g，生姜汁500g、白蜜、竹沥各1000ml。

【制法】将上7味药切为细末。射干先放入白蜜与竹沥的混合液中煎5~6沸，纱布绞取汁。再将后6味粉末水浸一夜，煎煮7沸后纱布滤取汁。将两次所取汁液混匀，兑入生姜汁，浓缩如膏状即成。

【用法】每服1匙，白天3次。严重者、晚上加2次。

【备注】虚证不宜服。

5.热哮

症状：气粗息涌，喉中痰鸣如吼，胸高胁胀，咳呛阵作，咳痰色黄或白，黏浊稠厚，咯吐不利，烦躁不安，汗出，面赤，口苦，口渴喜饮，无恶寒，舌质红，苔黄腻，脉滑数或弦滑。

治法：清热宣肺，化痰定喘。

【膏方示例】泻肺大黄煎

【来源】《普济方·卷二十六·肺脏门·肺实（附论）》

【组成】川大黄75g，生地汁60ml，杏仁、枳壳各40g，牛蒡根汁40ml，郁李仁75g。

【制法】将上药捣筛为末。先将蜜150g，酥75g，同生地汁、牛蒡根汁一起下入锅内，再入诸药末，搅拌令匀，慢火煎熬成膏，瓷器收盛。

【用法】每服不拘时候，用米粥调服。

【备注】虚证、寒证不宜；肺脏气实，大肠气滞，心胸烦壅，咳嗽喘促者尤为适宜。

（二）病案举隅

王某，女，58岁，2014年11月25日初诊。

间断咳嗽喘息十余年，加重1月余。既往哮喘病史十余年，遇冷及冬季发作或加重，长期吸入舒利迭治疗，间断住院输液治疗，每年至少输液治疗2次。1月前受寒后哮喘急性发作，住院治疗十余日后咳嗽气喘症状好转，出院后至我中心以中药治疗，经中药颗粒剂治疗2周，偶有单声咳嗽，少痰，夜间及活动后偶有胸闷、喘息、咯白色黏稠痰，无头晕头痛，无鼻塞，无口干口苦，夜寐尚可，纳食一般，大便溏，不成型，舌淡黯，舌尖可见瘀点瘀斑，苔薄白，脉沉细缓。证属痰饮内伏，肺脾肾不足兼瘀。治拟健脾益肺，补肾纳气，温化痰饮兼以活血化瘀。

处方：人参150g，茯苓150g，白术120g，炙甘草60g，清半夏90g，陈皮60g，当归90g，熟地黄150g，牛蒡子120g，枇杷叶90g，白果90g，蜜麻黄90g，蜜款冬花120g，蜜桑白皮150g，紫苏子120g，白芥子90g，黄芩90g，射干90g，桔梗60g，蜜百部90g，蜜紫菀120g，干姜60g，细辛30g，五味子90g，黄精150g，山药200g，山萸肉120g，黄芪150g，防风90g，木香60g，砂仁30g，焦山楂90g，焦神曲90g，焦麦芽90g，蛤蚧60g，苦杏仁90g，桃仁90g，红枣300g。1料。

另：阿胶200g，饴糖400g，冰糖400g，收膏。

复诊：服用1料膏方，2015年冬至前复诊。自诉膏方治疗后，一年仅一次喘息发作，予吸入舒利迭，口服中药处理后很快好转，无再次住院情况。守前方续服膏方，巩固疗效。

按语：患者反复喘息发作10余年，肺脾肾虚，宿痰内伏，每遇外邪，感受寒而触发，痰阻气道，肺气上逆，痰气交阻，发为喘息、哮鸣、咳嗽诸症。脾虚，脾失健运，故纳差，便溏，以香砂六君子汤健脾益肺；干姜、细辛、五味子温肺化饮；补肺阿胶散补肺养阴；黄芪、白术、防风益气固表；地黄、蛤蚧补肾纳气；焦三仙消食化积，运脾开胃；桃仁、地龙活血祛瘀。诸方合用，共奏健脾益肺、补肾纳气、活血化瘀之效。

三、支气管扩张的膏方治疗

支气管扩张属于中医学"咳嗽"、"肺痈"、"咳血"等疾病范畴。其病因可分为外因与内因两个方面，外因主要为六淫外感，风热之邪为主；内因为素体亏虚，饮食不当及七情内伤。急性加重期发病以实证为主，兼见虚证，为内外合邪。素体正虚，复感外邪，正气祛邪无力，邪毒久宿，致肺内热毒蕴结，热壅血瘀，酿成脓痈；或邪火酌络，或相火上炎，致络伤血溢。稳定期以虚证为主，兼见痰热、痰湿。正虚邪羁，或肺气阴不足，正气不复，痰浊难除；或肺脾两虚，气不布津则痰湿内生。迁延日久，累及脾肾，则反复咳嗽、咯脓痰甚至咳血，而致支气管扩张经久不愈。膏方治疗支气管扩张适用于稳定期患者，急性加重期患者不宜使用。稳定期患者以虚证类证型为主，主要有肺气阴两虚证、肺脾气虚证等，还可兼见络伤咯血证。

（一）辨证论治

1.肺气阴两虚

症状：痰少，痰黏难咯，咯血，痰中带血，胸闷，气短，口干，口渴，咽干，手足心热，自汗，盗汗，神疲，乏力，动则加重，易感冒，舌淡白，脉细，或见舌红，舌体瘦小，脉沉，或脉弱，或脉数。

治法：益气养阴补肺。

【膏方示例】归元琼玉膏

【来源】《清宫配方集成·痰嗽方》

【组成】生地400g，茯苓200g，人参100g。

【制法】将生地煎汁，再用参、苓合蜜收膏。

【用法】每服10g，白开水冲服。

【备注】如兼有表证不适宜。

2.肺脾气虚

症状：咯痰，痰色白，咯血，神疲，乏力，易感冒，周身沉重，食少，纳呆，腹胀，舌淡白，舌体胖大，苔白，苔腻，脉沉细。

治法：益气健脾，培土生金。

【膏方示例】宁嗽膏

【来源】《万病回春·卷四·虚劳》

【组成】天门冬480g，杏仁、贝母、百部、百合各240g，款冬花300g，紫菀180g，白术480g。

【制法】将上述药物捣研为粗末，加长流水煎煮3次，取三次汁，过滤去渣，加饴糖480g、蜜960g再煎，最后入阿胶240g、白茯苓240g，入前汁内混合均匀如糊状，膏成。

【用法】取3~5汤匙，空腹服下。

【备注】实证不宜服。

3.络伤咯血

症状：咯血，血色鲜红或血色暗红，或痰中带血。

治法：宁络止血。

【膏方示例】（1）百花膏

【来源】《清宫配方集成·痰嗽方》

【组成】天冬、紫菀、元参、麦冬、浙贝、百部、山药、茯苓、丹皮、橘红、黄芩、桑皮、桔梗、知母、甘草各100g。

【制法】共以水煎透，去渣再熬浓汁，炼蜜为膏。

【用法】每服10g，白开水冲服。

【备注】寒性咳嗽不宜服。服药期间，忌食烧酒、动火之物，戒房欲、劳碌、气恼。

（2）归芍天地煎

【来源】《症因脉治》

【组成】天门冬、生地、当归、白芍药、丹皮、山栀各200g，龟甲胶200g，蜂蜜200g。

【制法】共以水煎透，去渣再熬浓缩，兑入烊化后的龟甲胶和炼制后的蜂蜜为膏。

【用法】每服10g，白开水冲服。

【备注】适用于肾火刑金者。

（二）病案举隅

王某，女，66岁，2011年10月15日初诊。

因反复咯血多年就诊。支气管扩张多年，咳喘、咳痰、每年咯血3~4次。舌红，少苔，脉滑数。证属肺脾肾亏虚，正虚不摄。治拟补益肺脾肾，止咳化痰，止血。

处方：生黄芪300g，生地黄150g，百合150g，黄精150g，南沙参150g，北沙参150g，天冬150g，麦冬150g，茯苓50g，白术150g，薏苡仁300g，莲子150g，五味子90g，白芍100g，桑白皮20g，鱼腥草150g，败酱草150g，茜草150g，仙鹤草300g，桔梗60g，黄芩90g，款冬花90g，竹茹90g，鸡内金150g，生山楂150g。

另：龟甲胶150g，鳖甲胶150g，冰糖500g，黄酒300ml，收膏。

复诊：2012年11月5日，自诉咳喘症状明显好转，咯血明显好转，续服膏方，近两年内无咯血。

按语：患者肺脾素虚，感受外邪而发病，久病及肾，故本病病位在肺脾肾。治疗应重视肺脾肾三脏，补肺气，润肺金，补脾胃，建中州，补肝肾，填肾精。本例以百合地黄汤、沙参麦冬汤、玉屏风散类方补肺气、润肺金，治痰必理脾胃，善治痰者，惟能使之不生，故以参苓白术散加山楂、鸡内金等健脾助运，以杜绝生痰之源；黄精益肾填精；久病阴虚火旺，痰有化热之势，故加黄芩、竹茹清热化痰；桑白皮、桔梗、款冬花、鱼腥草、败酱草、仙鹤草、茜草止咳化痰、止血；加用龟甲胶、鳖甲胶收膏，以助养肺肾之阴。诸方共起补益肺脾肾，止咳化痰、止血之效。

四、肺源性心脏病的膏方治疗

慢性肺源性心脏病（简称肺心病），属于中医"肺胀"、"喘证"、"支饮"等范畴。慢阻肺由感受外邪、七情内伤、脏腑功能失调导致，内邪外邪共同致病。属本虚标实之证，虚可分为气虚、阴虚、阳虚，实有外邪、痰、饮、瘀血、气滞之分。涉及肺、脾、心、肾等脏。久嗜烟酒、内伤久咳、哮喘、支饮、肺痨等肺系慢性疾病迁延失治，痰浊潴留，壅塞肺气，出纳失常，日久导致肺虚。肺虚为本病发病基础。肺虚久病，卫外不固，外邪六淫反复乘袭，致肺气宣降不利，日久迁延不愈，则累及脾、肾、心等脏。肺心病早期病机以痰浊为主，渐而痰瘀并见，终致痰饮、水湿、瘀血错杂为患。痰饮、水湿、瘀血三者之间相互影响，相互转化，贯穿疾病始终。中医膏方治疗适用于肺心病稳定期、缓解期的患者，或相对缓解期的患者。主要证候有痰瘀阻肺证、热痰腑实证、肺肾阴虚证、肺脾气虚证、脾肾阳虚证、心阳欲脱证等。

（一）辨证论治

1.痰瘀阻肺

症状：喘促，动则喘甚，咳痰，痰白，胸闷，舌暗苔白腻，脉弦涩。

治法：燥湿化痰，宣降肺气。

【膏方示例】加味射干煎

【来源】《千金要方·卷十八·大肠腑·咳嗽第五》加味变化

【组成】生射干、款冬花200g、丹参200g、郁金100g，紫菀10g、细辛10g、桑白皮10g、附子10g、甘草10g、饴糖500g、生姜汁500g、白蜜1000ml、竹沥1000ml。

【制法】将上9味药切为细末。射干先放入白蜜与竹沥的混合液中煎5~6沸，纱布绞取汁。再将后8味粉末水浸一夜，煎煮7沸后纱布滤取汁。将两次所取汁液混匀，兑入生姜汁，浓缩如膏状即成。

【用法】每服1匙，每日3次。严重者，晚上加2次。

【备注】虚证不宜服。

2.痰热腑实

症状：喘促，动则喘甚，咳嗽，痰黏稠，痰黄，胸闷，口渴，大便秘结，舌质红，舌苔黄腻，脉滑数。

治法：清热化痰，宣降肺气。

【膏方示例】紫菀膏

【来源】《世医得效方·卷五·咳嗽》

【组成】枇杷叶、木通、款冬花、紫菀、杏仁、桑白皮各100g，大黄50g。

【制法】共以水煎透，去渣再熬浓汁，炼蜜为膏。

【用法】每服1匙。

【备注】阴虚火旺者勿服。

3.肺肾亏虚

症状：喘促、气短、动则加重，不能平卧，气不得续，胸闷，咳嗽，少痰，咯痰不爽，自汗，盗汗，神疲，乏力，易感冒，手足心热，腰膝酸软，舌质红，舌苔少，脉沉数或细弱。

治法：补肺益肾，纳气定喘。

【膏方示例】蛤蚧膏

【来源】《御药院方》

【组成】蛤蚧1对，人参450g，麻黄500g，紫菀茸15g，艾叶15g，炒槐角15g，陈皮15g，枇杷叶15g，桑白皮15g，甜葶苈15g，款冬花15g，薄荷叶15g，杏仁15g，佛耳草15g，五味子15g，贝母15g，紫苏叶15g，皂角15g。

【制法】上药捣为药末，浸泡熬汁3次，合并药液，过滤去渣，以文武火再熬成膏后将人参、蛤蚧研细末和匀收膏。

【用法】每次10g，每日2次，开水冲服。

4.肺脾气虚

症状：喘促、胸闷、气短，动则加重，咳嗽，面目浮肿，头昏，神疲，乏力，易感冒，舌质淡，舌苔白，脉沉弱。

治法：补脾益肺，纳气平喘。

【膏方示例】参杏膏

【来源】《串雅外编》

【组成】人参200g，款冬花200g，诃子200g，贝母200g，五味子200g，桑白皮200g，紫菀200g，杏仁200g，阿胶200g，茯苓200g，甘草200g。

【制法】将诸药择净，研细，水煎3次，3液合并，文火浓缩，收膏。

【用法】每次20ml，每日1次，临睡时温开水适量送服。

5.肾精亏虚

症状：咳嗽，动则喘促，胸闷气短，肢体浮肿，尿少足肿，按之凹陷，腿软无力，心悸，不能平卧，舌红少苔，脉沉数。

治法：补益肾气，固本纳气。

【膏方示例】八仙长寿膏

【来源】《寿世保元》

【组成】生地黄240g，山萸萸、怀山药各120g，白茯苓、牡丹皮、泽泻、麦冬各90g，五味子、益智仁各60g。

【制法】上为细末，水煎2次，2液合并，文火浓缩，加入蜂蜜适量煮沸收膏即成。

【功用】滋阴补肾，降火清热

【适应证】慢性支气管炎、肺气肿，肺肾阴亏，症见潮热盗汗，咽干咯血，眩晕耳鸣，腰膝酸软，消渴等。

【用法】口服，每次20ml，每日3次，温开水适量送服。

6.心阳欲脱

症状：喘促，动则喘甚，胸闷，气短，心悸，怔忡，乏力，舌质淡，舌苔白，脉结代。

治法：补益心肺。

【膏方示例】举元煎

【来源】《景岳全书》

【组成】人参200g，黄芪200g，炙甘草60g，升麻20g，炒白术60g，炮附子20g，干姜30g，桂枝40g，蜂蜜200g。

【制法】将上述药材加适量水煎煮3次，将这3次煎液过滤去渣取汁合并，加热浓缩，加入炼制后的蜂蜜成膏。

【用法】每次10g口服，每日3次。

（二）病案举隅

张某，男，78岁，于2017年6月26日初诊。患者长期吸烟，曾诊断为慢性阻塞性肺疾病20余年，平素可见胸闷，气短，动则加剧，遇寒风咳嗽则作，倦怠乏力，饮食量少，患者每年需住院数次，咳痰喘时作，苦不堪言。此次于感冒后症状再度加重，现出现气促胸闷，夜间尤甚，刻下气促不能平卧，咳痰黄稠，咳声重浊，唇绀，胃纳较差，双下肢水肿，大便偏干，夜寐欠安，舌红，苔厚稍腻，脉沉滑。胸部CT示两肺炎症，肺气肿，心影增大，实验室检查示白细胞

13.1×10^9L，中性粒细胞0.76，BNP1478.5pg/ml。诊断：肺胀（慢性阻塞性肺疾病、肺源性心脏病、心力衰竭），证属痰热壅肺，治宜清热化痰，泻肺平喘。

处方：桑白皮30g，白果仁30g，法半夏15g，蒲公英30g，紫花地丁30g，黄芩15g，胡颓子叶15g，野荞麦根30g，黄荆子30g，陈皮9g，桔梗12g，川贝母3g，浙贝母15g，葶苈子30g，枣9g，猪苓30g，泽泻9g，海浮石30g，甘草9g。14剂，水煎服。

2周后复诊，咳痰喘明显缓解，但动则明显时有心悸，胃纳尚可，二便调，舌质暗红，苔薄白，脉弦细。辨证为肺、心、脾、肾俱虚，痰瘀互结，拟以补虚祛瘀，化痰宽胸。

处方：党参15g，黄芪24g，白术15g，防风6g，麻黄6g，附片15g，细辛6g，生地黄24g，麦冬15g，枇杷叶15g，胡颓子叶15g，黄荆子30g，野荞麦根30g，丹参30g，牡丹皮9g，甘草9g。14剂，水煎服。

药后咳嗽较前缓解，气促好转，活动能力亦明显恢复。后患者病情稳定，适逢冬至，予膏方1料，调补肺脾肾，化痰逐瘀平喘。

处方：党参300g，黄芪240g，白术120g，防风90g，法半夏15g，淫羊藿150g，巴戟天150g，菟丝子300g，补骨脂300g，胡芦巴150g，熟地黄150g，山茱萸150g，怀山药150g，肉苁蓉300g，女贞子300g，桑椹300g，黄精300g，蒲公英100g，紫花地丁300g，胡颓子叶150g，野荞麦根300g，黄荆子300g，陈皮120g，香附120g，白芍120g，合欢皮300g，夜交藤300g，茜草150g，京三棱150g，莪术150g，蜈蚣30g，全蝎30g。

另：阿胶100g，龟甲胶100g，黄明胶200g，白参100g，蛤蚧2对，石斛20g，紫河车粉60g，饴糖250g，冰糖250g，收膏。

随访至今，咳嗽不明显，不喘，偶有少量黏痰，咯出则畅。

按：患者病情日久，缠绵不愈，肺、脾、心、肾诸脏皆虚，卫外不固，初诊感受外邪，入里化热，致痰热壅盛，肺气不利，水饮凌心射肺，急则治其标，法当清热化痰，泻肺平喘，方以蒲公英、紫花地丁、黄芩清热，胡颓子叶、黄荆子、野荞麦根清肺，川贝母、浙贝母、法半夏、桔梗、陈皮、海浮石化痰，葶苈大枣泻肺汤、桑白皮、白果仁平喘，猪苓、泽泻利水消肿，甘草调和诸药。二诊邪实不显，缓则治其本，当补虚培元，防御外邪为要，党参、黄芪、白术、防风益气固表，麻黄、附片、细辛温肾逐饮，生地黄、麦冬滋阴润燥，并解初诊痰热所伤之阴，并兼制诸药，枇杷叶、胡颓子叶、黄荆子、野荞麦根、甘草化痰平喘，丹参、牡丹皮活血通脉。肺源性心脏病本虚标实，稳定期病以虚为主。冬主封藏，为补益最佳时机，予以膏方可扶助正气，燮理阴阳。党参、黄芪、白术、防风益气固表，巴戟天、淫羊藿、补骨脂、菟丝子、胡芦巴、熟地黄、山茱萸、怀山药、肉苁蓉、黄精、女贞子、桑椹补肾填精，石斛、蛤蚧、紫河车粉补肺肾、纳气平喘，蒲公英、紫花地丁、陈皮、香附、法半夏、胡颓子叶、野荞麦根、黄荆子清热理气、止咳化痰平喘、预防感染，白芍、合欢皮、夜交藤疏肝、柔肝、安神，京三棱、莪术逐瘀通脉，蜈蚣、全蝎搜风剔络，诸药合用，标本兼顾。

五、呼吸系统疾病膏方组方思路

（一）配方常见加减变化

膏方治疗呼吸系统疾病，以慢性、久咳不愈的内伤呼吸系统疾病为优势。若服药期间外感邪气导致呼吸系统疾病加重者，可暂停膏方，短期服用汤药，待外邪尽，继服膏方。若在原有呼吸系统疾病基础上，病情加重，如哮喘发作，突发咳血，并发肺炎、心衰，呼吸困难等危重症，也需停服膏方，急则治其标。若在服用膏方期间，证候及病机转化明显，如痰湿证的膏方治疗中，痰从寒化，痰稀色白，可辨证以射干麻黄汤加减组方煎汤调服膏方；或痰从热化，痰稠色黄，可辨证以桑白皮汤加减煎汤调服膏方。通过短期治疗，转化为基础证候时，停服汤药继服膏方。

常见药物加减，可参考如下。

若表虚自汗，反复感冒者，可选用玉屏风散，兼见营卫不和，可合桂枝汤。

若兼外感风寒，喘咳不已者，加麻黄、桂枝、细辛、干姜等，散寒解表，宣肺平喘，温里化饮。

若痰从寒化为饮，又常常容易外感风寒，形成表寒里饮证，症见咳喘痰多，色白如泡沫，可宗小青龙汤意，加麻黄、桂枝、细辛、干姜等散寒化饮。

若饮邪郁而化热，可用小青龙加石膏汤清解郁热。

若阳虚肺寒者，加肉桂、附子、钟乳石振奋阳气，干姜、细辛温肺化饮；加鹿茸、淫羊藿、巴戟天、肉苁蓉、杜仲、补骨脂、菟丝子、沙苑子、葫芦巴等温阳补肾。

若气虚瘀阻，颈脉动甚，口唇紫绀，面色黧黑，加当归、赤芍、川芎、丹参、苏木、三七等活血通脉。

若痰黄如脓或腥臭，酌情加鱼腥草、薏仁、冬瓜子。

若痰湿偏盛，咳痰量多，除了二陈汤外，可考虑加白芥子、苏子、莱菔子等以降气化痰。

若气从少腹上冲者加紫石英、磁石、沉香等。

若肺脾气虚，症见自汗，短气乏力，痰量不多，宜健脾益气，补肺固表，选用黄芪、党参、白术、茯苓、甘草。

若阴虚血亏者，加南沙参、北沙参、天冬、麦冬、石斛、玉竹、女贞子、旱莲草、枸杞子、山茱萸、黄精、百合、当归、熟地黄、白芍、何首乌等养阴补血。

（二）胶类选择

胶类在膏方治疗呼吸系统疾病中的选择，阿胶、黄明胶、猪皮胶，均入肺经，此三类胶均有补虚止血功效。如见虚损咳血可选用阿胶、黄明胶，其中阿胶兼可补血养心，治疗血虚萎黄，眩晕心悸，心烦不眠，虚风内动，而黄明胶性平补，更适合虚热者。猪皮胶，性凉，可用于虚火炎上的咽痛、少阴下利、鼻出血等，止咳效果不如前两者。咳喘，肺肾同病时，阴虚者，可用龟甲胶；阳虚质可用鹿角胶。如有痰湿，胶类慎用，以免滋腻留邪。

（三）糖类选择

肺部疾患因肺阴不足或燥邪伤肺，咳嗽少津，治以润肺止咳，可首选蜂蜜，其次为冰糖、饴糖或白糖。肺与大肠同病，兼见大便不畅，可选蜂蜜或饴糖。如咽痛口渴，脾气不足，可选饴糖。糖尿病患者可用木糖醇等替代。

（四）细料选择

肺部疾患若痰热重可于浓缩收膏时兑入鲜竹沥；若阴虚口干舌红，可选西洋参文火另煎浓缩或者制备极细粉兑入，铁皮石斛文火另煎浓缩兑入；若见咳血者，可加入三七粉兑入；若气虚者，可选用人参、灵芝制备极细粉或灵芝孢子粉兑入；若肺肾两虚，可选用冬虫夏草补益肺肾；若肾不纳气，可加人参、蛤蚧增强补气纳肾作用。

第二节　消化系统疾病

一、慢性胃炎的膏方治疗

慢性胃炎是胃黏膜的慢性炎症性或萎缩性病变，大致分为非萎缩性和萎缩性，前者胃黏膜被淋巴细胞和浆细胞浸润并可能伴有糜烂、胆汁反流等；后者胃黏膜的固有腺体减少，伴或不伴肠腺化生和（或）假幽门腺化生。属中医"胃痛"、"嘈杂"、"胃痞"等范畴。本病的病因病机较为复杂，一般来说是由于先天禀赋不足、饮食不节、七情内伤、感受外邪等导致胃失和降，中焦枢机不利，气机升降失常而发病。本病病位在胃，与肝、脾关系密切，病机多属本虚标实、虚实夹杂。

（一）辨证论治

1.脾胃湿热

症状：胃脘胀痛、灼热，口中黏腻，口苦，纳呆泛恶，身重困倦，大便黏滞不爽，舌红，苔黄腻，脉濡数或滑数。

治法：清热除湿和胃。

【膏方示例】清热理脾除湿膏

【来源】《慈禧光绪医方选议》

【组成】茯苓150g，陈皮、白术各120g，薏苡仁150g，山药90g，石斛150g，麦冬120g，焦三仙各60g，扁豆150g，茵陈120g，菊花90g，甘草60g。

【制法】将诸药研细，水煎3次，合并药液，文火浓缩，兑蜜收膏。

【用法】每次10ml，每日3次，温开水适量送服。

2.肝胃不和

症状：胃脘胀痛连胁或脘痞不舒，情绪不畅时易复发或加重，嗳气或矢气后稍缓解，常伴嘈杂、反酸、善太息等，舌淡红，苔薄白，脉弦。

治法：疏肝理气和胃。

【膏方示例】《大圣膏》

【来源】《鸡峰普济方》

【组成】厚朴300g，大腹皮300g，枇杷叶300g，法半夏300g，人参300g，蜂蜜300g。

【制法】将蜂蜜炼制后备用，其他上述药材加适量水浸泡后，煎煮3次，过滤去渣取汁，将这3次的滤液合并，加热浓缩，兑入炼制后的蜂蜜，收膏即成。

【用法】每服1匙，每日2次，白开水冲服。

3.脾胃气虚

症状：胃脘隐痛，食欲不佳或食后胃胀，神疲懒言、倦怠乏力，口淡不渴，大便稀溏，排便无力，面色萎黄，舌淡，舌边有齿痕，苔薄白，脉缓弱或沉弱。

治法：益气健脾和胃。

【膏方示例】理脾调中化湿膏

【来源】《慈禧太后医方选议》

【组成】党参180g，炒白术90g，生白术90g，陈皮90g，黄连60g，炒神曲

120g，炒谷芽120g，砂仁60g，麦冬180g，茯苓180g，香附120g，藿梗90g，炙甘草120g。

【制法】共以水煎透，去渣再熬浓汁，少兑蜜炼为膏。

【功用】益气导滞，化湿醒脾。

【适应证】脾虚湿滞化热之脘痞纳呆，嗳腐吞酸，大便泄泻，舌苔白腻渐黄，脉滑。

【用法】每服1匙，白开水冲服。

4.胃阴不足

症状：胃脘痞闷不适或灼痛，饥不欲食或嘈杂，口干，大便干，消瘦，舌红少津，苔少或无苔，脉细。

治法：养阴清热和胃。

【膏方示例】八仙膏

【来源】《东医宝鉴》

【组成】生藕汁1盏，生姜汁1盏，梨汁1盏，萝卜汁1盏，甘蔗汁1盏（无则砂糖代之），白果汁1盏，竹沥1盏，蜂蜜1盏。

【制法】和匀蒸熟收膏。现制法可按上比例依法制成阿胶膏。

【用法】原法：加一处，盛饭甑蒸熟，任意食之；现制成膏后常规服法。现法：每次2食匙，慢慢咽下，每日2~3次，开水冲烊。

（二）病案举隅

患者宋某某，男，64岁。2013年12月4日初诊。患者胃镜及病理检查确诊为慢性浅表性胃炎伴局灶性萎缩及肠化。症见口干欲饮，易生口疮，咽部痰滞，腹无胀痛，大便日行1~2次，有便不尽感，夜尿1次，寐可。视力尚可，头发花白，冬天畏寒，手足怯冷。血压血糖正常。有肠息肉、前列腺增生钙化、颈椎病等。舌质淡、舌苔薄黄，脉弦细。拟脾肾同调，兼顾其他。治以健脾养肾，化痰祛湿，解毒散结，活血软坚。

处方：太子参200g，当归150g，炒白术150g，生薏苡仁200g，仙鹤草150g，半枝莲150g，川厚朴150g，炒枳壳150g，金钱草150g，海金沙150g，昆布150g，海藻150g，生牡蛎200g，山慈菇150g，煨葛根200g，桔梗50g，醋柴胡50g，升麻50g，乌药50g，小茴香50g，丹参150g，制香附200g，黄芩150g，蒲公英150g，黑山栀150g，人中黄150g，板蓝根150g，连翘150g，玄参200g，麦冬200g，石斛200g，芦根150g，生地250g，熟地250g，山萸肉250g，丹皮200g，泽泻200g，茯苓200g，淮山药200g，黑料豆250g，女贞子250g，甘杞子250g，制黄精250g，绞股蓝200g，三七粉40g，鸡血藤150g，木瓜150g，伸筋草150g，益智仁200g，西洋参100g，生晒参150g，红枣500g，核桃肉300g，银耳400g，桂圆肉100g，莲子肉150g，龟甲胶120g，阿胶140g，蜂蜜500g，冰糖500g。

　　按：方中参、术重在健脾化湿，当归重在养血活血，改善胃黏膜的微循环，前者调气，后者调血，气足血行，有助于萎缩转化；生薏苡仁除了健脾渗湿的作用外，现代医学研究其有较好的抗癌作用，而萎缩性胃炎伴肠化，往往被视为癌性病变，利用生薏苡仁的扶正抗癌作用，正好一举两得，有助于萎缩肠化的逆转；仙鹤草有消炎收敛的作用，从其异名"脱力草"看，还有益气扶正的功效，有助于加强参术的功效；半枝莲、山慈菇助生薏苡仁解毒防癌，昆布、海藻、牡蛎味咸，可软坚散结，一方面有助生薏苡仁抗癌作用，另一方面有一定抑制肠息肉作用；患者病有多端，久则阻滞气机、妨碍血运，故用川厚朴、炒枳壳调气；三七粉、丹参活血，制香附气血双调，可令气血流通，则病邪不易附着；煨葛根、桔梗、醋柴胡、升麻、乌药、小茴香，则有升降气机，温通流畅之义，如此则气机畅通，避免病邪郁滞；鸡血藤、木瓜、伸筋草，主要针对手足冷而设，手足冷多为血虚受寒，从"脾主四末"来看，一些慢性胃病，病程久者可以伴有手足冷，所谓"三阴递进"，病由太阴深入少阴，甚至厥阴，从仲景先师的六经辨证体系来看，少阴病与厥阴病往往见四肢厥冷，甚至四肢厥逆，如此可知，患者慢性胃炎日久，涉及少阴、厥阴，所以用这三味药，入于厥阴，养血柔筋通络，从而有助于症状的改善；患者久患胃病，有肠息肉史，大便异常，提示脾虚湿热，前有药物益气健脾，又加金钱草、海金沙，取其清利湿热之功，以资祛邪；久患多病，且易上火，提示土虚木郁，肝郁化火，故用黄芩、蒲公英、黑山栀清肝泻火，抑木以扶土也；板蓝根、连翘清解散结，一则有助清解郁火，一则有利减轻炎症；郁火易于耗伤阴液，且易炼津为痰（咽有痰），故用玄参、麦冬、石斛、芦根养阴滋液；人中黄为针对口腔溃疡专病专药，毋庸多论；生熟地、山萸肉、丹皮、泽泻、茯苓、淮山药、黑料豆、女贞子、甘杞子、制黄精，为六味地黄汤加养阴益肾填精之品，一可益肾填精，收膏方滋补肾精，冬季收藏之义，一可帮助收膏，增加得膏率；绞股蓝一味，兼具扶正与泄浊之功，作为辅助之品；阿胶、龟甲胶，一可滋阴养血，有助填精，又可帮助收膏，有助膏滋黏稠；益智仁有暖肾固精缩尿之功，对于前列腺增生夜尿者颇宜；西洋参、生晒参，为细料，气阴双补，且可增加膏方品质，使补益扶正作用更强；辅料用蜂蜜、红枣、核桃肉、冰糖、银耳、桂圆肉、莲子肉等，这些食药两宜之品，一方面有益气养血、健脾益肾、宁心安神、交通心肾之功，有助于全方的滋补收藏之效，另一方面，其中的蜂蜜有助收膏，增加得膏率，而与冰糖相合，令膏方的口感甘甜，余者也是日常的食材，也有助于膏方味香。这样，加工好的膏方，既好吃，又治病，且强身。

附记：病案引自沈佳. 陈四清. 孟河医家张继泽运用膏方干预萎缩性胃炎的经验［J］. 江苏中医药，2019；51（12）：15–17

二、胃下垂的膏方治疗

胃下垂是指站立时胃向下垂降，其下缘降至盆腔的异常状态。轻度胃下垂可无明显不适症状，中、重度胃下垂可表现出脘腹饱胀、恶心、嗳气等症状，餐后或久站时症状加重。属中医"胃脘痛"、"痞满"、"呕吐"、"腹胀"等范畴。本病多与禀赋薄弱、饮食不节、七情内伤、劳倦过度等因素有关。本病的主要病机是脾胃虚弱，中气下陷，升降失常。故以虚证为多，或虚实夹杂。其病位在胃，与脾、肝、肾相关。轻、中度胃下垂可用膏方调理。

（一）辨证论治

脾虚气陷

症状：脘腹重坠作胀，食后、站立或劳累后加重，不思饮食，面色萎黄，精神倦怠，舌淡，有齿痕，苔薄白，脉细或濡。

治法：健脾益气、升阳举陷。

【膏方示例】加味补中益气膏

【来源】《中医膏方指南》

【组成】人参50g，生黄芪200g，党参200g，炒白术100g，炒白芍150g，枳实150g，生茯苓100g，柴胡60g，升麻60g，陈皮50g，木香30g，当归100g，炙甘草50g，砂仁50g，炒麦芽150g，大枣150g，阿胶150g，饴糖200g，蜂蜜200g。

【制法】加水煎煮除阿胶外的药物3遍，滤汁去渣，合并滤液，加热浓缩为清膏，再将阿胶用适量黄酒浸泡后隔火炖烊，冲入清膏和匀，并将炼制后的蜂蜜和饴糖兑入收膏。

【功用】益气升阳。

【用法】早晚空腹开水调服，每次15~30g。

（二）病案举隅

患者，男，48岁，2016年12月11日初诊。主诉：消瘦、纳少，体力不佳2年余，加重4个月。患者2014年因工作劳累，饮食不规律出现消瘦、纳少、乏力，饭后嗳气等，到当地医院就诊。查腹部平片结果：胃下垂。间断服用药物对症治疗，症状反复发作。2016年9月以来，体重下降3kg，伴餐前烧心、乏力，食欲进一步减退，饭后嗳气加重，胃脘部不适，遂来门诊就诊。刻诊：食后嗳气，不能平卧，否则胃脘部不适，只能坐姿休息，餐前偶尔烧心，体力不佳，纳少，大便日一次，略干；舌边尖略红，苔薄白，脉细弦。查体：身高：172cm，体重：55kg。中医诊断：胃痞病。西医诊断：胃下垂。中医辨证：肝郁脾虚，胃失和降。治法：健脾补气，和胃降逆，补虚扶正。

在服用膏方前，先服"开路方"，处方：柴胡6g，党参15g，白芍15g，当归12g，枳壳15g，佩兰12g，厚朴12g，砂仁6g（后下），紫苏叶12g，荷叶12g，陈皮10g，黄连3g，瓜蒌皮6g，法半夏9g，海螵蛸20g，炒神曲20g，延胡索12g，炙甘草6g。14剂，水煎服，2次/d，早晚饭后1h服用。

2诊：2016年12月26日，患者食后嗳气减轻，空腹烧心减轻，仍纳少，乏力，眠欠佳，二便可；舌红、苔薄白，脉细弦。中医辨证：肝郁脾虚，胃失和降。

膏方如下：西洋参120g（单煎），生黄芪180g，党参150g，北沙参150g，麦冬150g，柴胡90g，白芍150g，当归150g，熟地黄180g，山萸肉180g，山药180g，生白术180g，川芎120g，枸杞240g，五味子60g，紫苏梗120g，陈皮120g，枳壳150g，厚朴150g，桑椹240g，牡丹皮150g，炒栀子150g，佩兰150g，炒神曲180g，炒麦芽300g，海螵蛸180g，炒谷芽300g，浙贝母180g，三七粉60g（拌入），蒲公英180g，大枣120g，炙甘草60g，酸枣仁300g，柏子仁300g，阿胶180g。水煎2次，去渣取汁，文火浓缩，再加入粉、胶，后以冰糖、蜜适量取膏，制成100袋左右，初始每日空腹服用1袋，适应后可增至2袋，分早晚服用。嘱患者餐前活动，餐后硬板凳静坐1h左右，若食欲渐佳，可入睡前1h少量加餐。

3诊：2017年3月2日，患者自觉体力渐佳，睡眠改善，食欲渐增，体质量增加4kg，食后烧心、嗳气偶发，饮热水稍缓解，大便日一次，未行腹部平片检查。

按：患者年过四十，有胃下垂病史，工作劳累，形体偏瘦，体力不佳，兼有不适症状。分析病机为肝郁脾虚气滞，属虚实夹杂，适于膏方进行调理。以"开路方"为先，柴胡、白芍、枳壳、疏肝理气，紫苏叶、砂仁、荷叶化湿和胃、半夏、黄连、瓜蒌、陈皮清热化痰，当归、延胡索行气活血，党参、炙甘草健脾益气等，扶正祛邪，为膏方应用做好铺垫。2诊开具膏方时，根据男性的生理特点，年过四十则肾气开始衰少，脾气亦不足。选用西洋参、生黄芪、党参、白术、山药健脾补气；选用熟地黄、山萸肉、枸杞在补脾的同时加入补肾填精之品；注重阴阳调和，选用北沙参、麦冬、桑椹滋阴益胃生津，气虚日久必致血虚，运用白芍、川芎养血柔肝；当归、三七粉补血活血，选用阿胶既补血又能收膏；患者兼有食后嗳气，属胃失和降，胃气上逆，运用柴胡、紫苏梗、陈皮、枳壳、厚朴行气宽中，同时炒谷芽、炒麦芽健脾消食，防止膏方滋腻碍胃；患者兼有反酸，运用海螵蛸、浙贝母制酸，选用酸枣仁、五味子、柏子仁宁心安神助眠，有助于体力的恢复；蒲公英清热解毒，牡丹皮、炒栀子清肝泻热，能平衡药性，防止方药过于燥热；选用大枣、炙甘草甘温补中，调和诸药。忌用耗气、解药之食物与膏方同服。综观全方，补虚泻实，标本兼治，以达到调补脏腑阴阳的效果。

附记：病案引自车慧，卞立群，唐旭东. 唐旭东运用膏方调治胃下垂临床经验撷萃. 中医药导报，2020；26（02）：130-132

三、功能性消化不良的膏方治疗

功能性消化不良是指具有餐后饱胀不适、早饱、胃脘胀痛等症状而不能用器质性、系统性或代谢性疾病等解释产生症状原因的疾病，属中医"痞满"、"胃脘痛"、"食积"等范畴。多因脾胃素虚、因情志失调、饮食不节、感受外邪等导致胃失和降，水谷不能被完全腐熟，食积胃脘或气滞中焦而发病。脾胃虚弱为本病的发病基础，其基本病机为中焦气机不利，升降失常。本病的病位在胃，与肝、脾密切相关。

（一）辨证论治

1.脾胃虚弱

症状：胃脘不适，劳累或饮食不慎加重，食欲不振，疲乏无力，大便稀溏，面色少华，舌淡苔白，脉濡。

治法：健脾和胃。

【膏方示例】参术膏

【来源】《成方切用》

【组成】人参500g，白术500g，饴糖200g。

【制法】将人参、白术水煎3次，药液合并去渣取汁，文火浓缩，加炼制后饴糖收膏即成。

【用法】每次10g，每日3次，白开水送服。

2.肝胃不和

症状：胃脘胀满疼痛，胸闷喜太息，可因情志因素而加重，攻窜作痛，痛连两胁，恶心嗳气，大便不爽，苔薄白，脉弦。

治法：疏肝和胃。

【膏方示例】调肝和胃膏

【来源】《慈禧光绪医方选议》

【组成】党参90g，生杭芍、金石斛、桑叶各120g，竹茹90g，焦三仙270g，广木香20g，枳壳60g，橘红40g，生甘草30g，白术60g。

【制法】将诸药研细，水煎3次，药液合并，文火浓缩，兑入炼蜜收膏。

【用法】白开水冲服，每次15g。

（二）病案举隅

患者沈某，女，76岁，2017年12月5日就诊。主诉：反复腹胀腹痛1年余，加重2天。患者1年前无明显原因出现腹胀腹痛，呈阵发性，因受凉、生气后加重，喜揉喜按，无恶心欲吐，无嗳气泛酸，患者未予重视，未进行诊治。1年来患者上述症状反复出现，发病同前，2天前患者因情绪激动后腹胀腹痛加重，偶有嗳气泛酸，伴咳嗽咳痰，色白量少，二便调，睡眠稍差，舌淡白，苔薄腻，脉弦。既往胆囊结石病史。时值冬藏之时，拟膏方疏肝和胃，益气健脾。

处方：柴胡150g，枳壳200g，香附200g，炒白芍200g，当归200g，川芎200g，炒白术200g，海螵蛸300g，茯苓200g，黄芩150g，金钱草200g，海金沙200g，鸡内金200g，鱼腥草300g，僵蚕150g，浙贝母200g，党参300g，炒薏苡仁300g，山药300g，陈皮100g，法半夏150g，车前子100g，粉萆薢150g，生山楂200g，炙黄芪300g，丹参300g，红景天300g，红花100g，月季花150g，玫瑰花150g，熟地黄300g，枸杞子300g，山茱萸200g，泽泻200g，丹皮200g，赤芍200g，泽兰200g，益母草300g，百合300g，覆盆子200g，女贞子200g，墨旱莲200g，蒺藜200g，菟丝子200g，仙茅200g，淫羊藿150g，制何首乌150g，桑椹200g，肉桂50g，干姜20g，小茴香20g，炙甘草100g，大枣100g，莲子100g，鹿角胶100g，阿胶120g，蜂蜜500g。如法熬膏，每次1汤匙，每天2次，空腹温水调服，遇发热、吐泻暂停。

按：患者为老年女性，年老体弱，病史较长，脾胃功能下降，脾胃属中焦，主腐熟纳运，为气血生化之源，患者生气后易腹胀腹痛，脾胃功能不佳致脾虚生湿，上泛于肺，故见咳嗽、咳痰。治疗上以疏肝和胃，益气健脾之法，取柴胡疏肝散、逍遥散以疏肝解郁，养血健脾。加党参、炒薏苡仁、鸡内金、山药、生山楂健脾消食；金钱草、海金沙、鸡内金助排石，鱼腥草、僵蚕以化痰止咳；六味地黄丸滋补肾阴；加墨旱莲、菟丝子、女贞子、制何首乌、桑椹、覆盆子、鹿角胶、阿胶滋补肝肾；丹参、红景天、红花、月季花、玫瑰花调畅气血；百合宁心安神，蜂蜜、大枣健脾收膏。综观全方用药，轻灵平和，病证结合。一月后随访，患者腹胀腹痛消失，纳食健，无咳嗽。

附记：病案引自刘亚丽，郑亮，陈国华. 郑亮教授应用膏方治疗脾胃病经验. 现代中医药，2018；38（06）：1-2，5

四、慢性腹泻的膏方治疗

慢性腹泻是长期大便不成形,甚至如水样,排便次数增多的一种病证,属中医泄泻范畴。中医认为先天禀赋不足、感受外邪、饮食内伤、情志失调等导致脾虚失运,不能升清,水湿下注而成泄泻。本病的主要病机是脾虚湿盛,其病位在肠,病变在脾,与肝、肾有关。

(一)辨证论治

1.脾胃虚弱

症状:大便溏稀,伴腹痛隐隐,神疲乏力,纳呆,劳累或受凉后易发作或加重,舌淡,舌边有齿痕,苔白腻,脉虚弱。

治法:健脾益气止泻。

【膏方示例】助胃膏

【来源】《医方集宜》

【组成】人参90g,白术90g,茯苓90g,甘草90g,丁香45g,白豆蔻仁45g,砂仁90g,肉豆蔻45g,山药180g,蜂蜜300g。

【制法】将上述药材加适量水煎煮3次,滤汁去渣,将这3次滤液合并,加热浓缩为清膏,加炼蜜收膏即成。

【用法】每次15~20g,每日2~3次,温开水调服。

2.肝郁脾虚

症状:腹痛即泻,泻后痛减,伴烦躁易怒或善叹息,胸胁胀满,情绪不佳时易发作或加重,舌淡胖,舌边有齿痕,苔薄白或白,脉弦细。

治法:疏肝健脾止泻。

【膏方示例】理脾调气化湿膏

【来源】《清宫膏方精华》

【组成】炒白术120g,茯苓120g,炒薏仁180g,陈皮60g,炒扁豆120g,炒神曲120g,制香附60g,菊花80g,佛手柑20g,生甘草60。

【制法】上药加水煎煮3遍,滤汁去渣,合并滤液,文火浓缩为清膏,兑蜜收膏。

【用法】早晚空腹开水调服,每次10g。

3.脾肾阳虚

症状:常在清晨腹泻,伴腹部冷痛,得温痛减,形寒肢冷,身软乏倦,腰膝酸软,或伴胃脘嘈杂,舌淡胖,苔白滑,脉沉细。

治法：温阳止泻。

【膏方示例】治嘈膏

【来源】《清宫配方集成》

【组成】茯苓400g，炒白术120g，肉桂50g，炙甘草80g。

【制法】上药共用水熬浓取汁，另加水熬，连取汁三次，一并熬收成膏。

【用法】临用时酌兑白蜜开水服之，若便溏时不用白蜜，改用冰糖开水兑服。

【备注】嘈杂证属胃热者不宜。

（二）病案举隅

患者李某，男，36岁，脾胃素虚，经常腹泻，稍食生冷即作，工作压力大，经常熬夜，容易疲劳，不思饮食，唇干口渴，口中异味，手上生湿疹，血糖正常，血脂偏高，舌淡黯、舌尖红，苔白，脉稍涩数。证属脾虚湿蕴，肝郁化火，治以健脾化湿、疏肝清热。

处方：陈皮60g，炒白术200g，茯苓200g，炒薏苡仁200g，佩兰120g，藿香120g，炒荷叶150g，淮山药200g，山茱萸150g，五味子90g，柴胡90g，升麻90g，桂枝90g，防风60g，炒白芍150g，炒鸡内金120g，炒麦芽120g，炒谷芽120g，焦山楂90g，生黄芪150g，煅瓦楞300g，元胡90g，杜仲200g，牛膝120g，骨碎补150g，黄芩120g，蒲公英150g，地锦草200g，红藤200g，败酱草200g，苦参90g，黄柏120g，麦冬120g，杏仁60g，干姜90g，炙甘草60g，鹿角胶100g，阿胶100g，龟甲胶100g，饴糖150g，赤砂糖100g，蜂蜜100g。

按：本例患者正值壮年，但脾胃素虚，加上长期熬夜，伤精耗气，致脾胃更虚，运化水谷和水湿功能明显减弱，导致湿邪内蕴，故容易疲劳，稍食生冷即腹泻，不思饮食；血脂偏高亦是脾虚运化失常所致；又因为工作压力大，长期精神紧张，肝郁气滞，一方面肝郁横逆犯脾，加重脾虚；另一方面，郁久化火，湿热结于内，而出现手上生湿疹、口中异味，津不上承，而唇干口渴。方中用陈皮、炒白术、茯苓、炒薏苡仁、藿香、佩兰、炒荷叶、防风、生黄芪、桂枝等健脾益气、化湿止泻，且藿香、佩兰等芳香之品可以清除口中异味；用柴胡、元胡、炒白芍、五味子疏肝敛肝；用黄芩、蒲公英、地锦草、红藤、败酱草、苦参、黄柏、升麻等清热；用杜仲、山茱萸、骨碎补、牛膝等补肾强筋骨；炒鸡内金、炒麦芽、炒谷芽、焦山楂等开胃消食，补气血生化之源；麦冬、杏仁、淮山药养阴润燥既可以缓解唇干口渴之标，又可反佐，以防健脾化湿之品过于燥烈；煅瓦楞、干姜、炙甘草护胃、温中、和中防治苦寒之品伤及脾胃；本证本虚标实，故攻补兼施，以补为主，既用鹿角胶温阳、又用龟甲胶养阴、阿胶补血；饴糖有健脾和中之效，赤砂糖有温中止泻之功，蜂蜜可缓急和中。

五、便秘的膏方治疗

便秘是以排便困难、排便次数减少或排便不尽感为主要表现的一种病证。中医认为外邪、饮食、劳倦、情志、老年体虚、病后、产后、药物等因素引起燥热内结、阴寒凝滞、气机郁滞不行、阴血津液不足，大肠传导失常是本病的主要的病因病机。病位虽然主要在大肠，但与脾、胃、肺、肝、肾都有关系。在辨证时常将便秘分为虚、实两端，再根据阴、阳、气、血、寒、热进行区分。气滞秘、寒积秘和热积秘属于实秘；阴虚秘、阳虚秘、气虚秘、血虚秘都属于虚秘。由于实秘证候选用药力涤荡作用更强的汤剂为宜，因此，本节仅对选用内服膏方调治的虚秘证候进行论述。

（一）辨证论治

1.阴虚秘

症状：大便干结如羊粪，潮热、盗汗或颧红或手足心热，消瘦，耳鸣，口干，心烦，少寐，腰酸，膝软，舌质红、有裂纹，苔少或无苔，脉细或细数。

治法：养阴润燥，退热通便。

【膏方示例】（1）固本丸

【来源】《医通祖方》

【组成】生地200g，熟地200g，天门冬200g，麦门冬200g，人参100g，蜂蜜300g。

【制法】将蜂蜜炼制备用，其余上药切碎，水浸后煎煮，纱布滤去药渣，如此3遍，再将所滤药液加热浓缩，下入蜂蜜，收膏即成。

【用法】每服10g，白开水冲服。

（2）玄黄膏方

【来源】《伤寒论辩证广注》

【组成】玄参400g，生地黄400g，大黄100g。

【制法】上药切碎，水浸后煎煮，纱布滤去药渣，如此3遍，再将所滤药液加热浓缩，收膏即成。

【用法】每服10g，白开水冲服。

2.阳虚秘

症状：大便干或不干、排除困难，面色㿠白，小便清长，腹中隐隐有冷痛，四肢不温或畏寒怕冷，腰膝无力酸冷，舌淡，苔白，脉沉迟。

治法：温阳润肠通便。

【来源】汪文娟，庄燕鸿，陈保华. 中医膏方指南. 上海：第二军医大学出版社. 2003

【组成】肉苁蓉150g，怀牛膝150g，火麻仁150g，当归150g，肉桂50g，菟丝子150g，熟地黄150g，枳壳150g，鹿角胶150g，蜂蜜300g。

【制法】加水煎煮除鹿角胶、蜂蜜外的药物3遍，滤汁去渣，合并滤液，加热浓缩为清膏，再将龟甲胶用适量黄酒浸泡后隔火炖烊，冲入清膏和匀，最后加蜂蜜收膏。

【功用】温阳通便。

【适应证】便秘之阳虚证。症见排除困难，大便干或不干，伴面色㿠白，小便清长，腹中隐隐冷痛，四肢不温或畏寒怕冷，腰膝无力酸冷，舌淡，苔白，脉沉迟者。

【用法】早晚空腹开水调服，每次15~30g。

3.气虚秘

症状：大便不硬，有便意难排出，气短乏力，神疲懒言，舌淡，苔白，脉弱。

治法：益气润肠通便。

【膏方示例】凤髓膏

【来源】《证治汇补》

【组成】人参、山药、白茯苓、胡桃肉、杏仁、酥油各120g，白蜜500g。

【制法】将人参、山药、白茯苓、杏仁、胡桃肉研为细末，加水煎煮3遍，滤汁去渣，合并滤液，文火浓缩为清膏，加入炼制后的酥油和蜂蜜收膏。

【用法】每次10g，每日2次，温黄酒调匀送服。

4.血虚秘

症状：大便干结，面色少华，口唇色淡，头晕目眩，心悸气短，舌淡，苔薄白，脉细弱。

治法：养血润肠通便。

【膏方示例】豕膏

【来源】《景岳全书》

【组成】当归500g，猪板油、蜂蜜各1000g。

【制法】将当归切碎，入猪板油中慢火熬，待当归颜色变为焦黄，纱布滤去药渣，将所滤药油加热，下入白蜜，搅拌均匀，慢火熬至稠膏状。

【用法】早晚空腹开水调服，每次15~30g。

（二）病案举隅

患者为女性，36岁，大便难解数年，干结如栗状，数日一行，每日食用蜂蜜后稍好转，餐后腹胀明显，偶伴嗳气、泛酸，纳食尚可，夜寐欠佳，醒后难以入睡，自觉疲乏，怕冷，伴腰酸，另有"经行头痛"病史，白发增多。舌淡红，边有齿印，苔薄黄，脉细。证属阴阳两虚，治以益阴温阳、健脾补肾，兼以安神。

处方：南沙参120g，北沙参120g，杏仁100g，桃仁100g，火麻仁100g，法半夏60g，陈皮30g，肉苁蓉150g，莱菔子150g，紫菀100g，郁李仁100g，百合300g，酸枣仁100g，远志60g，茯神120g，五味子50g，炙黄芪250g，黄精250g，桑寄生150g，续断100g，盐杜仲100g，女贞子150g，墨旱莲150g，仙茅150g，淫羊藿150g，巴戟天150g，菟丝子150g，天冬150g，麦冬150g，石菖蒲30g，桑椹子250g，黑大豆衣250g，制何首乌150g，骨碎补150g，葛根100g，川芎100g，阿胶250g，鹿角胶250g，龟甲胶250g，紫河车250g，西洋参100g，大枣250g，银耳250g，莲子250g，核桃仁250g，龙眼肉250g，蜂蜜400g，冰糖250g。

按：此料膏方饮片分主方、兼证加减用药、补肾药、辅料4部分，层次分明，结构明晰。主方以养阴润肠通便立法，南沙参、北沙参、天冬、麦冬养阴通便，增水行舟，以增液汤为底；杏仁、桃仁、火麻仁、郁李仁润燥通便；胃脘泛酸嗳气，加半夏、陈皮理气健脾和胃；夜寐欠佳，加百合、酸枣仁、远志、茯神、五味子安神助眠；患者平素怕冷，腰酸，针对肾虚证，以二仙汤加减，药用桑寄生、续断、盐杜仲、仙茅、淫羊藿、巴戟天、菟丝子补肾温阳强腰，同时加女贞子、墨旱莲调理肾中阴阳；盖肾主五液，津液盛，则大便调和。患者白发增多，发为血之余，肾藏精，精生血，精血同源，故从肾论治，加桑椹、黑大豆衣、制何首乌补肾乌发；患者有经行头痛病史，故加葛根、川芎活血止痛。本方以补为主，故加陈皮、莱菔子等行气之品，补中寓泻，泄实补虚，动静结合，以防止静药过分滋腻，阻碍中焦运化。

附记：病案引自徐苏苏. 单兆伟运用膏方调治慢性病经验［J］. 山东中医杂志，2020；39（03）：277-280，288.

六、脂肪肝的膏方治疗

脂肪肝是指以弥漫性肝细胞大泡性脂肪变性和脂肪储积为病理特征的一组综合征，主要包括单纯性脂肪肝、脂肪性肝炎和脂肪性肝硬化三个阶段。由于长期大量饮酒所致者，称为酒精性脂肪性肝病，由除酒精以外、不明确的肝损因素导致者称为非酒精性脂肪性肝病。属中医"肝癖"、"肝积"、"肝痞"、"痰浊"、"积聚"、"胁痛"、"酒疸"等范畴。主要由饮食不节、劳逸失常、情志失调导致肝、脾、肾亏虚，肝失疏泄，脾失健运，肾不化气，湿热内蕴，痰浊内结，瘀血阻滞，进而痰、湿、瘀互结而发病。早期脾失健运，肝郁气滞，继而痰湿内生，痰湿日久化热，久病成瘀，瘀血阻滞，痹阻于肝脏脉络，最终痰湿瘀血结聚于肝脏是本病的发展规律。

（一）辨证论治

1. 痰饮内阻

症状：体型肥胖或四肢水肿，胸脘满闷，右胁肋不适或胀闷，食少纳呆，周身困重，倦怠乏力，头晕恶心，肠间漉漉有声，大便溏泄或黏腻不爽，舌淡苔白，脉沉滑或濡缓。

治法：祛痰化饮，利湿健脾。

【膏方示例】调气化饮膏

【来源】《清宫膏方精华》

【组成】沙参200g，炒白术150g，茯苓200g，槟榔200g，三棱200g，木香100g，广砂仁100g，炒苍术150g，制厚朴150g，陈皮150g，鸡内金150g，炒枳实150g，生甘草80g。

【制法】共以水熬透，去渣再熬浓，兑炼蜜为膏，瓷器盛之。

【用法】每次12~15g，每日2次，开水化服。

2. 湿热蕴积

症状：右胁肋胀痛，心烦闷，周身困重，脘腹胀满或疼痛，大便不畅，身目发黄，小便色黄，口苦，舌质红，苔黄腻，脉弦滑或濡数。

治法：清热利湿。

【膏方示例】茵陈蒿膏

【组成】茵陈200g，焦山栀100g，制大黄90g，黄连30g，胡黄连100g，柴胡100g，黄芩90g，半夏100g，枳实100g，鸡内金100g，生山楂150g，槟榔100g，神曲100g，生甘草50g，赤芍药150g，杭白芍100g，蜂蜜300g。

【制法】加水煎煮除蜂蜜以外的药物3遍，滤汁去渣，合并滤液，加热浓缩为清膏，再兑入炼蜜和匀，收膏。

【用法】早晚空腹开水调服，每次15~30g。

3. 气滞血瘀

症状：胁肋刺痛，痛有定处，痛处拒按，入夜痛甚，胁肋下或见痞块，大便秘结，腹胀，舌质紫暗，脉沉涩。

治法：活血化瘀。

【膏方示例】加减膈下逐瘀膏

【组成】桃仁100g，赤芍药100g，白芍药150g，延胡索100g，甘草60g，红花60g，当归100g，青皮100g，柴胡60g，香附100g，炒枳壳150g，五灵脂100g，制大黄100g，神曲100g，炒谷芽150g，鳖甲胶200g，蜂蜜300g。

【制法】加水煎煮除鳖甲胶、蜂蜜外的药物3遍，滤汁去渣，合并滤液，加热浓缩为清膏，加入烊化后的鳖甲胶，兑入炼蜜和匀，收膏。

【用法】早晚空腹开水调服，每次15~30g。

4.肝肾不足

症状：胁肋部隐痛，腰背酸困，口干咽燥，头晕目眩，舌红少苔，脉细弦而数。

治法：滋补肝肾。

【膏方示例】加味四逆膏

【来源】《颜德馨治疗脂肪肝膏方医案》

【组成】柴胡、白芍、枳壳、牛膝、川芎、当归、川连、青皮、陈皮、甘草各45g，红花、桃仁、石菖蒲、远志、生蒲黄、法半夏、茯苓、灵芝、枸杞子、肉苁蓉、蛇床子、韭菜子、郁金、龟甲胶、鹿角胶各90g，生地黄、磁石、地锦草、黄芪各300g，桔梗、吉林人参（另煎）、西洋参（另煎）、台乌药各60g，知母、枣仁、苍术、白术、山楂、丹参各150g，胎盘1具，白冰糖500g。

【制法】将诸药择净，研细，水煎3次，3液合并，文火浓缩，加入二胶、二参汁、胎盘粉、白冰糖煮沸收膏即成。

【用法】每次20ml，每日3次，温开水适量送服。

（二）病案举隅

患者黄某，女，64岁，脂肪肝，易疲劳，易出汗，寐差、易醒，晨起口中黏，眼睑肿，胃脘时有胀顶不适，大便2天一行、不干、黏，有时左臂麻，血糖偏高，脉细滑，苔白，舌黯胖。辨证为脾虚湿蕴，肝血不足。治以健脾化湿消食，调肝养血。

处方：炒白术200g，茯苓200g，泽泻120g，桂枝90g，炒薏苡仁150g，怀山药200g，黄连60g，玉竹300g，天花粉150g，焦山楂90g，枳壳150g，香橼皮120g，佛手120g，熟地150g，当归120g，牛膝120g，海风藤150g，鸡血藤150g，车前草120g，佩兰120g，鸡内金150g，桃仁90g，酸枣仁90g，龙骨300g，牡蛎300g，木香60g，葛根120g，炒麦芽150g，炒谷芽150g，茵陈90g，金钱草300g，麦冬120g，稽豆衣300g，糯稻根300g，阿胶100g，鳖甲胶150g，核桃肉150g，黑芝麻150g，金钗石斛50g，木糖醇250g。

按：患者体态较丰，易疲劳、易汗出，排便无力，大便两天一行而不干，胃脘时有胀顶不适，此皆为脾虚之象；晨起口中黏、眼睑肿、大便黏都是痰湿内蕴的表现；寐差、易醒，左臂麻为血虚之象。故用白术、茯苓、泽泻、怀山药健脾；用炒薏苡仁、佩兰、车前草、茵陈、金钱草等利湿；用熟地、麦冬、当归、鸡血藤、酸枣仁、龙骨、牡蛎养血安神；以上为主药。同时用黄连、玉竹、天花粉、葛根等清热养阴降糖；用香橼皮、佛手、焦山楂、枳壳、木香疏肝理气消脂；用桃仁、桂枝、牛膝、海风藤温经通络；用稽豆衣、糯稻根、龙骨、牡蛎敛汗，加鸡内金、炒谷麦芽消导。阿胶养血；鳖甲胶和金钗石斛养阴清虚热；核桃仁、黑芝麻补肾阴兼能润肠。因患者血糖偏高，故用木糖醇增加甜味。

七、肝硬化的膏方治疗

肝硬化是由不同原因引起的肝脏慢性、进行性、弥漫性组织变形、硬化的病变。其特点是肝细胞坏死、纤维化、形成异常结节等，晚期常出现腹水、上消化道出血、肝性脑病等。属中医"积聚"、"虚劳"、"黄疸"、"鼓胀"等范畴。其病因病机复杂，主要是由于禀赋不足，复因外感外邪、饮食不节、情志失调或劳倦内伤等，导致肝脾受损，脏腑失调，肝气不舒，脾失健运，湿浊内蕴，肝络受损，瘀血停滞，积聚形成。病位在肝，与脾、胃、肾有关，属虚实夹杂、本虚标实之证。

（一）辨证论治

1.气滞血瘀

症状：肝区胀痛或刺痛，按之硬而不坚，面色晦暗，食欲不振，苔薄，舌暗，脉弦涩。

治法：理气活血。

【膏方示例】疏肝理脾膏

【来源】《清宫配方集成》

【组成】酒杭芍、丹参、杜仲炭、焦白术各180g，当归、炙香附各240g，艾叶炭、缩砂仁各150g，川芎、木香各120g，黄连90g，炒神曲180g。

【制法】共以水煎透，去渣再熬浓汁，兑炼蜜收膏。

【功用】疏肝止痛，理气健脾。

【适应证】肝郁脾虚之胁下窜疼时作，左关沉弦，右寸关缓滑。

【用法】每服1匙，白开水冲服。

【备注】肝阴不足、阳亢火旺者不宜使用。

2.体虚瘀结

症状：形体消瘦，神疲乏力，食欲不振，头晕眼花，肝区疼痛逐渐加重，按之坚硬，面色黧黑，苔薄，舌偏暗，脉沉细。

治法：补虚化瘀。

【膏方示例】鳖甲煎丸加减

【来源】《温病条辨》

【组成】鳖甲胶150g，阿胶150g，蜂房90g，鼠妇虫90g，土鳖虫（炒）90g，蜣螂90g，柴胡100g，黄芩100g，法半夏90g，党参90g，干姜60g，姜厚朴100g，桂枝100g，炒白芍100g，射干60g，桃仁100g，牡丹皮100g，大黄50g，凌霄花90g，葶苈子90g，石韦100g，瞿麦100g，红糖200g。

【制法】将上述药材浸泡后加适量水共煎3次，将这3次煎液过滤去渣取汁合并，慢火浓缩，兑入熬制后的红糖至稠膏状。

【用法】早晚空腹开水调服，每次15~30g。

（二）病案举隅

患者周某，女，47岁，既往史：患者2010年诊断为乙肝肝硬化（代偿期）。无嗜酒史。2012~2017年多次在中医门诊行抗病毒及中药调理。查血常规示：白细胞（WBC）波动在$2.16 \times 10^9/L$~$3.15 \times 10^9/L$，血小板（PLT）波动在$73 \times 10^9/L$~$110 \times 10^9/L$，肝胆胰脾彩超提示：肝硬化，脾大，脾脏长度波动在135~149mm，厚度波动在46~56mm。2017年4月22日初诊，症见：患者精神疲倦，面色晦暗，乏力，胃纳不佳，经期胁胀。睡眠一般。舌淡红，苔薄白，脉细弱。我院查血常规：$WBC3.33 \times 10^9/L$，$PLT85 \times 10^9/L$，肝功能未见异常。西医予恩替卡韦抗病毒治疗，中医以补肾填精为法。

处方：人参养荣汤＋鹿角胶，熬制膏方，30d量，温水调服，早晚各1次。

2017年5月21日二诊，诉乏力较前稍好转，余症同前。处方同前。

2017年6月20日三诊，诉乏力较前好转，睡眠较前好转，处方同前。

2017年7月17日四诊，患者精神可，诉乏力体倦明显减轻，睡眠较前好转，胃纳可。予复查血常规：$WBC4.64 \times 10^9/L$，$PLT141 \times 10^9/L$，肝胆胰脾彩超提示：肝硬化，脾脏长度137mm，厚度44mm。西医予恩替卡韦抗病毒治疗，中医继续予补肾填精之人参养荣膏，30d量，温水调服，每天1次。

按：该患者乙肝肝硬化代偿期，症见：精神疲倦，面色晦暗，乏力，胃纳不佳，经期胁胀。睡眠一般。舌淡红，苔薄白，脉细弱。证属气血不足、肾精亏虚。人参养荣汤为气血双补之剂，《太平惠民和剂局方》记载该方治疗"积劳虚损"、"阴阳衰弱"、"五脏气竭"，加用阴中补阳之鹿角胶，调配膏方，实乃以黏腻之物填空虚之百脉，以滋湿之物濡润枯竭之精血，从而提升补肾填精效力而强化治疗针对性。该患者WBC、PLT减少，除考虑脾功能亢进外，还应考虑慢性HBV感染致骨髓功能受累。因HBV感染的宿主虽以肝脏为主，但骨髓等肝外器官亦有分布。肝为刚脏，体阴用阳。该案体阴不足主要为气血亏虚、精髓不足，因有形之血生于无形之气，肝肾同源，精血互生，肾藏精、生髓、髓成肝。应用膏方乃藉药物膏滋纯厚之味而强化益气生血之补肾填精效能，因精髓的最基本物质基础是气血。现代医学也已证明，乙肝肝硬化患者存在骨髓干细胞功能障碍，恢复骨髓干细胞功能有助于肝病的整体恢复，这一论断正契合中医学"肾主骨、生髓，髓成肝"的经典论述。

附记：本验案引自郭洁婉，蒋开平，胡洪涛，等. 补肾填精法治疗乙型肝炎肝硬化（代偿期）探讨. 辽宁中医药大学学报，2019；21（12）：190-193

八、慢性肝炎的膏方治疗

慢性肝炎是指肝炎急性期过后，病程超过6个月而肝脏炎症持续存在的病症。不同肝炎病毒引起的肝炎转为慢性的情况不同，一般来说丙型、乙型和丁型肝炎容易转成慢性肝炎，其中慢性丙型肝炎较容易治愈。慢性肝炎属于中医"黄疸"、"胁痛"、"郁证"、"积聚"、"臌胀"等范畴。一般认为本病主要是由于机体正气不足，外感疫毒之邪所致，又常因情志不舒、劳倦、饮食不节等诱发。病性主要为本虚标实，本虚以肝血虚、脾气虚、肝肾两虚为主；表实以气滞、湿热、痰浊、瘀血为多。病位在肝，与脾肾相关。

（一）辨证论治

1.肝郁脾虚

症状：胁肋胀痛，情志抑郁，身倦乏力，纳呆食少，脘痞，腹胀，便溏，舌质淡有齿痕，苔白，脉弦细。

治法：疏肝健脾。

【膏方示例】和肝理气化湿膏

【来源】《清宫配方集成》

【组成】醋柴胡100g，甘草100g，郁金250g，枳壳200g，川贝200g，炒杭芍200g，桔梗200g，茯苓200g，青皮150g，陈皮150g，法夏150g，瓜蒌皮300g，蜂

蜜300g。

【制法】共以水煎透，去渣，再熬浓汁，兑炼蜜收膏。

【用法】早晚空腹开水调服，每次15~30g。

2.湿热内蕴

症状：脘痞腹胀，胁肋隐痛，饮食减少，口中干苦，小便黄赤，舌苔腻，脉濡数。

治法：利湿清热。

【膏方示例】加减清热除湿膏

【来源】《慈禧光绪医方选议》

【组成】连翘180g，龙胆草120g，焦三仙各100g，茯苓180g，防风150g，桑皮120g，赤小豆150g，菊花150g，茵陈180g，黄芩120g，僵蚕120g，甘草60g。

【制法】将诸药择净，研细，水煎3次，3液合并，文火浓缩，加入蔗糖适量煮沸收膏即成。

【用法】口服，每次10ml，每日3次，小儿酌减，或遵医嘱。

【功用】清热利湿，解毒退黄。

3.肝肾阴虚

症状：胁肋隐痛，腰膝酸软，两目干涩，口燥咽干，失眠多梦，或头晕耳鸣，五心烦热，舌红少苔或无苔，脉细数。

治法：滋补肝肾。

【膏方示例】专翁大生膏

【来源】《温病条辨》

【组成】熟地100g，海参100g，麦冬100g，山萸肉150g，洋参90g，桂圆100g，鲍鱼100g，白芍150g，牡蛎150g，猪脊髓90g，乌骨鸡150g，云苓100g，莲子100g，沙蒺藜150g，芡实150g，羊腰子100g，阿胶100g，鸡子黄90g，白蜜30g，龟甲胶200g，鳖甲胶200g。

【制法】和匀蒸熟收膏，任意食之。

【用法】每次15~20g，每日2次，开水调服。

4.瘀血阻滞

症状：胁肋刺痛，面色晦暗，口干但欲漱水不欲咽，或胁下痞块，赤缕红丝，舌质紫暗或有瘀点瘀斑，脉沉涩。

治法：活血祛瘀。

【膏方示例】

【来源】《中医膏方指南》

【组成】桃仁100g，红花60g，当归100g，川芎60g，丹参150g，丹皮100g，赤芍100g，制大黄100g，五灵脂100g，延胡索100g，柴胡60g，枳壳300g，郁金100g，白芍150g，炙甘草60g，鳖甲胶150g，蜂蜜300g。

【制法】加水煎煮除鳖甲胶、蜂蜜的药物3遍，滤汁去渣，合并滤液，加热浓缩为清膏，再将鳖甲胶用适量黄酒浸泡后隔火炖烊，冲入清膏和匀，最后加蜂蜜收膏。

【用法】早晚空腹开水调服，每次15~30g。

（二）病案举隅

患者余某，男，51岁。有乙肝史6年余，反复发作10余次。曾多次在西医院住院治疗，肝穿显示乙型慢性活动性肝炎、肝纤维化（S3G3）。肝功能转氨酶时有波动，查HBsAg（+）HBeAg（+）HBV-DNA 2×10^4 IU/ml；B超示肝区光点增粗，增强，欠均匀，脾稍肿大。刻下感乏力、头晕耳鸣、肝区隐痛、腰酸软、大便偏干、尿黄、夜寐不宁、多梦。诊查：面色晦黯，白睛黄染，肝掌、蜘蛛痣明显，舌黯苔薄，脉弦细。辨证分型属肝肾两亏，瘀阻脉络。治拟补益肝肾，兼以活血化瘀。

处方：生地黄30g，熟地黄30g，枸杞子15g，山萸肉15g，制首乌30g，炒枣仁30g，淮牛膝30g，丹参30g，赤芍30g，桑寄生30g，玉竹30g，续断30g，菟丝子30g，黄芩30g，白花蛇舌草30g，黄柏30g，生山楂30g，炙鸡内金30g，枳壳15g，香附30g，薏苡仁30g。上药10剂浓煎取汁，冬虫夏草50g，加冰糖500g，饴糖500g，阿胶250g，龟甲胶150g，鳖甲胶250g，收膏。每次1匙，日服2次。患者服用1个疗程后，乏力、耳鸣、腰酸明显好转，肝掌、蜘蛛痣消退，连服3个冬季，患者症状消除，肝功能稳定，HBV-DNA转阴。

按：该患者肝肾两亏兼脉络瘀阻，故在补益肝肾的基础上加用活血化瘀药。补益肝肾选药可用枸杞子、生地、熟地、山药、山萸肉、白芍、首乌、桑寄生、川断、淮牛膝、菟丝子、玉竹、仙鹤草、枣仁、金樱子、补骨脂、炙鳖甲、杜仲、菊花、桑椹子、潼蒺藜、淫羊藿、冬虫夏草等补益肝肾之药。兼肝脉瘀阻者可酌加丹参、穿山甲、赤芍、青黛等。现代医学研究证明，本类药物均具有调整人体免疫功能，对机体免疫力具有双向调节作用。酌加活血化瘀药可改善微循环，抑制胶原纤维增生，同时还可抑制血小板聚集，降低血浆血栓素，恢复肝细胞的正常代谢和血液供应，促进肝脏的修复与肝细胞的再生，对慢性肝炎转化为肝硬化起延缓和阻断作用，此法乃膏方调治的主要方法。在治疗过程中患者有湿困中焦、脾胃运化功能减退的症状，故在膏方的配伍中须加运脾健胃理气化湿之品以行气血，有利于膏滋药的消化吸收。

附记：本验案引自邢练军，张玮，李莹. 王育群膏方调治慢性肝病病案举隅.
辽宁中医杂志，2009；36（06）：1016-1017

九、消化系疾病膏方组方思路

（一）配方常见加减变化

慢性腹泻患者的膏方治疗和调理以减少患者排便次数、减少粪便的含水量为主要目的，而中医认为脾虚是导致腹泻的关键，因此健脾涩肠止泻的药物是经常用到的。伴有头晕、头痛者可酌加川芎、柴胡、白芷等；伴有失眠者可酌加五味子、肉桂、龙骨、牡蛎等；伴有情志不舒、胸胁胀痛者可酌加柴胡、制香附等；伴有纳呆者可酌加炒麦芽、焦六曲等；伴有胃中冷痛者可酌加吴茱萸、小茴香、高良姜等；伴有腹痛者可酌加炒白芍、台乌药、肉豆蔻、砂仁等；伴有大便粘滞、里急后重者可酌加木香、当归等；伴有大便中有脓血者可酌加白头翁、秦皮、红藤、败酱草、地锦草、黄连等。

便秘患者的膏方治疗和调理以恢复正常排便为主要目的，因此健脾理气、润肠通便的药物是必不可少的，药食同源的黑芝麻、核桃肉等含油脂比较多的药物有助于通便，但要根据辨证后确立的治法选择合适的通便药并与相关药物进行配伍。此外，在临床上很少有患者是某一单纯的证型，例如常常同时见到血虚兼气虚者，需要在补血润燥时兼顾补气，而且要加理气活血之品。气为血之帅，气行血运方能便通。伴有头晕、头痛者可酌加天麻、嫩钩藤、蔓荆子等；伴有失眠者可酌加珍珠母、夜交藤、酸枣仁、柏子仁等；伴有情志不舒、胸胁胀痛者可酌加郁金、香附、香橼皮、佛手、八月札等；伴有眼花、视物模糊者可酌加菊花、枸杞子、当归、熟地等；伴有鼻塞者可酌加辛夷花、路路通等；伴有口干舌燥者可酌加天冬、麦冬、芦根、玉竹等；伴有喉咙痒、咳嗽者可酌加玄参、杏仁、蜜制紫菀、川贝、瓜蒌等；伴有纳呆或食入不化者可酌加莱菔子、炒麦芽、炒谷芽、焦山楂、焦六曲、鸡内金等；伴有嗳气、反呃者可酌加旋覆花、降香、代赭石、紫苏子、莱菔子等；伴有月经量少者可加桃仁、虎杖、赤芍等。

对于肝病的膏方调理，要避免药物伤肝的不良反应发生，除了要注意扼守中医辨证论治这一总体原则之外，首先要注意避免使用现代药理研究已经证实可能对肝脏造成损害的中药饮片。此外，导致药物性肝炎的原因除了药物本身的毒性之外，还与不少患者禀赋体质有关。因此，在处方时一定要详细询问患者有无药物或食物过敏史，如有则要避免使用这些药物或食物。特别是发生过中药导致药物性肝炎的患者，建议不要应用膏方。病毒性肝炎长期应用抗病毒药物，容易伤及肾脏，且多数患者免疫力降低，所以对于慢性肝炎患者来说，提高正气，增强抵御外邪的能力至关重要。因此常用到黄芪、仙灵脾、白术、红景天、铁皮石斛等补益之品。加减用药如下：伴有发热、身热不扬、头痛而重、口苦者可酌加茵陈、黄连等；伴有潮热烦躁者可酌加银柴胡、地骨皮、丹皮等；伴有气短乏力者可酌加黄芪、太子参、炒白术等；伴有口干、舌红少津者可酌加玄参、葛根等；伴有腰膝酸软者可酌加杜仲、续断等；伴有高脂血症者可酌加丹参、蒲黄、桃仁、泽泻等。阴虚内热明显者可酌加青蒿、鳖甲、地骨皮、知母、黄柏等；阳虚明显者可酌加肉桂、鹿茸、巴戟天等；伴有消化不良者可酌加鸡内金、炒谷麦芽、焦楂曲等；伴有头晕眼花、两目干涩者可酌加枸杞子、女贞子、菟丝子等；伴有肝区刺痛明显者可酌加延胡索、白芍等；伴有便秘者可酌加生大黄、枳实、槟榔等；伴有腹水者可酌加泽兰、牛膝、益母草等；伴有饮食积滞者可酌加莱菔子、炒麦芽、炒谷芽、焦山楂、焦六曲、鸡内金等；伴有嗳气、呕恶、反胃者可酌加旋覆花、生赭石、降香、沉香、柿蒂等；伴有中气下陷者可酌加黄芪、升麻、柴胡等；伴有嘈杂、烧心、泛酸者可酌加煅瓦楞、海螵蛸、黄连、吴茱萸等；伴有胃中冷痛者可酌加吴茱萸、高良姜、小茴香等；伴有腹胀痛者可酌加延胡索、台乌药、大腹皮等；伴有腹泻便溏者可酌加炒薏苡仁、淮山药、肉豆蔻、砂仁、芡实等；伴有消瘦、舌红少苔者可酌加石斛、生地、熟地、怀山药等；伴有泛吐清水者可酌加吴茱萸、半夏等；腑气不通，大便秘结者，加大黄、芒硝以通腑泄热。

（二）胶类选择

虚证多用荤膏。腹泻脾虚者，可选用猪皮胶缓中补虚；兼肾阳虚者，可选择鹿角胶温阳补虚；若兼见潮热盗汗、手足心热、腰酸、腰膝痿软者，可选择龟甲胶、鳖甲胶滋阴补血；若兼见血虚者，可选择阿胶补血养血。便秘兼气阴亏虚者，可选择黄明胶、龟甲胶；便秘兼血不足者，可选用阿胶，补血润燥；便秘兼肾阳不足者可选用鹿角胶，温阳补虚。若肝阴不足、肝络失养，可选用鳖甲胶入肝经，化瘀散结，滋阴潜阳。

（三）糖类选择

蜂蜜、饴糖有润肠通便的作用，便秘者可以考虑应用。腹泻水饮湿浊较盛，可减少糖和蜜的加入，或调制为清膏。腹泻虚证者可改用白砂糖或者冰糖助脾缓中，血瘀者可选用红糖助脾破瘀；若合并糖尿病，可用木糖醇或元贞糖。治疗湿热腹泻或热秘时，组方用药多有苦寒清热燥湿之品，内服膏方应用中应合理添加甜味辅料以矫正苦味，优化内服膏方口感。胁痛若属肝胆湿热，应减少糖和蜜的加入，或调制为清膏；虚证者选用蜂蜜；脾肾虚寒者宜选用饴糖；热证者选用冰糖。

（四）细料选择

消化系统疾患兼气虚者可选用参类，阳虚怕冷的老年患者选用红参；气虚神疲者选用生晒参；不宜用人参者，可于普通饮片中酌情选用党参、太子参、南沙参、北沙参、玄参。若阴虚口干舌红，可加西洋参、铁皮石斛。肝病若胸腹刺痛，出现瘀血者，可选用三七散瘀止血、消肿定痛。

第三节　泌尿系统疾病

一、慢性肾功能不全

慢性肾功能不全，其临床表现常有水肿、少尿，或见恶心、呕吐、贫血，甚则胸闷气喘，结合临床上有血尿素氮和肌酐升高、肾小球滤过功能下降、酸碱失衡、电解质紊乱等症，其病理病机与中医学"关格""癃闭""肾劳"等相类似。慢性肾功能不全的中医病位主要在肾，涉及膀胱、肺、脾、胃、肝等脏腑。本病可由各类急、慢性肾脏疾病转化而来，又因其原发病的不同，其具体病因病机也相应有差异，久病及肾、感受外邪、饮食不当、劳倦过度等是其常见诱发及加重因素；肾元虚衰、毒瘀互结是其主要中医病机。

（一）辨证论治

1.气阴两虚

症状：容易疲劳，少气懒言，口燥咽干，舌体瘦小，舌质红，苔薄白，脉沉细。

治法：益气养阴，补虚扶正。

【膏方示例】五饮煎

【来源】《虚损启微》

【组成】熟地250g，山药100g，扁豆100g，炙甘草50g，茯苓75g，芍药100g，五味子50g，人参100g，白术100g。

【制法】将药材浸泡后加适量水共煎3次，将这3次煎液过滤去渣取汁合并，搅拌均匀，慢火浓缩至稠膏状。

【用法】每次10~15g，温水送服。

2.肝肾阴虚

症状：皮肤、爪甲枯萎无泽，面色晦暗，视物模糊，口干咽燥，头晕耳鸣，容易忘事，腰膝酸软，两颧发热，男性遗精，女性月经量少，舌红苔黄，脉细。

治法：滋补肝肾，养阴清热。

【膏方示例】地黄煎

【来源】《太平圣惠方》

【组成】生地黄汁300ml，酥200ml，蜜300ml，枣膏300ml，髓100ml（牛羊皆得用），生姜汁100ml，杏仁粉90g，天门冬30g，麦门冬24g，黄芪48g，紫菀48g，桔梗30g，甘草48g，五味子48g，百部48g，狗脊42g，丹参48g，牛膝60g，杜仲60g，防风42g，地骨皮60g，桑根白皮60g，桂心48g，羌活48g，肉苁蓉60g，白茯苓60g，薏苡仁60g。

【制法】将上述药物细锉，以水21L煎取9L，绞去滓，和地黄汁、生姜汁等，用绵滤过，置于铜锅中，以微火煎之，煮至药物水分减少2/3，即可下酥、蜜、髓、枣、杏仁等混合物，用重汤继续煎煮，搅拌均匀，慢火浓缩至稠膏状。

【用法】以温酒调服1匙，每天服用3次。

3.脾肾阳虚

症状：怕冷，腰膝酸软，四肢、腹部冷痛，受凉或冬季明显加重，脸部、双脚浮肿，小便量少，容易腹泻，大便不成形，舌红苔薄白，脉沉。

治法：温补脾肾。

【膏方示例】

【组成】淫羊藿300g，黄芪300g，党参300g，熟地300g，茯苓300g，怀山药300g，山茱萸300g，菟丝子300g，川牛膝300g，巴戟天300g，白术300g，青陈皮各120g，当归90g，升麻90g，柴胡90g，鸡血藤150g，阿胶200g，蜂蜜300g。

【制法】将阿胶黄酒烊化后，将其余药材浸泡后加适量水共煎3次，将这3次煎液过滤去渣取汁合并浓缩，兑入阿胶和炼制后蜂蜜，搅拌均匀，慢火浓缩至稠膏状。

4.肾阴阳两虚

症状：体型消瘦，腰膝酸软，自觉关节发凉，头晕耳鸣，脱发，牙齿松动，男性阳痿，女性月经量少，甚至闭经，夜尿频多，泡沫尿，舌红苔薄白，脉沉细。

治法：滋阴补阳，培元固本。

【膏方示例】龟鹿二仙膏

【来源】《摄生秘剖》卷四

【组成】鹿角1000g，龟板500g，人参750g，枸杞子1500g。

【制法】将鹿角和龟板放入水中浸泡，鹿角绝断劈开并净用，龟板去弦后洗净、捶碎。将鹿角和龟板放入高压锅内煮沸，并及时加水，煮至鹿角和龟板变酥后取出。洗滤干净鹿角和龟板，去除其中的残渣。将人参和枸杞子放入锅内，加水熬煮至药液中没有水分为止。用布过滤人参和枸杞的药液后，将鹿角和龟板的浸泡液与人参、枸杞的药液混合在一起，放入锅中继续熬煮至药液滴水成珠即可停止加热。将药液倒入阴凉处进行风干。

【用法】每次服用量为约1.5~3g，用酒送服。

5.瘀水交阻

症状：面色黧黑，肌肤甲错，尿少水肿，蛋白尿，形瘦疲惫，食欲不振，唇舌紫暗，脉涩。

治法：活血化瘀，行气利水。

【膏方示例】一阴煎加味

【来源】《虚损启微》

【组成】丹参150g，芍药150g，生地150g，熟地300g，麦冬150g，甘草80g，牛膝100g，鳖甲胶200g，蜂蜜200g。

【制法】上药除鳖甲胶、蜂蜜外，余药加水煎煮3次，滤汁去渣，合并滤液，加热浓缩为清膏，再加烊化后的鳖甲胶和炼制后的蜂蜜，收膏即成。

【用法】每次15~20g，每日2次，开水调服。

（二）病案举隅

患者刘某，男，73岁，原有肾小球肾炎史多年，后逐渐出现肾功能减退。因单纯西药治疗效果不佳（2016年6月，外院生化检查提示：肌酐220μmol/L，尿素氮13.2mmol/L，24小时尿蛋白定量3.27g），于2016年下半年前后到龚学忠教授处寻求中药治疗，经过川黄方加减治疗以后，患者病情稳定，自觉体力增加，精神好转，尿中泡沫减少。患者于2016年冬要求中药膏方辅助治疗，故于2016年11月15日给予首料中药膏方。当时患者临床症状如下：腰酸乏力，胃纳一般，入冬手足不温、形寒肢冷，夜尿2~3次，夜寐欠佳、梦多，大便日行2次，无浮肿，血压控制在正常范围；舌苔薄，质淡红，边有齿痕，脉细弱。辨证属脾肾亏虚、湿浊内蕴；治拟补肾健脾、益气活血，兼以利湿泄浊安神。

处方：党参300g，丹参300g，生黄芪300g，地黄200g，川芎180g，当归270g，生白术180g，山药180g，防风160g，金樱子360g，茯苓皮200g，冬瓜皮360g，菟丝子300g，仙灵脾270g，巴戟天180g，黄连50g，制大黄210g，鬼箭羽300g，青风藤240g，蝉衣60g，僵蚕180g，玉米须360g，岗稔根270g，金雀根270g，苏叶180g，陈皮160g，六月雪360g，三七粉（冲）20g，酸枣仁150g，柏子仁150g，茯神300g，合欢皮240g，粉萆薢200g，炒芥子180g，西砂仁（后下）30g，鸡内金200g，焦六曲200g，佛手120g，白茅根360g，墨旱莲240g，女贞子200g，山茱萸180g，益智仁180g，龙眼肉200g，枸杞子200g，木糖醇400g，阿胶（烊化）150g，鹿角胶（烊化）60g，龟甲胶（烊化）50g，生晒参（另入）60g。

嘱患者每日清晨空腹服一汤匙，或早晚空腹各服一汤匙，均用白开水冲入，和匀服用；服药期间慎食萝卜，控制每日蛋白质摄入总量，尽量避免各类豆制品，慎起居，防感冒。如有感冒发热，建议膏方暂停服用数日。

二诊膏方：经冬季膏方调养及中药治疗后，患者病情明显缓解（2017年10月复查示：肌酐182μmol/L，尿素氮9.3mmol/L，24小时尿蛋白定量1.46g）。2017年感冒频次减少，精神好转，胃纳增加，形寒肢冷明显改善，要求续用冬季膏方调养，于2017年11月17日给予第二料膏方治疗。由于患者病情稳定，治疗有效，处方思路是在2016年冬季膏方基础上随症加减化裁。患者经治疗后，下肢水肿明显改善，故在去年膏方基础上，去茯苓皮、冬瓜皮利水消肿之品。另外，经过去岁膏方调治后，患者本年度无明显手足不温等表现，故今年未用鹿角胶，适当增加阿胶用量，并配用鳖甲胶。

处方：党参260g，丹参300g，当归180g，川芎150g，红花120g，桃仁120g，三七粉160g，山药240g，山茱萸180g，仙灵脾270g，生白术160g，防风150g，生黄芪240g，凤尾草300g，制大黄210g，六月雪300g，苏叶150g，陈皮150g，鬼箭羽270g，僵蚕160g，蝉衣100g，蚕茧50g，杜仲240g，牛膝240g，延胡索160g，忍冬藤270g，丝瓜络60g，米仁根270g，土茯苓300g，炒芥子160g，水蛭50g，鸡骨草270g，菟丝子200g，巴戟天200g，牛鞭子1根，海马30g，生晒参（另入）50g，猪苓120g，西砂仁（后下）30g，白豆蔻（后下）50g，佛手100g，酸枣仁150g，木糖醇4000g，龙眼肉200g，阿胶（另烊）220g，龟甲胶（另烊）30g，鳖甲胶（另烊）30g。

三诊膏方：2018年6月1日，复查肌酐138μmol/L，尿素氮12.00mmol/L，24小时尿蛋白定量0.93g。症状较前改善，体力增加，平素无形寒肢冷，病情明显改善，病家雀跃，要求龚学忠教授开取夏季膏方加强调养。遵从夏季膏方用清膏之义，故在川黄方基础上去阿胶，加荷叶90g，桑叶210g，菊花120g，金银花100g，西洋参50g，紫河车30g，清暑热，养阴生津，补养气血。

四诊膏方：患者经3年川黄方中医治疗及膏方调养之后，感冒频次减少，病情缓解明显，于2018年12月6日开取第四料膏方。2018年11月20日，复查肌酐

116μmol/L，尿素氮8.7mmol/L，24小时尿蛋白定量0.47g。患者血压控制良好，睡眠改善，大便日行2次，面色如常人。继续在去岁冬季膏方基础上随症化裁。

按：患者原有慢性肾小球肾炎，现出现慢性肾功能不全。本病多为本虚标实，其主因系脾肾虚损，不能化气行水，开合升降失司所致。其中尤与肾气衰惫，分清泌浊失职，以至湿浊内停密切相关，病久湿毒入血，血络瘀阻，形成正虚邪实夹杂之象。血不利则为水，故治疗中应注重活血化瘀。慢性肾功能不全的发展与蛋白尿的增多以及血压控制不佳有一定关系。在本病治疗过程中，注重脾肾两脏虚损及毒瘀互结的关键病机，补肾健脾、泄浊解毒化瘀，疗效显著。

二、肾小球肾炎

肾小球肾炎，又称为肾炎综合征（临床上时常还简称为肾炎），是常见的肾脏病，多指由于各种不同原因导致肾小球受累及为主的疾病。肾小球肾炎临床时常表现为一组症状群，即水肿、蛋白尿、血尿、高血压，尿量减少或无尿，肾功能正常或下降。根据其常见临床表现，并结合蛋白尿、血尿以及病程进展的转归，一般认为与中医学中的"水肿""尿浊""腰痛"等病相类似。

本病的中医病位在肾，涉及肺、脾（胃）肝等脏腑，其基本病理机转亦为本虚标实。具体而言，肾、脾、肺三脏亏虚为本；风寒、湿热、浊毒、瘀血等病邪交阻为标。先后天不足是其根本，水液代谢失常、瘀血内停等是本病发生水肿的常见原因，湿热与瘀血也时常是本病迁延不愈的重要原因。如果病情久久不得控制，则病程更为绵长，导致脏腑功能进一步失调，日久由气虚、气阴两虚发展成为阴阳亏损、气血俱虚，而成为前面一章谈及的慢性肾功能不全。

（一）辨证论治

1.湿困脾阳

症状：肌肤浮肿，反复消长不愈，四肢尤为明显，按之凹陷不易恢复，肢体沉重困倦，脘闷腹胀，面色浮黄，苔白腻，脉细缓。

治法：温阳化湿利水。

【膏方示例】温脾化湿膏

【组成】桂枝100g，炙黄芪250g，党参250g，苍白术各200g，厚朴100g，茯苓200g，猪苓200g，冬瓜皮250g，生苡仁200g，山药250g，车前子150g，防风100g，制附片100g，干姜150g，陈皮150g，枳壳150g，砂仁60g，川芎100g，炙甘草30g，鹿角胶300g，蜂蜜400g。

【制法】上药除鹿角胶、蜂蜜外，附子先煎1小时后与其余加水煎煮3次，滤汁去渣，合并3次滤液，加热浓缩成清膏，兑入烊化后的鹿角胶和炼制后的蜂蜜，文火煎煮，滴水为度，收膏即成。

【用法】每次15~20g，每日2次，开水调服。

2.脾肾阳虚

症状：浮肿不显，或水肿反复迁延不退，腰腹下肢为甚，按之深凹难复，腹胀大，腰酸怕冷，口泛清水，尿量减少或清长，面色苍白，苔淡白，舌胖嫩，脉沉细迟。

治法：补肾健脾，温阳利水。

【膏方示例】温补脾肾膏

【组成】制附片150g，肉桂60g，熟地黄300g，山萸肉150g，怀山药300g，茯苓300g，干姜100g，苍白术各200g，怀牛膝300g，车前子250g，党参300g，仙茅900g，淫羊藿200g，菟丝子250g，桃仁200g，红花150g，炙甘草60g，鹿角胶300g，蜂蜜400g。

【制法】附子先煎1小时，加水煎煮3次，滤汁去渣，合并3次滤液，加热浓缩成清膏，兑入烊化后的鹿角胶和炼制后的蜂蜜，文火煎煮，滴水为度，收膏即成。

【用法】每次15~20g，每日2次，开水调服。

3.肝肾阴虚

症状：轻度浮肿或不肿，头晕头痛，耳鸣目花，或视物模糊，腰酸痛，咽干，虚烦，夜寐差，或有盗汗，遗精，小便黄，舌质红，少苔，脉细弦。

治法：滋养肝肾。

【膏方示例】滋养肝肾膏

【组成】生熟地各300g，山药200g，枸杞子200g，黄精200g，桑寄生300g，狗脊200g，杜仲200g，怀牛膝200g，茯神200g，菊花100g，丹皮150g，车前子150g，黄芪300g，党参200g，白术200g，陈皮100g，陈佛手60g，龟甲胶100g，鳖甲胶100g，蜂蜜400g。

【制法】上药除龟甲胶、鳖甲胶和蜂蜜外，加水煎煮3次，滤汁去渣，合并3次滤液，加热浓缩成清膏，兑入烊化后的龟甲胶、鳖甲胶和炼制后的蜂蜜，文火煎煮，滴水为度，收膏即成。

【用法】每次15~20g，每日2次，开水调服。

【膏方示例】肝肾阴虚膏

【组成】熟地黄150g，枸杞子150g，女贞子150g，怀山药150g，茯苓150g，玄参150g，阿胶150g，白芍200g，鳖甲胶200g，海藻200g，天门冬100g，当归

100g，贝母100g，香附60g。

【制法】上药除鳖甲胶、阿胶外，余药加水煎煮3次，滤汁去渣，合并滤液加热浓缩为清膏，再将鳖甲胶、阿胶加适量黄酒浸泡后隔水炖烊，冲入清膏和匀；最后加蜂蜜300g，文火煎煮，滴水为度，收膏即成。

【用法】每次15~20g，每日2次，开水调服。

4.热移小肠

症状：心烦口疮，小便赤涩，或茎中痛，脐腹作胀，矢气后稍快，脉滑数，舌质红苔黄。

治法：益肾利水，清利湿热。

【膏方示例】地黄煎

【来源】《千金方衍义》

【组成】生地黄、淡竹叶、生姜、车前草、橄榄各100g，丹参、玄参各120g，茯苓60g，石膏150g，蜂蜜100g。

【制法】将诸药择净，加清水适量，煮至1/3时，去渣取汁，加蜂蜜收膏。

【功用】疏肝清热，化痰安神。

【适应证】适用于邪热伤肝，好生悲怒，所作不定，时惊恐等。

【用法】每日3次，每服1汤匙。

（二）病案举隅

吴某，男，71岁，患者近年时感入冬后肢冷乏力，尿液检查以蛋白尿为主，伴血尿反复，肾功能正常，诊断为"慢性肾小球肾炎"。2015年造影检查发现右肾畸形，2015年11月11日前来寻求膏方调理治疗。当时自觉症状如下：自觉乏力，腰部酸胀，右侧为甚，时感双下肢肿胀，怕冷，自汗，纳食可，夜寐欠安，夜尿1~2次、略有不尽感，大便秘结、3~4日一行；舌苔薄、舌质淡红，脉细。辨证属"尿浊病"之脾肾气虚证，西医属"慢性肾小球肾炎"；病机为脾肾气虚、湿瘀阻络，治拟益肾健脾、利湿化瘀。

处方：党参270g，丹参270g，生黄芪300g，茯苓180g，山茱萸180g，焦白术180g，山药200g，地黄200g，牡丹皮180g，白芍160g，菟丝子300g，仙灵脾300g，巴戟天200g，肉苁蓉180g，乌药200g，小茴香120g，橘核180g，王不留行160g，益智仁200g，远志180g，槲寄生210g，土茯苓360g，炒芥子180g，忍冬藤360g，冬瓜皮360g，桂枝120g，防风180g，红花180g，生大黄60（后下）大腹皮200g，桑白皮210g，杜仲240g，续断240g，金樱子360g，当归270g，火麻仁200g，制大黄360g，僵蚕180g，鬼箭羽360g，石韦180g，玉米须300g，米仁根360g，陈皮90g，川芎160g，青风藤300g，西砂仁50g，白豆蔻50g，佛手100g，枳壳120g，木香120g，枸杞子200g，龙眼肉200g，木糖醇400g，鹿角胶80g，（烊化）阿胶160g，（烊化）鸡内金200g，焦六曲200g，炒麦芽200g。

每日早、晚空腹各1汤匙，开水冲化后服用。嘱患者清淡饮食，慎起居，防感冒。

二诊膏方：2016年10月13日。患者入冬后肢冷缓解，精神转佳，纳可，偶有多梦，自觉体力增强，夜尿次数减少、排尿不畅感显著改善，泡沫尿减少，大便改善，体检有血尿酸偏高，舌苔薄黄，舌红，脉细；偶有眼睑浮肿。

处方：党参200g，生山药240g，生白术180g，炒白术180g，山茱萸180g，芡实200g，白茯苓180g，防风180g，生黄芪360g，丹参300g，巴戟天150g，菟丝子270g，丹皮150g，酸枣仁90g，赤芍160g，延胡索150g，徐长卿180g，忍冬藤360g，当归240g，灯芯草60g，益智仁150g，金樱子360g，川芎150g，车前子300g，蝉衣60g，鬼箭羽240g，红花120g，续断240g，杜仲300g，牛蒡子150g，木蝴蝶60g，桑叶200g，僵蚕120g，佛手60g，制大黄240g，木香60g，白豆蔻30g（后下），西砂仁30g（后下），玉米须300g，猪苓160g，炒麦芽200g，鸡内金150g，粉萆薢240g，炒稻芽200g，冬瓜皮300g，焦六曲60g，木糖醇150g，元贞糖150g，龟甲胶50g（烊冲），鹿角胶50g（烊冲），阿胶100g（烊冲）。

三诊膏方：2017年10月30日，患者服膏方后，精神好转，面色红润，胃纳好转，大便已成形，寐安，腰酸减轻，夜尿1次，舌红，舌苔根部薄黄，脉细。复查肾功能肌酐、尿素氮、尿酸均正常，尿蛋白明显控制、多次尿常规检测尿蛋白阴性、尿红细胞计数偶有增加。复查空腹、餐后血糖及糖化血红蛋白正常。要求膏方调理，巩固治疗。

处方：党参240g，山药270g，仙灵脾200g，巴戟天240g，菟丝子240g，狗脊200g，山茱萸180g，赤芍160g，酸枣仁160g，延胡索150g，川芎150g，猪苓160g，益智仁150g，远志90g，玉米须300g，灯芯草30g，当归240g，忍冬藤300g，车前子300g，杜仲300g，续断240g，白茅根300g，墨旱莲270g，女贞子180g，仙鹤草200g，鸡内金150g，炒麦芽200g，制大黄240g，鬼箭羽240g，西砂仁30g，白豆蔻30g，佛手100g，枳壳90g，蝉衣90g，焦六曲60g，僵蚕120g，防风180g，金樱子360g，冬瓜皮300g，丹参300g，槲寄生200g，金银花120g，生黄芪240g，灵芝160g，三七粉12g（另冲），木糖醇320g，黄明胶180g（烊冲），鹿角胶50g（烊冲），龟甲胶50g（烊冲）。

按：制定膏方处方，当以辨证论治为基础，根据患者具体病情和体质类型，按照膏方特有的成方定规用药，充分体现治病与调补相结合，因人制宜，全面调治的整体观思想。正如秦伯未先生所说："膏方非单纯进补，乃包含救偏却病之义。"辨证之时首辨脏腑，即疾病所在的主要病位。肾脏病病位多以肾为主，又涉及脾及心、肝、肺等脏器。老年患者除肾病外，常患有多种疾病，病情复杂，涉及脏腑较多，所以临证时应首先明确病位，分清主次。人体疾病是因"阴平阳秘"的动态平衡发生了变化，故其在临证治疗时强调调摄阴阳，使阴阳恢复相对平衡。

上方中党参、丹参、生黄芪、牡丹皮、川芎、当归、灵芝、三七益气活血，茯苓、焦白术、山药、米仁根、西砂仁、白豆蔻、鸡内金、焦六曲、炒麦芽健脾益气、利湿化浊，生熟地黄、菟丝子、仙灵脾、巴戟天、肉苁蓉、杜仲、续断、益智仁、槲寄生温补肾阳，远志、灯心草宁心安神，茅根、墨旱莲、仙鹤草等凉血止血，佛手、枳壳理气开郁，胶、糖等辅料补虚扶正。全方起到益肾健脾、利湿宁络止血的功效。

三、复发性尿路感染

复发性尿路感染，顾名思义，以尿路感染反复发作为特点，临床上一般将病史长于2年，每半年急性发作2次及以上、每年发作三次及以上的尿路感染被称为复发性尿路感染。归属于中医学"淋证"（特别是劳淋）"腰痛"、"虚劳"等范畴。中医病位在肾与膀胱，涉及脾、肝等脏，其基本病机为肾虚、下焦膀胱湿热，病机特点亦属于本虚标实、虚实夹杂。由于其复发诱因众多，单纯抗生素治疗的疗效有限，因此其临床治疗颇为棘手，中医中药治疗本病具有一定优势。

本病初起或急性期，以邪实为主；若治不得法，或病重药轻，或疾病缓解期显症虽除、但余邪未尽，病邪停蓄下焦，耗伤气阴，容易导致致正虚邪恋，使得本病更易于复发。会阴不洁、尿路堵塞、时常憋尿等不良习惯是本病临时发作的原因，除此之外，感冒、劳倦、情志不遂等亦为其常见复发因素。

（一）辨证论治

1.实热证（急性期）

症状：尿频，尿急，尿痛，尿赤而浑，臭味较重，小腹坠胀，腰痛，苔薄黄腻，脉弦数。

治法：清热利湿。

【膏方示例】治膀胱实热方

【来源】《备急千金要方》

【组成】石膏400g，栀子、茯苓、知母各150g，生地黄1000g，淡竹叶300g，蜜500ml。

【制法】将前6味药切碎，水煎后滤取汁，如此3遍，再将所滤汁液混合后浓缩，最后兑入蜂蜜，浓缩如膏状。

【用法】每服1匙，每日3次。

2.虚实夹杂（慢性期）

症状：腰部酸痛，神疲乏力，头昏耳鸣，尿频，尿急，少腹部不适，舌红苔薄或黄，脉细弦；或无明显症状，但尿常规检查不正常，尿培养阳性。

治法：益肾清利。

【膏方示例】清淋膏

【组成】生地黄300g，山茱萸200g，生山药300g，茯苓200g，牡丹皮200g，知母200g，黄柏200g，炙黄芪300g，太子参300g，炒白术200g，菟丝子200g，桑寄生200g，生苡仁300g，杜仲200g，川断200g，蒲公英300g，瞿麦200g，阿胶200g，滑石30g，甘草梢100g。

【制法】上味煎煮3次，滤渣取汁，再浓缩4~5小时，以阿胶200g，鹿角胶150g，龟甲胶150g，并入冰糖200g收膏。

【用法】每日早、晚各1汤匙，温开水冲服。

3.劳淋

症状：小便不甚赤涩，但淋沥不已，时作时止，遇劳即发，腰酸膝软，神疲乏力，舌质淡，脉细弱。

治法：温肾健脾，利水通淋。

【膏方示例】劳淋膏

【来源】《冬令调补择膏方》

【组成】潞党参300g，炒白术100g，朱茯神180g，川黄柏100g，肥知母100g，蒲公英300g，车前子100g，紫花地丁300g，淡竹叶100g，轻滑石60g，生甘草30g，萹蓄120g，瞿麦120g，小石韦100g，鸭跖草180g，野菊花100g，蚤休120g，草河车150g，四季青100g，白花蛇舌草300g，蜀羊泉300g，延胡索100g，炒枳壳60g，大红藤150g，淮山药100g，山萸肉50g，炒杜仲100g，菟丝子100g，灵芝150g，枸杞子150g，仙茅60g，淫羊藿90g，女贞子150g，细生地120g，生黄芪180g，青防风60g，川续断150g，寸麦冬60g，五味子50g，升麻30g，软柴胡30g。

【制法】浸1天，武火煎3次，去渣，文火取浓汁3升，加入阿胶150g，龟甲胶100g，鹿角胶70g，冰糖750g收膏。生晒参100g，西洋参50g，取汁150g，蛤蚧粉1对，珍珠粉15g调匀即可。瓷罐或玻璃瓶等容器收贮备用。

【用法】早晚各1匙，开水冲服。

（二）病案举隅

郑某，女，80岁，小便频急刺痛反复发作6年余，每年发作3次以上，数次中段尿培养提示多重耐药大肠杆菌等生长，每次发作时均需要住院静滴抗生素方能缓解，平素腰酸腿软、入冬手足不温、夏季燥热多汗。因此患者苦不堪言，于2018年11月23日首次来我处就诊，寻求中医药治疗。就诊时患者仍在每日服用抗生素，但是尿频、下腹坠胀、腰酸痛等症状持续存在，当时查尿常规：尿蛋白（+），RBC24个/HP，WBC7个/HP。舌质红稍暗，苔薄腻，脉弦。证属肾虚湿热未清，膀胱气化不利。在给予清利湿热和胃的中药开路方同时，给予膏方调治，补益脾肾、清热利湿。

处方：太子参160g，生地黄160g，熟地黄100g，莲子180g，芡实160g，益智仁160g，桑螵蛸90g，车前子270g，杜仲200g，川牛膝200g，生晒参60g，西洋参60g，三七粉（冲）10g，败酱草240g，蒲公英240g，玉米须240g，焦六曲160g，西砂仁（后下）20g，豆蔻（后下）30g，萹蓄草180g，瞿麦180g，生米仁180g，忍冬藤240g，牛蒡子160g，软滑石240g，王不留行200g，金钱草270g，竹茹100g，一枝黄花160g，大血藤240g，桑叶180g，野菊花180g，乌药90g，海螵蛸180g，鸡内金160g，甘草30g，焦山楂160g，瓦楞子240g，酸枣仁160g，柏子仁180g，石见穿200g，炒麦芽160g，炒稻芽160g，延胡索160g，忍冬藤240g，饴糖200g，蜂蜜200g，枸杞子180g，黑枣160g，阿胶180g，鹿角胶（烊化）40g，龟甲胶（烊化）30g。

二诊膏方：去冬服膏滋药后自我感觉良好，腰酸膝软减轻，夏季燥热多汗减轻（自述过了一个安稳的夏天）秋冬季手足不温感觉明显减轻，2019年全年没有再住院静滴抗生素，故于2019年11月16日又来我处要求服用膏方，近期曾查尿常规：尿蛋白（-），RBC13个/HP，WBC3个/HP；当时临床症见：偶有腰酸痛，尿频减轻，夜尿0-1次/晚，下腹部坠胀感显著减轻，偶有胃部不适（既往有胃病史多年），睡眠欠佳，舌淡，苔薄黄，脉细。高年体虚，仍属脾肾亏虚、兼有湿热，在去岁膏方基础上调整。

处方：党参180g，丹参240g，川芎120g，当归160g，赤芍160g，生白术180g，熟地黄180g，生地黄160g，生黄芪240g，炙黄芪120g，车前子240g，玉米须270g，金樱子300g，瞿麦160g，白茅根270g，乌药90g，防风160g，杜仲200g，牛膝200g，灯芯草60g，酸枣仁120g，萱草花180g，茯神200g，炒内金160g，炒麦芽120g，炒稻芽120g，焦六曲120g，煅瓦楞240g，西砂仁（后下）30g，甘草60g，紫河车60g，人参60g，西洋参60g，桑椹200g，桑叶180g，益智仁200g，草果仁60g，炒芥子160g，凤凰衣160g，菟丝子200g，五味子30g，龙眼肉160g，枸杞子160g，蜂蜜240g，饴糖200g，黄连60g，阿胶（烊化）200g，龟甲胶（烊化）20g，鳖甲胶（烊化）20g。

按：复发性尿路感染的基本病机是先后天亏虚、下焦湿热、膀胱气化不利。本案高龄女性，尿路感染反复发作、多年不愈，平素腰酸腿软、入冬手足不温、夏季燥热多汗，结合舌脉表现，脾肾亏虚、正气不充、阴阳失于和合之证显矣，同时下焦湿热久羁、膀胱气化不利，实为难治。因此在处方之时，培补正气虽先后用到的太子参、党参、人参、西洋参，但是剂量都不大，以防闭门留寇；同时，方中用到车前子、豆蔻、玉米须、萹蓄草、生米仁、软滑石、桑叶、野菊花、金钱草等清热利湿之品，兼顾到上、中、下三焦之湿热；湿热久羁，中焦脾胃运化必有损耗，焦六曲、焦山楂、炒麦芽、炒稻芽、炙内金等健脾和胃之品不可缺少；患者高龄，精气匮乏，阴阳失于和合，处方之时每每使用莲子、茯神、萱草花、益智仁、酸枣仁、柏子仁、龙眼肉等宁心安神，配合地黄、牛膝、紫河车、芡实、桑螵蛸等培补肝肾之品，意图调和阴阳气血，扶助正气。饴糖、炼蜜与数种胶合用，温中补虚，又能兼顾阴阳，故此例患者虽入冬肢冷、入夏烦热看似乎难于调和，但服膏之后立竿见影。

本病可由多种原因而诱发或加重，遇劳、感寒、郁怒、思虑为常见原因，因此强调此类患者宜畅情志，适寒温，节劳欲。防治尿路感染的复发，中医认为主要与余邪未尽、重感外邪、生活调理不当等因素有关。重视生活调理，本病的发生、复发与患者的不良生活习惯密切相关。尤其对于女性患者，由于尿路解剖学特点，秽浊之邪极易侵犯逆行膀胱导致尿路感染发作，平素更应注意不要憋尿，提倡勤排尿，同时还应鼓励多饮水、注意阴部清洁等。另一方面，加强体育锻炼，调畅情志，以稳定机体内环境，增强机体抵抗力，减少外邪再次侵犯人体导致尿路感染复发的机会。

四、原发性肾病综合征

原发性肾病综合征，一般是指排除了糖尿病、红斑狼疮、乙型肝炎等继发性因素之后的肾病综合征，临床也是以"三高一低"为特征，即大量蛋白尿、高度浮肿、高脂血症和低蛋白血症。本病由于蛋白尿严重、低蛋白血症出现后容易出现高度水肿，因此，泡沫尿、水肿是本病引起患者最先察觉的两类症状，根据这两类主要临床症状，原发性肾病综合征大多可被归属为中医学的"水肿病"、"尿浊病"范畴。

本病的发生多因素禀虚弱、烦劳过度，或久病失治误治，或体虚感邪，或饮食、情志、劳欲等诱因的作用，使肺、脾、肾三脏功能失调，致水液代谢紊乱，水湿停聚，精微外泄而发为本病。《景岳全书》云："凡水肿等证，乃肺、脾、肾三脏相干之病。盖水为至阴，故其本在肾；水化于气，故其标在肺；水惟畏土，故其制在脾。今肺虚则气不化精而化水，脾虚则土不制水而反克，肾虚则水无所主而妄行。水不归经则逆而上泛，故传入于脾而肌肉浮肿，传入于肺则气息喘急，虽分而言之，而三脏各有所主，然合而言之，则总由阴胜之害，而病本皆归于肾。"高度概括了以水肿为主要表现的肾病综合征的中医病机。

当然，对于各种继发性肾病综合征的膏方治疗，也可参照本章进行。

（一）辨证论治

1.脾肾两亏

症状：反复的全身水肿，压之有明显的凹陷，蛋白尿，色苍白，形寒肢冷，食欲不振，大便溏薄，腰酸腿软，神疲乏力，舌淡，苔薄，脉细。

治法：温补脾肾。

【膏方示例】自拟膏方

【来源】窦志芳. 善用膏方［M］北京：军事医学科学出版社，2012：155-156.

【组成】黄芪200g，党参200g，茯苓150g，白术120g，山药150g，黄精150g，生熟地各150g，山茱萸100g，猪苓150g，附子60g，肉桂30g，大腹皮150g，薏苡仁300g，莲子100g，芡实100g，扁豆150g，阿胶100g，龟甲胶200g，鹿角胶100g，鳖甲胶100g，蜂蜜200g。

【制法】上药除胶类和糖类外，其余药物加水煎煮3次，滤汁去渣，加热浓缩为清膏，再将阿胶、龟甲胶、鹿角胶、鳖甲胶加适量黄酒浸泡后隔水炖烊。入清膏和匀，最后加蜂蜜200g，收膏即成。

【用法】每次15~20g，每日2次，开水调服。

2.阴虚火旺

症状：肢体水肿，蛋白尿，小便短赤，口干，疲惫肢软，苔薄黄，脉细数。

治法：滋阴清热。

【膏方示例】豕肝膏

【来源】《本草纲目》

【组成】猪肝尖100g，绿豆200g，陈仓米500g。

【制法】加水同煮如膏。

【用法】每次80~150g，空腹食，每日2~3次。

3.瘀阻水停

症状：面色黧黑，尿少水肿，蛋白尿，形瘦疲惫，食欲不振，唇舌紫暗，脉涩。

治法：活血化瘀，行气利水。

【膏方示例】自拟膏方

【组成】黄芪200g，丹参300g，党参300g，川芎100g，当归100g，泽兰60g，红花60g，桃仁150g，赤芍150g，防己150g，川牛膝150g，五加皮150g，白芍150g，白术150g，茯苓150g，猪苓150g，郁金60g，陈皮60g，佛手100g，砂仁60g，白豆蔻60g，谷芽100g，甘草60g，龟甲胶60g，鹿角胶100g，蜂蜜200g。

【制法】上药除龟甲胶、鹿角胶、蜂蜜外，余药加水煎煮3次，滤汁去渣，合并滤液，加热浓缩为清膏，再加龟甲胶60g、鹿角胶100g、蜂蜜200g，收膏即成。

【用法】每次15~20g，每日2次，开水调服。

（二）病案举隅

冯某，男，62岁，反复水肿伴蛋白尿16年余，外院诊断为肾病综合征并曾给予标准量激素治疗（强的松起始剂量每日55mg），但蛋白尿时有反复，故于2016年11月龚学忠教授处寻求中医治疗，当时强的松服用剂量为每日7.5mg，主诉有反复下肢浮肿、乏力倦怠、泡沫尿间断出现、肾功能基本正常，有高尿酸史、有过数次痛风发作。2016年12月1日给予第一料中药膏方辅助治疗，当时一般情况为：双下肢浮肿时轻时重、但持续不消，冬天手脚冷，纳可多梦，大便干结（平素需要使用开塞露），花剥苔，脉细涩。辨证属脾肾亏虚、湿瘀互结；治拟温补脾肾兼利水化瘀消肿。

处方：党参270g，丹参360g，生黄芪360g，丹皮180g，赤芍180g，红花120g，生山药240g，山茱萸180g，茯苓皮180g，熟地黄200g，冬瓜皮300g，防风160g，制大黄300g，水蛭60生白术240g，杜仲270g，续断240g，狗脊180g，陈皮90g，菟丝子300g，仙灵脾300g，巴戟天180g，猪苓180g，三七粉（冲）60g，生晒参100g，土茯苓300g，粉草薢200g，炒芥子180g，滑石200g，玉米须360g，车前子270g，当归200g，川芎180g，鬼箭羽260g，僵蚕180g，蝉衣60g，金雀根300g，桂枝90g，金樱子300g，益智仁180g，西砂仁（后下）30g，白豆蔻（后下）50g，鸡内金200g，炒麦芽200g，鸡骨草200g，佛手100g，龙眼肉200g，枸杞子180g，天麻120g，锁阳240g，冰糖500g，阿胶（烊化）170g，鹿角胶（烊化）100g。二诊膏方：2017年10月29日患者来龚学忠教授处开取第二料膏方。当时该患者经过龚学忠教授处参羽方加减中药汤剂及去岁膏方调理后，已停用激素8月余。今年来未感冒、腰酸、浮肿均明显减轻，纳可，但有夜寐欠安，大便调；舌淡，苔白腻，脉细。在去岁膏方基础上化裁为主而成方。因阳虚肢冷、浮肿等症状大减，因此去桂枝、冬瓜皮、猪苓等通脉利水或淡渗利水之品，人参剂量减少至60g，另加西洋参60g益气滋阴共用；另伍灵芝、灯心草、远志之属安神；鹿角胶改为60g，陈阿胶改为200g。

三诊膏方：2018年10月26日，中药汤剂及膏方调理2年，多次复查尿常规恢复正常，睡眠改善，二便调。但患者诉活动后汗出较多，特别是手足易出汗，全年因饮食不慎导致痛风发作一次，舌淡红、边有齿痕，苔黄腻，脉细。四诊合参，该患者脾肾阳虚之征已显著改善，但由于病情改善，患者饮食控制又有放松、湿热内生之征兆已显，故膏方随之调整如下：

党参200g，丹参2600g，生黄芪240g，丹皮160g，赤芍160g，红花120g，生山药240g，山茱萸180g，茯苓180g，熟地黄200g，防风160g，生白术240g，杜仲200g，续断240g，狗脊180g，陈皮90g，菟丝子180g，仙灵脾180g，巴戟天180g，猪苓180g，三七粉（冲）60g，生晒参60g，西洋参60g，滑石（包）180g，竹茹100g，玉米须360g，车前子240g，当归200g，川芎180g，蝉衣60g，金雀根300g，五味子90g，地骨皮180g，碧桃干200g，煅龙骨300g，煅牡蛎300g，金樱子300g，益智仁180g，西砂仁（后下）30g，白豆蔻（后下）60g，鸡内金200g，炒麦芽200g，鸡骨草200g，枳壳90g，龙眼肉200g，枸杞子180g，天麻120g，锁阳240g，冰糖400g，阿胶（烊化）200g，鳖甲胶（烊化）60g。

按：肾病综合征属于肾内科难治性疾病，病机复杂多变，其临床辨证不是一劳永逸。比如，病变之初，可能表现为以水肿为主，随即可以转变为以蛋白尿为主；由于抵抗力下降，此类患者极易感受外邪，当是之时，患者的临床表现可以迅速呈现出风热、风寒表证为主的证候。因此，采用膏方辅助治疗该病时一定要注意仔细辨别患者邪正盛衰之主次及轻重缓急，切不可滥用补法，以免留邪；当然，亦不可过用清利攻逐之品，以免伤正。

同时，由于肾病综合征病程长，患者时有西药参与治疗，而西药导致的病机变化亦应引起重视，比如常见的激素、免疫抑制剂等，一般认为短期内会加重患者湿热证表现，日久容易耗伤正气而出现气津亏耗之气阴两虚证，甚至阴阳两虚；波及的脏腑也多，如肺、脾、肝、肾、膀胱、三焦等等。处方之时，需要医家仔细思量。

此例患者，经用激素治疗后病情控制，但是蛋白尿、下肢浮肿反复不消，经龚学忠教授处以参羽方加减化裁及膏方治疗后蛋白尿持续转阴、水肿消退，患者合并出现的入冬肢体冷、乏力倦息、多梦等症状显著改善，显示出中医药在治疗该病方面的优势。

五、泌尿系统疾病膏方组方思路

（一）配方常见加减变化

泌尿系统疾病临床表现常伴有蛋白尿、水肿、血尿、高血压，尿量减少或无尿。

反复不愈的蛋白尿，类似于中医学"尿浊病"范畴，多属于脾肾亏虚、精微不得固摄而流布于下，其治疗应以顾护先后天为主；风邪、湿热、瘀血等标邪亦是该病起伏难愈的重要原因。常选续断、仙茅、仙灵脾、桑寄生、菟丝子、白术、茯苓益肾健脾。风邪与蛋白尿的关系非常密切，对于外感风寒者，加用防风、桂枝、麻黄疏风散寒；外感风热者，加用金银花、连翘、薄荷、牛蒡子疏散风热；咽痛明显者，加用桔梗、木蝴蝶等加强清热利咽之效。湿热留恋较甚者，加猪苓、车前子、茵陈、蒲公英清热利湿。瘀阻肾络者，加用水蛭、地龙通逐肾络。

对于肾性水肿患者，治疗时常用淡渗之品，轻药重投，慎用逐水方药，免其伤及正气，常选生苡仁、冬瓜皮、茯苓皮、车前子、猪茯苓。对兼有湿热者则区别上、中、下三焦病变及血尿情况分别施治：上焦湿热加鱼腥草、黄芩、桑白皮、白茅根、芦根等；中焦湿热加竹茹、黄连等；下焦湿热以血尿表现为主者加白茅根、滑石、大蓟、小蓟等；表现为尿频、尿急者加黄柏、萹蓄、瞿麦、金钱草等。

下焦湿热是尿路感染出现尿频、尿急、尿痛等膀胱刺激征的重要原因，如若患者平素喜好辛辣肥甘或嗜酒，则使得体内湿热更易滋生。本人时常使用的清利下焦湿热药物包括瞿麦、萹蓄、荔枝草、车前草、生苡仁、蒲公英、紫花地丁、白花蛇舌草、鸭跖草等。湿重者，加白术、藿香、佩兰；热重者，加黄柏、菊花；伴有肉眼血尿或镜下血尿者，加白茅根、小蓟、仙鹤草、生地黄；伴有腰痛者，加川续断、桑寄生、杜仲。脾肾阳虚者，常用药物有炙桂枝、熟附子、淮山药、菟丝子、生黄芪；腰痛明显者，加川续断、桑寄生、制狗脊、杜仲以补肾强腰；纳少明显，加焦谷芽、焦麦芽、焦山楂、焦神曲、焦鸡内金、砂仁、蔻仁以消食和胃。热伤肾络者，常用药物有大蓟、小蓟、生蒲黄、生地榆、茅根、芦根、仙鹤草、荠菜花、小槐花、水牛角、石韦、车前草。尿血不止者，可予三七粉，亦可予三七粉与琥珀粉等份和匀，每日分次服用。

久病脉络瘀阻，治疗时当辅以活血化瘀之剂，需在益气滋肾清利的基础上，加用调治气血的药物，例如丹参、红花、川芎、当归、桃仁、赤芍等。此外，在处方用药时还应用温阳化气、宣肺利气、渗湿利窍等方法，使水道通畅，则湿热毒邪排泄于体外，病情才能缓解，可酌加乌药、陈皮、佛手、橘核、小茴香、白芍等药物。一般多采用淡渗利水法、温阳利水法、发表疏风通络利水、益气行水、活血化瘀利水等方法。淡渗利水多选用茯苓皮、生苡仁、猪苓、车前子、冬瓜皮等；温阳、益气利水常选用炮附子、桂枝、干姜、生黄芪等；发表疏风通络利水时常选用荆芥、防风、桂枝、炙麻黄、姜皮等；活血化瘀利水常用活血药如丹皮、丹参、赤芍、川芎、当归、桃仁、红花、莪术、三棱、三七、水蛭、地龙等。

（二）胶类选择

泌尿系统疾病肾阳不足，可选用鹿角胶温阳补虚；阴血不足，可选择黄明胶、阿胶养阴补血；兼潮热盗汗、手足心热可选龟甲胶、鳖甲胶滋阴补血。若血尿酸高者，应尽量减少动物胶类使用，可选择应用素膏。

（三）糖类选择

泌尿系统疾病若湿热及肺热壅盛减少胶类和蜜，可以加冰糖，如若虚中夹实，实邪偏盛调制为清膏；脾气不足者宜选用饴糖；合并糖尿病者可用木糖醇或元贞糖。

（四）细料选择

泌尿系统疾病若细料中选择参类时，若气虚神疲者选用生晒参、灵芝孢子粉；若阳虚怕冷、老年体弱者选用红参；肾阳不足者可选用冬虫夏草、海龙、海马、紫河车等；阴虚内热者选用西洋参、铁皮石斛。

第四节　心血管系统疾病

一、动脉粥样硬化和冠状动脉粥样硬化性心脏病的膏方治疗

动脉粥样硬化是由脂质代谢障碍导致动脉壁增厚变硬、血管腔狭窄的一种病变。冠状动脉粥样硬化性心脏病是冠状动脉血管发生动脉粥样硬化病变而引起血管腔狭窄或阻塞，造成心肌缺血、缺氧或坏死而导致的心脏病，常称"冠心病"。

冠心病属中医"胸痹心痛"等范畴，早在《内经》时期便有对"心痛"的论述，云："邪在心，则病心痛"。"胸痹"则最早见于汉代张仲景所著《金匮要略》，并将其病因病机归纳为"阳微阴弦"，治法以通阳宣痹为主。在此基础上，后世医家对胸痹心痛的认识进一步发展，目前认为该病的发生多与寒邪内侵、饮食不当、情志内伤、年老体虚、劳逸失调有关，其主要病机为心脉痹阻。本病多为本虚标实，虚实夹杂，本虚有气血阴阳之虚，标实有气滞、寒凝、血瘀、痰浊，发作期

多以标实为主，缓解期则以亏虚为主。冠心病多发于中老年人，病情顽固且易反复发作，"急则治标，缓则治本"，在其缓解期适宜选用膏方治疗。

（一）辨证论治

1.心脉瘀阻

症状：心胸刺痛，痛有定处，夜间尤甚，或心痛彻背，背痛彻心，或伴胸闷心悸，舌质紫黯或有瘀斑，苔薄，脉弦涩。

治法：活血化瘀，通脉止痛。

【膏方示例】血府逐瘀膏

【组成】地黄120g，桃仁120，红花120g，当归120g，柴胡120g，牛膝120g，川芎90g，桔梗90g，赤芍120g，枳壳120g，甘草90g，丹参120g，三七120g，地龙90g，蜈蚣30g，全蝎60g，三棱60g，莪术60g，木香90g，延胡索90g，党参120g，黄芪120g，焦山楂120g，陈皮120g，鳖甲胶100g，龟甲胶100g，冰糖250g。

【制法】将上述药材（最后3味除外）加适量水煎煮3次，将这3次煎液过滤去渣取汁合并，加热浓缩成清膏。最后加入鳖甲胶、龟甲胶烊化、冰糖收膏。

【用法】每次10g，每日2次，温开水冲服。

2.气滞心胸

症状：心胸满痛，疼痛阵发，时欲太息，遇情志不遂时容易诱发或加重，或兼有脘腹胀闷，得嗳气或矢气则舒，苔薄或薄腻，脉细弦。

治法：疏肝理气，活血通脉。

【膏方示例】柴胡疏肝膏

【组成】柴胡120g，白芍120g，川芎90g，枳壳90g，陈皮120g，香附90g，炙甘草60g，木香90g，延胡索90g，佛手120g，郁金90g，百合120g，玫瑰花120g，厚朴120g，薤白60g，当归120g，茯苓120g，白术120g，姜半夏120g，丹参120g，三七120g，红花120g，焦山楂120g，焦六曲120g，炒谷芽120g，炒麦芽120g，鳖甲胶100g，龟甲胶100g，冰糖250g。

【制法】将上述药材（最后3味除外）加适量水煎煮3次，将这3次煎液过滤去渣取汁合并，加热浓缩成清膏。最后加入鳖甲胶、龟甲胶烊化、冰糖收膏。

【用法】每晨1匙，温开水冲服。

3.寒凝血瘀

症状：心胸绞痛，痛势较剧，形寒畏冷，手足不温，遇冷则甚，或心悸气短，或冷汗自出，舌苔薄白，脉沉紧或沉涩。

治法：宣痹散寒，通阳止痛。

【膏方示例】瓜蒌薤白膏

【组成】瓜蒌皮120g，薤白120g，桂枝120g，附子120g，细辛30g，郁金120g，枳实90g，延胡索120g，降香120g，丹参120g，川芎120g，红花120g，三棱60g，莪术60g，地龙90g，当归120g，三七120g，黄芪120g，党参120g，六神曲120g，鹿角胶100g，龟甲胶100g，饴糖200g。

【制法】将上述药材（最后3味除外）加适量水煎煮3次，将这3次煎液过滤去渣取汁合并，加热浓缩成清膏。最后加入鹿角胶、龟甲胶烊化、饴糖收膏。

【用法】每晨1匙，温开水冲服。

4.痰浊痹阻证

症状：心胸闷痛，胸闷重而心痛轻，肢重乏力，多体型肥胖，痰多气短，阴雨天易发或加重，伴倦怠，纳呆便溏，口黏，咯吐痰涎。舌体胖大，边有齿痕，苔白腻，脉滑。

治法：通阳泄浊，豁痰宣痹。

【膏方示例】瓜蒌薤白半夏汤合涤痰汤膏方

【来源】《中医膏方学》

【组成】瓜蒌皮120g，薤白120g，半夏120g，胆南星60g，皂角刺60g，石菖蒲200g，陈皮120g，竹茹120g，枳壳120g，枳实120g，丹参120g，桃仁120g，红花120g，川芎120g，葛根200g，地龙60g，莪术60g，泽兰120g，三七120g，水蛭60g，太子参60g，白术120g，茯苓120g，薏苡仁200g，山药120g，北秫米120g，陈皮120g，白扁豆120g，川楝子90g，绿萼梅120g，延胡索120g，旋覆梗120g，佛手120g，谷芽120g，麦芽120g，鸡内金120g，鳖甲胶100g，阿胶100g，冰糖200g。

【制法】将上述药材除鳖甲胶、阿胶及冰糖外，其余药材加适量水煎煮3次，将这3次煎液过滤去渣取汁合并，加热浓缩成清膏，最后加鳖甲胶、阿胶烊化、冰糖收膏即成。

【用法】每日晨起1匙，温开水冲服。

5.气阴亏虚

症状：心胸隐痛，时发时止，心悸气短，倦怠乏力，虚烦不寐，盗汗，头晕耳鸣，口干便秘，舌红，少苔或无苔，脉虚细或结代。

治法：益气补心，滋阴养营。

【膏方示例】五饮煎

【来源】《虚损启微》

【组成】人参100g，白术100g，五味子50g，熟地250g，山药100g，扁豆100g，炙甘草50g，茯苓75g，芍药100g。

【制法】将药材浸泡后加适量水共煎3次，将这3次煎液过滤去渣取汁合并，搅拌均匀，慢火浓缩至稠膏状。

【用法】每次10~15g，温水送服。

6.心肾阳虚

症状：胸闷气短，动则加重，心悸而痛，面色㿠白，神倦畏寒，四肢欠温或肿胀，易汗出，舌质淡胖，边有齿痕，苔白腻或滑，脉沉细。

治法：温补阳气，振奋心阳。

【膏方示例】（1）暖心补阳膏

【来源】周德生，吴兵兵主编．中医膏方全书［M］．长沙：湖南科学技术出版社．2018．

【组成】血竭粉15g，公丁香、淡干姜各24g，野山参、三七各30g，青皮、陈皮、木香、炙甘草各45g，淡附片、川桂枝、细辛、生蒲黄、赤芍、白芍、五灵脂、桃仁、川芎、当归、红花、巴戟天、补骨脂、菟丝子、柴胡、大枣、枳壳、白术、苍术各90g，紫丹参、山药、玉竹、茯苓、党参各150g，黄芪、大熟地黄各300g。

【制法】上药共煎3次，去渣后文火熬糊，入龟甲胶、鹿角胶各150g，饴糖500g，溶化收膏。

【用法】每日晨以沸水冲饮1杯。如遇外感伤风，内伤食滞时停服，病愈后继续服用。服膏期间忌食一切辛辣及生冷食品。

（2）益气温肾膏

【组成】黄芪500g，人参120g，熟附块120g，川桂枝120g，丹参120g，红花120g，参三七120g，当归120g，白芍120g，熟地黄120g，淮山药120g，山茱萸120g，泽泻120g，丹皮120g，五味子90g，白术120g，茯苓120g，陈皮120g，姜半夏120g，龙骨200g，牡蛎200g，生姜90g，焦山楂200g，六曲120g，大枣90g，甘草90g，阿胶200g。

【制法】将上述药材除阿胶外，其余药材加适量水煎煮3次，将这3次煎液过滤去渣取汁合并，加热浓缩成清膏，最后加阿胶烊化、冰糖收膏即成。

【用法】每日晨起1匙，温开水冲服。

（二）病案举隅

翟某，男性，58岁。初诊日期：2007年10月29日。病史：胸骨后压榨性疼痛1天，缓解2月余。患者有高脂血症史10年余，平时不规则服用脂必泰及血脂康等药物，一直未严格检测血脂水平，平时饮酒应酬较多。2月前患者至泰山旅游，在爬山途中突然感觉胸骨后压榨性疼痛明显，伴呼吸不畅，脸色苍白，大汗淋漓。急送至泰安市某医院，查心电图示：急性广泛前壁心梗，急行冠脉造影示：左前降支近段狭窄90%，当时置入金属支架2枚，病情平稳出院。出院后患者坚持服用阿司匹林及波立维等药物。刻下：胸闷心慌偶作，休息后可缓解，无放射至左侧肩胛部，神疲乏力，头晕较显，动则气急，活动后汗出较多，纳谷欠佳，寐安，二便调，舌质暗红，苔少，脉细涩。治宜益气养心，活血化瘀，处方以黄芪四物汤合失笑散加减，拟：

炙黄芪420g，当归210g，川芎210g，熟地黄210g，益母草420g，生蒲黄252g，丹参210g，红花126g，桃仁126g，地龙210g，杜仲210g，桑寄生210g，炙鳖甲126g，羌活126g，独活126g，威灵仙210g，伸筋草420g，炒白术126g，炒白芍126g，党参210g，麦冬210g，女贞子210g，墨旱莲210g，山茱萸126g，苍术420g，黄精420g，鸡血藤210g，续断210g，制狗脊210g，炙甘草126g，玉竹420g，砂仁（后下）42g，木香126g。

另：人参200g，西洋参150g，阿胶250g，藏红花10g，鳖甲胶150g，特级枫斗100g，饴糖250g，收膏。

二诊：2008年12月3日

胸闷心慌不明显，活动后气急明显改善，动则汗出较前好转，仍时有头晕，神疲乏力，无恶心呕吐，纳谷馨，寐安，二便调，舌质淡红，舌薄白，脉细涩。辨证同前，治宜益气养心，活血化瘀，拟：

炙黄芪420g，当归210g，川芎210g，熟地黄210g，益母草420g，生蒲黄252g，丹参210g，红花126g，桃仁126g，地龙210g，杜仲210g，桑寄生210g，炙鳖甲126g，羌活126g，独活126g，威灵仙210g，伸筋草420g，炒白术126g，炒白芍126g，党参210g，麦冬210g，女贞子210g，墨旱莲210g，山茱萸126g，苍术420g，黄精420g，鸡血藤210g，续断210g，制狗脊210g，炙甘草126g，玉竹420g，脱力草210g。

另：人参200g，西洋参150g，阿胶250g，藏红花10g，鳖甲胶150g，特级枫斗100g，饴糖250g，收膏。

按：冠心病虚以心气心阳亏虚为主，兼有心肾阴虚；实以痰、瘀为主，兼有气滞、寒凝。本病的发生多为虚实夹杂，治疗上应抓住标本缓急，孰主孰次之分。本病患者心气亏虚及血瘀并存，故予益气养心、活血化瘀以标本施治。方中黄芪、党参、当归、熟地黄、白术益气养心，川芎、生蒲黄、丹参、红花、桃仁等以活血化瘀，诸药合用，共收益气养心，活血化瘀之功。

【来源】吴银根，方泓. 中医膏方治疗学［M］. 北京：人民军医出版社.
2011.

二、高血压的膏方治疗

高血压病属于中医风眩、眩晕、头痛等范畴，其病势迁延，病因病机甚为复杂，多为本虚标实之证。素体阴阳偏盛偏衰，禀赋不足，脏腑亏损是本病之根本；精神紧张，情志不遂，饮食失节，劳逸无度，环境恶化等为其诱因；这些因素作用于机体导致肝肾阴阳失调，气血逆乱，血行郁滞而发病。病机可归纳为风、火、痰、瘀、虚；病位以肝肾为主，涉及心脾。高血压病大多病程长，久病耗损，气血阴阳有所不足，非一针一药能短时调治，选择膏方甚为适宜。

（一）辨证论治

1.肝阳上亢，化火动风
症状：高血压，头晕头胀，头痛，面红目赤，心烦易怒，耳鸣心悸，健忘失眠，梦扰纷纭，甚则肢软欲仆，手颤，面部肌肉瘛动，语言欠清，步履不稳，苔薄，舌红，脉弦数或弦大。

证型：肝阳上亢，气血上逆，化火动风。

治法：平肝潜阳，息风降逆。

【膏方示例】清热养肝和络膏

【来源】《慈禧光绪医方选议》

【组成】川郁金9g，霜桑叶12g，白术、细生地黄各9g，生杭芍12g，酒当归9g，羚羊角8g，明天麻、川秦艽各6g，炒僵蚕9g，橘红6g，川贝母9g，炒枳壳6g，炒建曲9g，生甘草3g。

【制法】将上述药材（最后3味除外）加适量水共煎3次，将这3次煎液过滤去渣取汁合并，加热浓缩成清膏，加入蜂蜜收膏。

【用法】每晨1匙，温开水冲服。

2.痰饮中阻
症状：高血压，头重头晕，嗜睡，胸闷，胸胁胀满，心悸气短，倦怠乏力，苔薄腻或白腻、浊腻，舌淡胖，脉沉弦滑。

治法：运脾益肾，潜阳化饮。

【膏方示例】茯苓杏仁膏

【来源】《普济方》

【组成】茯苓、杏仁各120g，陈皮90g，竹沥、姜汁各50g，蜂蜜30g。

【制法】水9000ml煎前3味药，取汁3000ml，去渣，入竹沥、姜汁、蜂蜜，和匀熬膏。

【用法】每日3次，每次6g，温开水冲服。

【备注】忌过食生冷。

3.肝肾阴亏，心神失养

症状：高血压，头晕目眩，咽干喉燥，耳鸣心悸，两目干涩，视物昏花，夜寐易醒，多梦，腰膝酸楚，肢麻震颤，苔少，舌干红，脉细弦或细数。

治法：滋肝益肾，宁心安神。

【膏方示例】灵乌二仁膏

【来源】《医方新解》

【组成】灵芝、首乌各500g，核桃仁、薏苡仁各250g。

【制法】将上述药材加适量清水浸泡10小时以上，再按规范要求煎煮去渣取汁，加热浓煎成清膏。

【用法】每日服2次，每次20g。

4.瘀血阻窍

症状：高血压，血压波动不稳定，头胀头痛，胸胁刺痛，面红口唇紫暗，四肢麻木或震颤，半身不遂，苔薄，舌紫暗有瘀斑，脉细涩或弦涩。

治法：活血祛瘀，养血柔肝。

【膏方示例】养阴化瘀膏

【组成】西洋参100g（另煎），鲜铁皮石斛20g（另煎），珍珠母350g（先煎），煅龙骨350g（先煎），煅牡蛎350g（先煎），生地黄250g，天麻120g，决明子300g，桑枝150g，杭白菊120g，山楂250g，葛根250g，海藻150g，怀牛膝200g，白蒺藜150g，钩藤100g，虎杖150g，炒山药300g，生黄芪150g，薏苡仁300g，牡丹皮100g，桃仁100g，当归100g，赤芍100g，白芍100g，生蒲黄100g，玉竹150g，丹参250g，生何首乌200g，泽泻100g，苍术120g，夏枯草200g，知母100g，炒黄柏100g，灵芝破壁孢子粉100g，龟甲胶200g，鳖甲胶200g，冰糖250g。

【制法】将上述药材除西洋参、鲜铁皮石斛、龟甲胶、鳖甲胶、冰糖、灵芝破壁孢子粉外，其余药材加水煎煮3次，滤汁去渣，将这3次滤液合并，加热浓缩为清膏。西洋参另煎，鲜铁皮石斛另煎，冲入清膏中，再将龟甲胶、鳖甲胶研成粗末，加适量水隔水炖烊，冰糖熔化后，均冲入清膏中和匀，最后加灵芝破壁孢子粉收膏即成。瓷罐或玻璃瓶等容器收贮备用，夏季注意放冰箱内存放。

【用法】每次10~20g，每日2次，在两餐之间，用温开水冲服。1个月为1个疗程，或服用至症状消失。

（二）病案举隅

患者夏某，男，68岁，因反复头晕头痛一年、加剧半月于2004年12月11日首次来诊，欲求膏方。患者有高血压病史10年余，平日服用珍菊降压片、雅施达、安内真等药，然血压时有波动，头晕头痛时时发作，近半月来症状加重。刻诊：头晕头痛甚，项背板紧，心烦易怒，球结膜充血，胸闷心悸，心前区不适，手指发麻，多梦，不思饮食，大便干硬，小便量少，舌质红，苔薄白，脉弦细略涩。血压170/100mmHg，心电图示左室高电压、偶发室性早搏，血脂、血糖正常。证属肝肾阴虚、肝阳上亢、心脉瘀阻，治以调补肝肾、平肝潜阳、活血通脉为主。

处方：北沙参300g，生地240g，白芍240g，葛根600g，枸杞子240g，首乌240g，龟板240g，鳖甲180g，灵芝240g，山萸肉240g，熟地240g，当归240g，女贞子600g，桑椹600g，桑寄生600g，牛膝240g，丹参600g，川芎240g，红花60g，泽兰180g，穿山甲120g，玫瑰花60g，三棱240g，莪术180g，全瓜蒌600g，郁金240g，檀香90g，三七120g，玄胡180g，枣仁180g，五味子240g，夜交藤600g，旋覆梗240g，鸡内金240g，谷芽240g，麦芽240g，干地龙240g，天麻240g，杜仲240g，白蒺藜600g，青箱子240g，滁菊花180g，川楝子180g，羚羊角12g。以阿胶130g，鳖甲胶200g，龟胶200g，饴糖250g，黄酒250g，西洋参130g，生晒参70g，胡桃肉200g收膏。早晚空腹各一匙开水冲服或含化，如遇感冒等急性病时暂停服。忌萝卜、茶、猪血、虾蟹、辛辣食物。

2005年11月24日复诊求治膏方。诉服用前方后头晕头痛发作明显减少，其余诸症减轻，血压渐平稳，仅服用珍菊降压片。近两月来因家事操劳头晕再发，欲再求膏方。刻诊：头目晕昏，目糊，项背板紧，胸闷不适，乏力，腰膝酸软，不思饮食，勉强进食则易嗳气、腹胀，大便溏，舌淡红，苔薄白，脉沉细略涩。查血压135/90mmHg，体检B超发现脂肪肝，血脂TG稍高，心电图、血糖正常。证属气阴两虚、肝肾亏损、心脉瘀阻，治以益气养阴、补益肝肾、活血通脉为主。

处方：太子参300g，炒白术300g，茯苓240g，生米仁600g，淮山药600g，北秫米600g，黄芪240g，黄精600g，玉竹240g，枸杞子240g，首乌240g，鳖甲240g，龟板240g，灵芝240g，山萸肉240g，熟地240g，女贞子600g，桑椹600g，桑寄生600g，淮牛膝240g，葛根600g，丹参600g，川芎240g，泽兰180g，当归

240g，赤芍240g，三棱240g，莪术180g，穿山甲120g，瓜蒌皮600g，郁金240g，天麻240g，杜仲240g，干地龙240g，泽泻240g，车前子240g，勾藤240g，白蒺藜600g，青箱子240g，荷叶600g，生山楂600g，虎杖300g，苦参600g，柴胡240g，

以阿胶130g，鳖甲胶200g，龟甲胶200g，饴糖260g，黄酒260g，西洋参130g，生晒参70g，胡桃肉200g，木糖醇260g收膏。服法同前，忌萝卜、茶、猪血、虾蟹、生冷油腻。

按："年四十而阴气自半，起居衰矣"，高血压病患者多年高体衰，本案患者初诊时已年近七旬，精气渐衰，肝肾同源，肾水不足以涵木，则肝阴亦亏，阳无所制，加之患者素体阳盛，风阳上扰；久病耗损，络行不畅，血瘀气滞，清阳失展则发为眩晕，故见头晕头痛，血压升高。本案初诊虚实并见，而以标实为急。故方中以丹参、川芎、红花、泽兰、山甲、三棱、莪术、郁金、三七、玄胡、干地龙活血通脉，玫瑰花、全瓜蒌、檀香宽胸理气；天麻、杜仲、白蒺藜、青箱子、滁菊花、川楝子、羚羊角、枣仁、五味子、夜交藤潜阳息风、平肝安神，现代研究诸药多有降压作用。以上诸药合用以祛标实之急，为权宜之计。北沙参、生地、白芍、葛根、枸杞子、首乌、龟板、鳖甲、灵芝、山萸肉、熟地、当归、女贞子、桑椹、桑寄生、牛膝调补肝肾、滋养阴液，合收膏之胶、糖、参等补虚以顾其本；旋覆梗、鸡内金、谷芽、麦芽理气运脾健胃并助药物吸收。原材料对症，故药后诸症减轻，血压渐平稳。

标实渐去则虚象渐现，加之患者复诊前两月来家事操劳，劳力耗神，故复诊见肝肾气血阴阳虚损之象，清阳不升则发为眩晕，当以调补肝肾气血阴阳治本为主。在上方滋养阴液、调补肝肾、运脾健胃基础上，以太子参、炒白术、茯苓、生米仁、淮山药、北秫米、黄芪益气健脾；调整活血潜阳类药味，加泽泻、车前子清泻余邪，柴胡、八月扎、煨木香、制香附理气活血；荷叶、生山楂、虎杖、苦参等有调脂之功。药后随访病情平稳。两方均显大方图治、缓缓图功之膏方特色，在辨证论治基础上注重传统中医理论与现代医学的结合，消补兼施，消而助补，相得益彰；把握高血压病中医病理机转，注重近期与远期治疗结合，灵活调整药味，药证合拍而收显效。

处方经验

各类肾虚证、亚健康状态是膏方门诊的常见人群，将经验梳理如下：

对于肾虚证患者，其膏方治疗当以补肾为主，或补其阳，或补其阴，或阴阳双补，都需以补药而填精补元、固其根本。个人平时常用的益气温肾阳中药大致包括黄芪、续断、狗脊、杜仲、桑寄生、怀牛膝、仙茅、仙灵脾、菟丝子、巴戟

天、鹿角片、紫河车、锁阳等；对于滋补肝肾之阴者，本人时常用生地黄、熟地黄、山茱萸、女贞子、制黄精、枸杞子、百合、龟甲胶、鳖甲胶等。

对于肾虚证患者在膏方调养之时，个人认为还需注意脾胃功能的调护。脾胃虚寒者，用药不可过于苦寒滋腻；对于脾胃气虚夹有湿热者更应注意，既要注意清化湿热，又要兼顾中焦运化。肾虚证患者时常兼有夜寐不安者，膏方之时余多合以安神，如百合、茯神、合欢皮、酸枣仁、莲子心等；对于情志不悦者，佐以解郁，如制香附、玫瑰花、柴胡、郁金、香附等。

对于青壮年不孕不育、少精滑脱不禁等患者，对于其膏方治疗更应该注意水火相济，切不可浪用血片、鹿茸等燥热升阳之品，盖因阳虚之中多有湿热瘀血，诚所谓"炉火虽熄，但灰中有火"，处方之时需要医者仔细思量。

三、心律失常的膏方治疗

现代医学的心律失常属中医"心悸""怔忡"范畴，主要临床表现为自觉心中悸动，惊惕不安，甚则不能自主的一种病证，一般多为阵发性，情志和劳累常为其诱发因素。其主要病机为气血阴阳亏虚致心失所养，或痰、饮、火、瘀阻滞心脉，扰乱心神。其病本在于心，且与肝、胆、胃、肾等脏腑的功能紊乱有密切关系，病性属本虚标实，心气不足、气血两虚或脾肾阳虚为本，风邪或温热邪毒、痰浊痰热、气滞血瘀为标。心律失常是多种心血管疾病常见的临床表现，而恶性心律失常也是心血管疾病致死的主要原因。房性早搏、室性早搏及心房颤动是心律失常中最常见的类型，临床上主要表现为心悸、乏力、胸闷、头晕等症状。抗心律失常药物是治疗心血管疾病的重要环节，但存在着比较严重的毒副作用，以造成心律失常最为突出。大量临床实践研究表明，中医药在治疗心律失常方面具有整体调节作用，毒性和不良反应相对较少。而采用中药治疗可发挥养心复脉的调节作用，膏方尤以滋补见长，且服用较一般汤剂方便。

（一）辨证论治

1.气虚血瘀

症状：心悸心慌，胸闷气短，胸痹胸痛，神疲倦怠，心神不宁，怵惕躁动，舌暗，苔薄白，脉细缓或细结。

治法：益气养血，活血化痰，安神定志。

【膏方示例】复脉膏

【来源】华浩明. 冬令滋补进膏方［M］. 太原：山西科学技术出版社，1995.

【组成】太子参150g，黄芪90g，生白术300g，生薏苡仁300g，淮山药300g，北秫米300g，防风90g，五味子90g，鳖甲90g，龟板90g，山萸肉90g，玉竹120g，枸杞子120g，首乌120g，白芍120g，灵芝120g，怀牛膝120g，黄精300g，桑寄生300g，女贞子300g，桑椹子300g，丹参300g，益母草300g，川芎120g，当归120g，地龙120g，酸枣仁120g，泽兰90g，赤芍90g，丹皮90g，柏子仁90g，合欢花90g，绿萼梅90g，檀香90g，夜交藤300g，龙齿300g，郁金120g，旋覆梗120g，鸡内金120g，瓜蒌皮300g，麦芽300g，谷芽300g，生晒参50g，阿胶100g，鳖甲胶150g，龟甲胶150g，木糖醇200g。

【制法】将上述材料（除生晒参、阿胶、鳖甲胶、龟甲胶、木糖醇外）加适量水煎煮3次，将这3次煎液过滤去渣取汁合并，生晒参小火另煎，合并煎液，一起加热浓缩成清膏，阿胶、鳖甲胶、龟甲胶烊化，木糖醇融化后冲入清膏，收膏即成。

【用法】每日晨起1匙，温开水冲服。

2.气阴两虚

症状：心悸心慌，胸闷气短，夜寐不安，多梦，心烦易躁，汗出口干，胃纳不馨，肢软乏力，苔薄或薄黄，舌红或淡红，脉细数或细结。

治则：滋阴和阳，益气养血，宁心定志。

【膏方示例】炙甘草膏

【来源】林赟霄，杨娟，王佑华等．周端教授应用膏方治疗心悸经验拾零［J］．西部中医药，2016，29（4）：60-62.

【组成】太子参120g，生黄芪150g，生白术300g，茯苓300g，生薏苡仁300g，北秫米300g，淮山药300g，防风90g，黄精300g，玉竹120g，枸杞子90g，首乌90g，灵芝120g，白芍120g，五味子90g，山茱萸90g，鳖甲90g，龟甲90g，桑椹子300g，怀牛膝300g，女贞子300g，桑寄生300g，丹参300g，川芎90g，泽兰90g，当归90g，玫瑰花90g，生牡蛎300g，酸枣仁120g，合欢花120g，六神曲150g，谷芽300g，麦芽300g，鸡内金120g，梅花90g。辅料：阿胶100g，鳖甲胶150g，龟甲胶150g，木糖醇300g，西洋参150g，北虫草100g，生晒参100g，灵芝孢子粉30g，山楂精2盒，羚羊角粉10g。

【制法】将上述材料（除西洋参、北虫草、生晒参、灵芝孢子粉、羚羊角粉、阿胶、鳖甲胶、龟甲胶、木糖醇、山楂精外）加适量水煎煮3次，将这3次煎液过滤去渣取汁合并，西洋参、北虫草、生晒参小火另煎，与灵芝孢子粉、羚羊角粉合并煎液，一起加热浓缩成清膏，阿胶、鳖甲胶、龟甲胶烊化，木糖醇、山楂精融化后冲入清膏，收膏即成。

【用法】每日晨起1匙，温开水冲服。

3.痰瘀阻络

症状：胸闷胸痛，心悸心慌，头晕眼花，左肩臂及背部胀闷痛麻，纳呆脘痞泛恶，苔白腻，舌红质暗淡，脉弦缓或弦滑或迟或结代。

治法：益气通阳，涤痰化饮，活血通络。

【膏方示例】血府逐瘀膏

【来源】秦伯未著；张玉萍，鲍健欣点校.秦伯未膏方集［M］.福州：福建科学技术出版社.2007.

【组成】生黄芪300g，丹参120g，桃仁90g，酸枣仁90g，红花90g，川芎90g，赤芍90g，白芍90g，川牛膝90g，当归90g，生地黄90g，枳壳90g，柴胡90g，瓜蒌皮90g，广地龙90g，生蒲黄90g，葛根90g，延胡索90g，郁金90g，煅龙骨250g，煅牡蛎250g，青皮45g，鳖甲胶90g，鹿角胶90g，冰糖250g。

【制法】将上述材料（除鳖甲胶、鹿角胶、冰糖外）加适量水煎煮3次，将这3次煎液过滤去渣取汁合并，西洋参、北虫草、生晒参小火另煎，与灵芝孢子粉、羚羊角粉合并煎液，一起加热浓缩成清膏，鳖甲胶和鹿角胶烊化，冰糖融化后冲入清膏，收膏即成。

【用法】每日晨起1匙，温开水冲服。

4.阳虚血瘀

症状：心悸眩晕，胸脘痞闷，痰多气短，形寒肢冷，胸痛彻背，背部寒冷，神疲少气肢软，水肿尿少，泛恶吐涎，苔薄白或白腻滑，脉弦迟、结、代、沉。

治法：温通心阳，宣化痰浊，活血通脉。

【膏方示例】

【来源】屠执中.颜德馨膏方精华［M］.北京：中国中医药出版社.2009.

【组成】人参90g，王不留行90g，桔梗60g，淡附片120g，威灵仙90g，牛膝60g，毛冬青300g，皂角刺90g，生蒲黄（包）90g，川桂枝150g，炙麻黄90g，三棱90g，莪术90g，黄芪300g，苍术90g，白术90g，生地150g，熟地150g，细辛90g，柴胡90g，玉竹150g，白芍120g，枳壳60g，降香30g，当归90g，菖蒲90g，桃仁90g，炙甘草60g，决明子300g，益母草150g，生半夏90g，生山楂150g，红枣90g，干姜24g，川芎90g，陈皮90g，炙地鳖45g，红花90g，薤白90g，龟甲胶90g，鹿角胶90g，饴糖500g。

【制法】将上述材料（除人参、龟甲胶、鹿角胶、饴糖外）加适量水煎煮3次，将这3次煎液过滤去渣取汁合并，人参小火另煎，合并煎液，一起加热浓缩成清膏，龟甲胶、鹿角胶烊化，饴糖融化后冲入清膏，收膏即成。

【用法】每日晨起1匙，温开水冲服。

5.心肾阳虚

症状：心悸怔忡，心中空虚，状如惊恐，面色㿠白，胸闷气短，形寒肢冷，苔薄白，舌淡嫩胖，脉散大无力或虚迟过缓。

治法：温肾阳以鼓动心阳，宁心神以安抚心脉。

【膏方示例】

【来源】宣丽华. 徐志瑛膏方经验［M］. 北京：中国中医药出版社，2012.

【组成】麦冬150g，五味子60g，淮小麦300g，炙甘草90g，生地黄200g，熟地黄200g，仙灵脾100g，巴戟天100g，当归150g，知母120g，黄柏120g，生黄芪300g，桃仁60g，酸枣仁300g，白芍100g，牡丹皮150g，丹参150g，山萸肉120g，山药120g，泽泻150g，夜交藤400g，远志120g，合欢皮300g，合欢花100g，黄连100g，桂枝100g，白术300g，白芍100g，细辛30g，通草60g，佛手100g，焦山楂150g，焦神曲150g，炒鸡内金100g，炒谷芽150g，炒麦芽150g，生龙骨（先煎）300g，生牡蛎（先煎）300g，肉桂30g，仙茅100g，百合200g，柴胡120g，枳实100g，郁金100g，石菖蒲100g，生晒参100g，西洋参100g，阿胶150g，龟甲胶100g，蜂蜜600g。

【制法】将上述材料（除生晒参、西洋参、阿胶、龟甲胶、蜂蜜外）加适量水煎煮3次，将这3次煎液过滤去渣取汁合并，生晒参、西洋参小火另煎，合并煎液，一起加热浓缩成清膏，阿胶、龟甲胶烊化，蜂蜜融化后冲入清膏，收膏即成。

【用法】每日晨起1匙，温开水冲服。

6.肝郁血虚

症状：胸闷心悸，失眠多梦，短气乏力，胁肋胀痛，情绪低落抑郁，胸闷太息，咽喉梗阻，妨于吞咽，嗳气噫气，纳呆脘痞，月经失调，甚则经闭不行，苔薄白或薄黄，舌红，脉弦细结代或沉细结代。

治法：疏肝解郁，养血活血，宁心安神。

【膏方示例】柴胡疏肝二仙膏

【来源】褚田明. 周端应用膏方治疗心律失常验案二则［J］. 中西医结合心脑血管病杂志，2012，10（7）：882-882.

【组成】柴胡120g，炒白芍150g，当归100g，川芎120g，制香附120g，枳实150g，青蒿150g，苦参150g，益母草180g，竹茹120g，丹参150g，制狗脊120g，杜仲120g，桑寄生150g，木香60g，谷芽150g，麦芽150g，鸡内金120g，白术150g，茯苓150g，党参150g，仙茅150g，仙灵脾150g，知母120g，黄柏120g，生龙骨150g，远志120g，首乌藤200g，炙甘草90g，人参200g，西洋参200g，阿胶

200g，特级枫斗100g，饴糖200g，龙眼肉100g。

【制法】将上述材料（除人参、西洋参、龙眼肉、阿胶、枫斗、饴糖外）加适量水煎煮3次，将这3次煎液过滤去渣取汁合并，人参、西洋参小火另煎，合并煎液，一起加热浓缩成清膏，兑入烊化后的阿胶，饴糖融化后冲入清膏，收膏即成。

【用法】每日晨起1匙，温开水冲服。

（二）病案举隅

患者程某，女，69岁。2006年12月就诊。活动后心慌3年余，气短乏力明显。查心电图示：窦性心律，室性早搏。24小时动态心电图示：室性早搏5844次/24小时。遂予服用拜阿司匹林100mgqd治疗。刻下：胸闷心慌时作，心中悸动不安，疲倦乏力，面色少华，时有胃脘部不适，泛酸，夜寐差，二便调。舌淡红苔薄，脉细。拟：

黄芪150g，太子参120g，麦冬120g，丹参150g，淮小麦300g，姜半夏150g，酸枣仁300g，五味子140g，远志150g，琥珀粉60g，石菖蒲120g，黄连60g，吴茱萸30g，海螵蛸150g，苦参150g，地锦草150g，仙鹤草150g，焦六曲150g，鸡内金150g，灵芝150g，杜仲150g，桑寄生150g，牛膝300g，蒲黄200g，煅龙骨300g，煅牡蛎300g。

另：北虫草100g，枫斗100g，西洋参100g，阿胶150g，龟甲胶100g，冰糖300g，黄酒300g，收膏。

二诊：2007年12月。刻下：胸闷心慌及心中悸动症状较前减轻，气短乏力好转，精神状态较前好转，劳累后仍心慌时作，纳可、夜寐不馨，舌淡苔薄，脉细。辨证同前，拟：

黄芪150g，太子参120g，麦冬120g，丹参150g，淮小麦300g，姜半夏150g，枣仁300g，五味子140g，远志150g，琥珀粉60g，石菖蒲120g，当归200g，炒白芍150g，黄连60g，吴茱萸30g，海螵蛸150g，苦参150g，地锦草150g，仙鹤草150g，佛手120g，玫瑰花90g，焦六曲150g，鸡内金150g，灵芝150g，杜仲150g，桑寄生150g，牛膝300g，蒲黄200g，煅龙骨300g，煅牡蛎300g，荷叶150g。

另：北虫草100g，枫斗100g，西洋参100g，阿胶150g，龟甲胶100g，冰糖300g，黄酒300g，收膏。

按：心悸的病理变化包括虚实两个方面，虚者为气、血、阴、阳亏损，使心失所养；实者为痰火扰心、水饮上凌、心血瘀阻，使气血运行不畅。而痰饮和瘀血又是重要病理产物，痰瘀阻滞是本病的中心病理环节。《证治汇补·惊悸怔忡》

曰："人之所主者心，心之所养者血，心血一虚，神气失守，神去则舍空，舍空则郁而停痰，痰居心位，此惊悸之所以肇端也。"《济生方·惊悸论治》指出："惊悸者，心虚胆怯之所致也。"《景岳全书·怔忡惊恐》认为怔忡由阴虚劳损所致，且"虚微动亦微，虚甚动亦甚"。而临床多为虚实夹杂，以本虚标实为主。本案患者为老年女性，阳常有余，阴常不足，气血阴阳亏虚，治疗当益气养阴为主，兼以滋补肝肾，补益气血。故以黄芪生脉散合归脾汤加减以益气养阴，补益气血，方中黄芪以益气助阳，补益心气；太子参、麦冬、五味子合用以益气敛气，养阴生津；丹参、川芎活血化瘀、行气开郁；远志定心气，止惊悸；龙骨、牡蛎镇心安神；精神疲惫，手足不温，苔薄白，脉细，此阴阳两虚之证也，治拟滋肾养肝，调补阴阳，药用杜仲、桑寄生、牛膝、鹿角、淫羊藿、菟丝子等益肾以行气血；金钱草、仙鹤草健胃消痞；加用苦参、黄连等具有抗心律失常作用的中药，以增强临床疗效。综观全方，药证合拍，丝丝入扣，故见效尤著。

四、慢性心力衰竭的膏方治疗

慢性心力衰竭，又称慢性充血性心力衰竭（CHF），是指心脏结构或功能异常导致心室充盈或射血分数减少的临床综合征，是多种心血管疾病发展的终末阶段，以胸痛、心悸、气促、水肿、尿少为主要临床表现。在中医上可以归结于喘证、心悸、胸痹、痰饮、水肿等范畴。各医家对其病因病机的认识不一，但多为虚实夹杂、本虚标实，如周端[1]教授认为心衰是心气（阳）虚为本，水饮瘀血为标的本虚标实证。因慢性心力衰竭病程较长，病情迁延难愈，久病必损伤人体正气，耗伤气血，脏腑亏虚，非短时用药可以调治，因此可以使用滋补效果较强、易存易携、口味怡人、服用方便的膏方来治疗，但膏方见效缓慢，不能用于急症的治疗，只可用于慢性心力衰竭稳定期、心功能Ⅱ~Ⅲ级的治疗[2]。

（一）辨证论治

根据《中药新药临床研究指导原则》[3]，将慢性心力衰竭分为以下七种证型，分别论治。

1.心肺气虚

症状：心悸，气短，乏力，动则尤甚，或见神疲乏力，声低懒言，自汗，少咳，纳呆，面色淡白，舌淡暗，体胖或边有齿痕，苔白，或唇舌淡紫，脉细弱无力，或涩或结。

治法：补益心气、宣肺平喘。

【膏方示例】（1）保元汤膏方

【来源】周端. 中医膏方学［M］. 北京：中国中医药出版社，2014：29-54.

【组成】黄芪450g，党参300g，黄精300g，白术300g，茯苓150g，丹参150g，桃仁90g，红花90g，赤芍90g，丹皮150g，当归尾90g，地龙30g，全蝎30g，穿山甲60g，佛手150g，香橼皮150g，砂仁150g（后下），紫苏梗300g，陈皮150g，谷芽200g，麦芽200g，山楂150g，焦六神曲150g，生晒参150g，西洋参150g，红参200g，藏红花90g，阿胶200g，龟甲胶150g，鳖甲胶150g。

【制法】将上述材料（除西洋参、红参、藏红花、阿胶、龟甲胶、鳖甲胶外）加适量水煎煮3次，将这3次煎液过滤去渣取汁合并，西洋参、红参小火另煎，合并煎液，藏红花研成细粉调入，一起加热浓缩成清膏，最后阿胶、龟甲胶、鳖甲胶烊化后冲入清膏，收膏即成。

【用法】日晨起1匙，温开水冲服。

（2）人参蛤蚧散

【组成】人参300g，蛤蚧30对，川贝母300g，茯苓150g，黄芪150g，三七粉150g，杏仁300g，甘草150g，佛手150g，砂仁（后下）150g，陈皮150g，谷芽200g，麦芽200g，焦六神曲240g，红花90g、生晒参200g，西洋参200g，藏红花100g，阿胶200g，龟甲胶200g，鳖甲胶100g。

【制法】将上述材料（除人参、西洋参、藏红花、阿胶、龟甲胶、鳖甲胶外）加适量水煎煮3次，将这3次煎液过滤去渣取汁合并，西洋参、人参小火另煎，合并煎液，藏红花研成细粉调入，一起加热浓缩成清膏，最后阿胶、龟甲胶、鳖甲胶烊化后冲入清膏，收膏即成。

【用法】每日晨起1匙，温开水冲服。

2.气阴两虚

症状：心悸气短，疲乏，动则汗出，自汗或盗汗，伴口干心烦，五心烦热，倦怠乏力，声息低微，少寐，舌暗红，苔少或无苔，脉细弱数，或疾或促，或结或代。

治法：补益心气、滋养心阴。

【膏方示例】元德膏

【来源】《串雅内编》

【组成】人参200g，当归200g，麦冬200g，五味子50g。

【制法】将上述材料加适量水煎煮3次，将这3次煎液过滤去渣取汁合并，加热浓缩成膏。

【用法】每次10g，每日服用两次。

3.心肾阳虚

症状：心悸，短气乏力，动则气喘，畏寒肢冷，肢体浮肿，小便不利，神疲乏力，或胸闷涩痛，纳呆，腹胀，右胁下隐痛胀满，腰膝酸冷，唇甲青紫，面色青灰，舌淡胖或有齿印，苔白或微腻，脉沉细或迟。

治法：温阳化湿、平喘利水。

【膏方示例】防己黄芪汤合真武汤膏方

【来源】吴银根，方泓. 中医膏方治疗学［M］. 北京：人民军医出版社，2011：170-190.

【组成】黄芪420g，制附片210g，防风210g，防己210g，炒白术140g，云茯苓210g，当归210g，炒白芍126g，葶苈子210g，川芎210g，丹参210g，泽泻210g，川桂枝126g，大腹皮210g，川厚朴120g，杜仲210g，桑寄生210g，仙茅210g，淫羊藿210g，姜半夏140g，枳实210g，竹茹210g，制狗脊280g，葛根280g，煅龙骨210g，煅牡蛎210g，益母草420g，瘪桃干280g，威灵仙210g，青蒿280g，苦参210g，三棱210g，莪术210g，炙甘草140g，人参150g，西洋参100g，红参50g，藏红花20g，鳖甲胶100g，阿胶300g，冰糖250g。

【制法】将上述材料（除人参、西洋参、红参、藏红花、鳖甲胶、阿胶、冰糖外）加适量水煎煮3次，将这3次煎液过滤去渣取汁合并，人参、西洋参、红参小火另煎，合并煎液，藏红花研成细粉调入，一起加热浓缩成清膏，最后阿胶、鳖甲胶烊化后加入，冰糖融化后冲入清膏，收膏即成。

【用法】每日晨起1匙，温开水冲服。

4.气虚血瘀

症状：心悸气短，身倦无力，少气懒言，胸胁部常见固定痛处，疼痛如刺，痛处不移而拒按，颈部青筋暴露，胁下痞块，下肢浮肿，面色淡白或晦滞，舌质紫暗或有瘀点、瘀斑，脉涩或结代。

治法：益气活血，通脉止痛。

【膏方示例】（1）黄芪四物汤合失笑散膏方

【来源】吴银根，方泓. 中医膏方治疗学［M］. 北京：人民军医出版社，2011：170-190.

【组成】炙黄芪400g，当归200g，川芎200g，熟地黄200g，益母草400g，生蒲黄250g，丹参200g，红花120g，桃仁120g，地龙200g，杜仲200g，桑寄生200g，炙鳖甲120g，羌活120g，独活120g，威灵仙200g，伸筋草400g，炒白术120g，炒白芍120g，党参200g，麦冬200g，女贞子200g，墨旱莲200g，山茱萸120g，苍术400g，黄精400g，鸡血藤200g，续断200g，炙狗脊200g，炙甘草

120g，玉竹400g，砂仁（后下）40g，木香120g，人参200g，西洋参150g，阿胶250g，藏红花10g，鳖甲胶150g，特级枫斗100g，饴糖250g，收膏。

【制法】将上述材料（除红花、人参、西洋参、阿胶、藏红花、鳖甲胶、饴糖外）加适量水煎煮3次，将这3次煎液过滤去渣取汁合并，人参、西洋参小火另煎，合并煎液，红花研成细粉调入，一起加热浓缩成清膏，最后阿胶、鳖甲胶烊化后加入，饴糖融化后冲入清膏，收膏即成。

【用法】每日晨起1匙，温开水冲服。

（2）黄芪六君子汤合血府逐瘀汤膏方

【组成】西洋参90g（另煎冲），苍、白术各90g，黄芪300g，赤芍90g，川连24g，怀牛膝90g，生蒲黄（包）150g，三棱90g，莪术90g，生甘草45g，粉丹皮90g，红花90g，冬虫夏草30g，黑山栀90g，柴胡90g，炙鳖甲150g，丹参150g，法半夏90g，莲子芯45g，虎杖150g，佛手45g，鸡内金90g，决明子300g，郁金90g（矾水炒），生麦芽300g，生山楂150g，大生地300g，檀香15g，炒枳壳60g，川芎90g，玉竹150g，杏仁90g，桃仁90g，桔梗45g，茯苓90g，降香30g，青皮45g，陈皮45g，当归90g，石菖蒲90g，香附90g，香橼皮90g，鳖甲胶90g，阿胶90g，白纹冰500g。

【制法】将上述材料（除西洋参、红花、冬虫夏草、鳖甲胶、阿胶、白纹冰外），加适量水煎煮3次，将这3次煎液过滤去渣取汁合并，西洋参小火另煎，合并煎液，红花、冬虫夏草研成细粉调入，一起加热浓缩成清膏，最后阿胶、鳖甲胶烊化后加入，白纹冰融化后冲入清膏，收膏即成。

【用法】每日晨起1匙，温开水冲服。

5.阳虚水泛

症状：心悸气喘或不得卧，咯吐泡沫痰，畏冷肢凉，面浮肢肿，烦躁汗出，颜面灰白，口唇青紫，尿少腹胀，或有腹水、胸水，便溏，舌淡暗或暗红，苔白滑，脉细促或结代。

治法：温肾健脾，化饮利水。

【膏方示例】喘证2号方膏方

【来源】郝鑫．陈守强．喘证2号膏方治疗慢性心力衰竭体会［J］．山西中医．2011，27（10）：41-42．

【组成】黄芪450g，茯苓300g，泽泻300g，车前子300g，葶苈子300g，大腹皮300g，白鲜皮300g，蛇床子300g，苦参300g，甘松300g，乌贼骨300g，生龙骨（先煎）300g，生牡蛎（先煎）300g，川芎150g，冬瓜皮150g，五味子150g，肉桂120g，五加皮120g，木香90g，黄连60g，炙甘草60g，丹参200g。

另：阿胶500g，蜂蜜200g，黄酒200g。

【制法】将上述材料（除阿胶、蜂蜜、黄酒外）加适量水煎煮3次，将这3次煎液过滤去渣取汁合并，一起加热浓缩成清膏，最后阿胶经黄酒烊化后，冲入清膏中，最后加入蜂蜜，收膏即成。

【用法】每日晨起1匙，温开水冲服。

6.痰饮阻肺

症状：心悸气急，咳嗽喘促，不能平卧，咯白痰或痰黄黏稠，胸脘满闷，纳呆呕恶，头晕目眩，或神昏癫狂，喉中痰鸣，或发热口渴，尿少浮肿，舌暗淡或绛紫，苔白腻或黄腻，脉弦滑或滑数。

治法：祛痰降逆，宣肺平喘。

【膏方示例】苏子降气汤膏方

【来源】周端. 中医膏方学［M］. 北京：中国中医药出版社，2014：29-54.

刘蕾. 苏子降气汤加减治疗慢性心力衰竭（痰饮阻肺证）的临床观察［D］. 黑龙江中医药大学，2019.

【组成】紫苏子300g，桑白皮100g，厚朴100g，茯苓300g，泽泻150g，当归300g，黄芪200g，羌活150g，肉桂100g，白术200g，川椒150g，桔梗100g，葶苈子250g，甘草100g，白豆蔻100g，丹参100g，川芎100g，生晒参200g，西洋参200g，阿胶300g，鹿角胶100g，冰糖300g。

【制法】将上述材料（除生晒参、西洋参、阿胶、鹿角胶、冰糖外）加适量水煎煮3次，将这3次煎液过滤去渣取汁合并，生晒参、西洋参小火另煎，合并煎液，一起加热浓缩成清膏，最后阿胶、鹿角胶经烊化，冲入清膏中，最后冰糖融化加入，收膏即成。

【用法】每日晨起1匙，温开水冲服。

7.阴竭阳脱

症状：心悸喘憋不得卧，呼吸急促，张口抬肩，烦躁不安，精神萎靡，表情淡漠，大汗淋漓，面色青灰或苍白，唇甲青紫，尿少或无，四肢厥冷，舌淡胖而紫，脉沉细欲绝。

此证型属于危重证候，此证发生时的缺氧和严重呼吸困难是致命的威胁，膏方治疗效果不大，应根据急性心力衰竭诊疗指南采取有效措施进行治疗，故此不推荐使用膏方。

（二）病案举隅

患者，女，72岁，2012年12月20日初诊，有高血压病三十余年，冠心病、心功能III级十余年，长期服用西药，刻下：动则气喘汗出，难以平卧，颜面及肢体浮肿，胸闷，偶有心前区疼痛，痛有定处，腹胀纳差，腰酸肢软，怕冷，大便溏薄，舌质淡偏紫，边有齿印，苔薄脉细。证属心肾阳虚，水气凌心，治拟益气活血，温阳利水，补肾纳气，处方如下：党参15g，黄芪30g，生白术30g，北秫米30g，黄精30g，丹参30g，瓜蒌皮30g，万年青根30g，毛冬青30g，猫人参30g，枸杞子12g，首乌12g，川芎12g，郁金12g，葶苈子12g，干地龙12g，旋覆梗12g，泽兰9g，檀香9g，苏子9g，佛手9g，补骨脂15g，三七6g，穿山甲6g，大腹皮6g，桂枝3g，附子3g，桑寄生30g，桑椹子30g，泽泻9g，石斛12g，玫瑰花12g，谷麦芽30g，六神曲15g，鸡内金30g。上方15剂，以阿胶100g，鳖甲胶150g，龟甲胶150g，生晒参150g，西洋参150g，灵芝孢子粉20g，蛤蚧3对，桂圆肉70g收膏，早晚饭前各服一匙，温开水冲服，若遇感冒或心衰急性发作等急症则停服。

2013年12月12日复诊，患者气喘心悸较前明显好转，胸闷亦有减轻，自诉近一年中感冒发作明显减少，其余诸症均有好转，上方加天麻12g，钩藤15g，红花6g加强血压控制和活血膏方一料再进。

按：患者老年女性，心气亏虚，故有气促胸闷，动则汗出，心肾阳虚，故有腰膝酸软，周身怕冷，阳虚不能蒸化水液，故有面浮肢肿，气虚推动血液无力，阳虚寒凝血脉，故见心前区疼痛且痛有定处，中焦气机运化不畅，故有腹胀纳差，舌脉皆为佐证。方中党参、生晒参、黄芪、白术补中益气，附子、桂枝、补骨脂、蛤蚧温壮心肾之阳，黄精、枸杞子、首乌、石斛等滋阴填精以使阴阳平衡，丹参、瓜蒌皮、檀香、郁金、佛手等宽胸理气，佐以川芎、地龙、穿山甲、三七行气活血、化瘀止痛，万年青根、毛冬青、猫人参、葶苈子强心利水，大腹皮、泽泻渗利水邪，最后以旋覆梗、玫瑰花、谷麦芽、六神曲、鸡内金等健运脾胃以助诸药吸收，全方攻补兼施，阴阳平调，标本兼治，原材料对证，故药后患者诸症好转，病情减轻。

【来源】魏易洪，曹敏，苑素云，周端.周端教授膏方治疗慢性心衰经验拾零［J］.时珍国医国药，2015，26（05）：1222-1223.

五、心血管疾病膏方治疗组方思路

（一）配方常见加减变化

心血管疾病痰湿之邪壅滞者，当先健脾化湿；胃纳不佳，食欲不振者，先调理脾胃中气；外感者，应先驱邪外出。心功能异常多因心气亏虚、脾胃功能失调、血脉瘀阻致脾胃虚弱或健运失常，然而膏方中的补气重剂、胶类、糖类太过滋腻，易于壅滞胃气，且药物必须经过脾胃的运化才能发挥疗效。因此用膏方治疗时，必须十分注重顾护胃气，可选用鸡内金、六神曲、焦山楂、炒谷芽、炒麦芽等消谷化食之品，兼有胃脘胀满不适者，加用佛手、香橼皮、砂仁、紫苏梗、木香等理气导滞药物。

怔忡乃阴虚劳损所致，治疗调护上宜"养气养精，滋培根本"为主。心悸的治疗，倡导在益气养阴的基础上，兼及清热、化痰、行瘀、安神、补肾等方面以治疗各类心律失常。治疗心律失常时也可心病从肝论治。其肝脏疏泄不及者，采用疏肝理气解郁之法使其气机调畅，气血和调，心脉通畅。而对于肝脏疏泄太过，气机逆乱而致肝火上炎，肝阳上亢，脾气暴躁，容易发火者，采用清肝泻火、平肝潜阳之法使其肝气冲和，肝体充实，气血畅通，如加用柴胡、川楝子、黄连、竹茹、菊花等。心律失常也从肾论治。中医学认为肾为先天之本，水火之宅，内藏真阴，心血依赖肾之阴精的本养。心律失常的患者多数都是年老久病之人，久病及肾，肾中气血阴阳才比较亏虚，在治疗时强调补肾为先就显得格外重要，肾气隆盛，则心阳振奋，脾得温煦。从培补肾之气血阴阳入手，使肾元得固，心肾相交，而达到悸动止而心自安之效。故其在临证时常用二仙汤、真武汤、二至丸、金匮肾气丸等方剂加减治疗各类心律失常，特别房性、室性早搏和房颤等也可收到意想不到的效果，杜仲、制狗脊、桑寄生、知母、黄柏、仙茅、淫羊藿是常用之品。

对于心律失常后期心功能不全的患者，属"水饮内停"，故治疗时，应注重扶正固本，不可本末倒置，一味攻逐，中伤正气，故方中益气温阳与利水消肿的药物多同时运用，如加用附子、桂枝、干姜等。须顾护脾胃之气，将"健脾益气"的原则贯穿理、法、方、药之中。顾护胃气能使后天资生有源，中气斡旋得复，顽疾始有转机，加用米仁、麦芽、鸡内金等；注重气、血与水饮之间的关系，遣方用药时在利水消肿的同时不忘加入行气活血之药，以取其"气行则水行""气行则湿化""血不利则为水"之意。故在遣方用药时常用厚朴、益母草、大腹皮等以行气活血利水。

慢性心力衰竭是心脏疾病的终末期，常合并高血糖、高血压、高血脂等疾病，用药要注意对症治疗。

常见加减用药如下，可供参考。

（1）头晕头痛者，可考虑加入葛根、蔓荆子、白芷。

（2）痰多舌强者，可考虑加入石菖蒲、远志、僵蚕。

（3）面红烘热、汗出者，可考虑加入鳖甲、地骨皮、龙骨、牡蛎。

（4）耳聋者，可考虑加入夏枯草、龙胆草、磁石。

（5）心悸怔忡者，可考虑加入柏子仁、炒枣仁、炙甘草、龙齿、牡蛎、珍珠母、紫贝齿。

（6）心动过缓、脉沉迟者，加附子、麻黄、细辛。

（7）胸闷脘痞者，可考虑加入瓜蒌皮、黄连、枳壳。

（8）心前区闷痛加檀香、旋覆花、当归；胸痛如针刺，加桃仁、西红花、三七、生蒲黄、乳香、没药、土鳖虫、赤芍。

（9）心神不宁者，可考虑加入丹参、淮小麦、酸枣仁、远志、茯神。

（10）心烦易躁者，可考虑加入麦冬、黄连、石决明、栀子、丹皮。

（11）心烦口苦、盗汗者，可考虑加入丹皮、知母、黄连、地骨皮。

（12）少寐多梦者，可考虑加入柏子仁、酸枣仁、茯神、琥珀、牡蛎、龙齿、百合、夜交藤。

（13）痰多清稀，加干姜、川椒目、细辛。

（14）痰多、口黏、苔腻，加厚朴、川贝母、姜半夏。

（15）胀满者，可考虑加入焦山楂、焦六曲、枳实、炒麦芽、佛手、木香、鸡内金。

（16）便溏纳呆，加淮山药、白扁豆、莲子肉、砂仁、干姜。

（17）形寒肢冷、便溏者，可考虑加入干姜、人参、补骨脂、肉豆蔻。

（18）便秘者，可考虑加入火麻仁、制大黄、桃仁、郁李仁、决明子。

（19）腰膝酸软者，可考虑加入杜仲、牛膝、桑寄生。

（20）下肢浮肿者，可考虑加入车前子、泽泻、薏苡仁根、桂枝、川牛膝、五加皮。

（21）高血压肝阳上亢、肝风内动者，可考虑加入天麻、钩藤、石决明、菊花、鬼针草、白蒺藜、青葙子、羚羊角、夏枯草、龙胆草。

（22）高脂血症者，可考虑加入当归、丹参、蒲黄、桑寄生、决明子、泽泻、荷叶、山楂、黄连、凤尾草等。

（23）糖尿病者，可考虑加入凤尾草、蚕茧壳、黄连、玉竹、玉米须、天花粉、葛根、山药。

（24）肝功能损伤者，可考虑加入垂盆草、鸡骨草、半枝莲、八月札、柴胡。

（二）胶类选择

高血压病多见阴虚阳亢，可选用龟甲胶、鳖甲胶、黄明胶、阿胶；胶是滋补之品，阿胶药性温和，能补血止血、滋阴润燥；龟甲胶滋阴补血、益肾健骨、固经止血；鳖甲胶滋阴补血、退虚热、软坚散结；鹿角胶温补肝肾、益精养血。心血管疾病合并高脂血症，可选用荷叶、山楂、皂角刺、泽泻、凤尾草、胆南星、郁金、丹参等，可酌情减少如阿胶、龟甲胶、鹿角胶等胶类收膏药物的用量，增加黄精、玉竹便于收膏。

（三）糖类选择

心血管疾病运用膏方治疗中，糖类不仅能掩盖药物中的苦味等不适气味，还关系到膏方的赋型，使膏体变稠厚，药物浓度更高，使膏滋在冬季或适宜的温度环境下稳定，不易变质，然而糖尿病患者不宜使用白糖、冰糖、红糖等，可以使用木糖醇、阿斯巴甜、元贞糖代替。

高血压病糖类以冰糖、饴糖为主。参调补一身气血阴阳，如阳虚患者选用红参；阴虚者选用西洋参；气虚者选用白参；不宜用人参者，可分别选用党参、太子参，沙参，玄参等以益气养阴润肺。

（四）细料选择

心血管疾病如面色晦暗、唇舌发绀等有瘀血者可加入西红花文火另煎浓缩兑入以活血化瘀；若阴虚者可选用西洋参制备极细粉兑入以养心阴；心气虚神疲者可加入人参、灵芝制备极细粉或灵芝孢子粉以补心气。参类调补一身气血阴阳，如心阳虚者可选用红参；阴虚者选用西洋参；气虚者选用生晒参；不宜用人参者，可于普通饮片中分别选用党参、太子参等。

第五节　神经系统疾病

一、中风的膏方治疗

脑卒中按病因病机属于中医"中风"范畴，中风主要因素在于虚，或气虚，或阴虚阳亢，可兼有痰瘀，与心、肝、肾三脏阴阳失调有关。积损正衰、七情内伤、饮食所伤为中风发病之根本，这些因素作用于机体，遇内外之邪，气虚邪中则中风发作。中风急性起病，而致血气内变、阴阳失调，其影响可持续数日，逐渐加重，其发病半年内尚能大幅改善症状，致后遗症期，痰瘀留滞日久，成顽痰死血，筋脉失养，功能受损，此时治疗杯水车薪。膏方治疗中风，主要为补其虚损，调其脏腑。中风急性期过后，气血阴阳俱耗，加之痰瘀互结于脉络，非一针一药能短时调治，且中风患者虚损在内，不加以调补则易复发。膏方治疗中风，在改善症状的同时能起到二级预防的效果。

（一）辨证论治

1.气虚血瘀

症状：半身不遂，口舌歪斜，口角流涎，言语謇涩或不语，偏身麻木，面色㿠白，气短乏力，心悸，自汗，便溏，手足肿胀，舌质暗淡，舌苔薄白或白腻，脉沉细、细缓或细弦。

治法：益气活血，扶正祛邪。

【膏方示例】补阳还五汤制膏

【来源】《医林改错》

【组成】苍术20g，当归、川芎、白芍、熟地黄各10g。

生黄芪500g，当归尾100g，赤芍100g，地龙60g，川芎100g，桃仁100g，红花100g，蜂蜜300g。

【制法】上药加水煎煮3次，去渣浓缩为清膏，阿胶200g，加适量黄酒浸泡后隔水炖烊，冲入清膏和匀，加蜂蜜300g，收膏即成。

【用法】每次15~30g，每日2次，开水调服。

2.阴虚风动

症状：肢体肌肉失弛缓，偏身麻木，肢体震颤，两颧潮红，五心烦热，心慌心悸，烘热汗出，便干，舌质红嫩，舌苔薄白或薄黄，脉细数或细弦。

治法：养阴息风，平肝潜阳。

【膏方示例】羚羊角煎

【来源】《圣济总录》

【组成】羚羊角30g，荆芥穗30g，羌活30g，熟干地黄各30g，防风60g，黑豆90g（和防风炒熟，勿令焦），酒1500ml。

【制法】首先将羚羊角、荆芥穗、羌活和熟干地黄混合在一起锉碎，成为如麻豆大小的颗粒，将防风、黑豆炒熟（勿焦），趁热时淋酒，一同煎煮至800ml，去除残渣，重新煎煮至成为膏状。

【用法】在空腹时用温酒调服，每天3次，晚上1次。

（二）病案举隅

马某，男，68岁，2007年11月12日初诊。脑卒中3次，有高血压史，现精神欠振，语言含糊，口角流涎，喉中痰梗，咳呛时作，步履艰难，纳谷欠馨，大便干结，1周方行，舌嫩，苔薄白腻，脉细滑。患者久病，证属气虚肾亏，痰瘀阻络。治拟益气养血，化痰通窍，祛瘀通络，泄浊通腑，标本兼治。

处方：生黄芪300g，明天麻150g，大川芎120g，粉葛根150g，丹皮120g，丹参120g，全当归120g，赤芍120g，白芍120g，淡子芩120g，天冬90g，麦冬90g，小川连90g，远志肉90g，云茯苓120g，制胆南星200g，制僵蚕200g，广地龙200g，生地150g，熟地150g，石菖蒲90g，枸杞子100g，甜苁蓉120g，山萸肉90g，桃仁120g，米仁120g，红花60g，五味子60g，姜半夏200g，生首乌120g，桑椹120g，炙龟甲150g，知母120g，黄柏120g，枳实100g，枳壳100g，龙骨300g，牡蛎300g，川断150g，杜仲150g，川牛膝150g，三七粉60g，火麻仁150g，鸡血藤150g，桑寄生150g，灵芝草150g，珍珠母300g，生甘草60g，福泽泻150g，

另：鳖甲胶100g，鹿角胶50g，陈阿胶200g，西洋参100g，冰糖200g，蜂蜜200g，黄酒500g，收膏。

二诊：2008年10月27日。患者神志清，精神渐振，舌强，语言稍清，喉中痰声辘辘，血压波动，口角流涎减而未已，咳呛阵作，纳谷欠馨，大便欠畅，四肢清冷，小溲频数欠畅，苔薄黄腻，舌胖嫩，脉细滑。再拟益气活血，息风化痰，益肾填精，平调阴阳，舒筋通络。

处方：生黄芪300g，紫丹参300g，大川芎120g，粉葛根200g，炙龟甲150g，槐米300g，制僵蚕300g，广地龙300g，生地180g，熟地180g，全当归120g，川桂枝60g，天冬120g，麦冬120g，小川连60g，三七粉50g，全蝎粉60g，石菖蒲90g，广郁金120g，远志肉90g，制南星200g，皂角刺200g，白芥子200g，姜半夏200g，江枳壳120g，制首乌150g，熟黄精150g，桑椹150g，赤芍120g，白芍120g，桃仁90g，红花90g，淡子芩120g，广陈皮90g，甜苁蓉120g，台乌药90g，小茴香60g，车前子300g，猪茯苓150g，川牛膝150g，桑寄生150g，福泽泻150g，龙骨300g，牡蛎300g，火麻仁150g，知母120g，黄柏120g，生甘草90g。

另：龟甲胶100g，鳖甲胶150g，鹿角胶50g，陈阿胶200g，西洋参200g，冰糖300g，蜂蜜300g，黄酒500g，收膏。

三诊：2009年11月16日。迭经调治，诸恙均见减轻，生活已能自理，行走缓慢，但已迈步自如，语言渐清，喉中痰梗，血压基本稳定，纳谷已馨，腑行欠畅，小便淋沥欠畅，少气嗜卧，夜不安寐，苔薄，舌嫩红，脉细滑。继方巩固。

四诊：2010年11月22日。患者精神、步履、语言等各症均见明显好转，纳谷已馨，腑行已畅，小便淋沥欠畅，夜不安寐，苔薄，舌嫩红，脉细滑。继方巩固。

按：本案为徐敏华先生医案，患者为反复卒中，肝肾已亏，精血衰耗，而脉络痰浊血瘀瘀滞不去，所以清窍失聪，肢体不用，阳明传导失司，膀胱气化失宣，而见诸症。治以益气补肾，散瘀活血，组方用地黄饮子加减治疗，方中黄芪益气

活血，川芎、丹皮、丹参、当归等活血化瘀药配合虫类药搜风剔络、祛瘀生新。患者喉中痰鸣，结合舌脉，有痰浊中阻，故配合理气化痰之品。全方合用，调和气血，兼去痰瘀，使血脉通利，脑窍肢体充养，功能渐复。二诊时诸症减轻，而血压波动，风痰未祛，故加重平肝潜阳，并加制南星、皂角刺、制半夏、白芥子等豁痰通络，复以两剂巩固则瘥。

[参考文献]

[1] 汪文娟，庄燕红，陈保华. 中医膏方指南［M］上海：第二军医大学出版社，2003：67

[2] 吴银根，王庆其，颜乾麟. 海上中医名家膏方经验集［M］北京：人民卫生出版社，2019：336

二、痴呆的膏方治疗

痴呆是一组综合征，临床表现多样，可定义为一种以认知功能缺损为核心症状的获得性智能损害综合征，认知损害可涉及记忆、学习、定向、理解、判断、计算、语言、视空间等功能，其智能损害的程度足以干扰日常生活能力或社会职业功能，在病程某一阶段有精神、行为和人格异常。痴呆本身虽少有危及生命，但其临床症状极大地影响患者的生活质量，因此痴呆治疗主张早期识别，早期干预，旨在减缓或阻止病情的进一步发展，延缓认知功能的下降，控制行为和精神症状，改善病人的社会适应性，提高生存质量。

各类型的痴呆均属中医学"痴呆"范畴，本病病位在脑，而和脾、肾两脏有关，多因先天禀赋不足，或年老精气亏虚，或情志失调、外伤、中毒等导致脏腑虚衰，痰浊瘀血内生，化毒为害，脑络结滞，髓减脑消，神机失统而致。本病为本虚标实之证，致病因素为痰、瘀、虚。在轻、中度痴呆中，一般以本虚为主，出现髓海不足、脾肾两虚证类。发展达到重度的阶段，则出现痰瘀阻脑络的证类，则病势顽缠，反复难治。运用膏方治疗痴呆，不仅可以补肾填精治病本，同时也可治疗机体的痰瘀之病标，延缓老年性痴呆的发展进程。

（一）辨证论治

1.髓海不足

症状：智能减退，记忆力和计算力明显减退，头晕耳鸣，懈惰思卧，齿枯发焦，腰酸骨软，步行艰难，舌瘦色淡，苔薄白，脉沉细弱。

治法：补肾益髓，填精安神。

【膏方示例】龟鹿二仙膏

【来源】《张氏医通》

【组成】鹿角胶500g，龟甲胶250g，枸杞子180g，人参末120g，桂圆肉180g。

【制法】将枸杞子、桂圆肉水煎取汁，加白蜜收膏，纳入二胶、人参末，煮沸收膏即成。

【功用】大补精髓，益气养神。

【适应证】适用于脑髓空虚，精血不足，痴呆健忘，虚损遗泄，瘦弱少气，目视不明等。

【用法】每次20ml，每日1次，晨起温黄酒适量调匀饮服，或稀粥调服。

2. 脾肾两虚

症状：表情呆滞，沉默寡言，记忆力减退，失认失算，口齿含糊，词不达意，伴气短懒言，肌肉萎缩，食少纳呆，口涎外溢，腰膝酸软，或四肢不温，腹痛喜按，泄泻，舌质淡白，舌体胖大，苔白，或舌红，苔少或无苔，脉沉细弱。

治法：补肾健脾，益气生精。

【膏方示例】

【来源】汪文娟，庄燕红，陈保华. 中医膏方指南［M］. 上海：第二军医大学出版社，2003：151

【组成】熟地黄300g，茯苓300g，山茱萸150g，巴戟天150g，肉苁蓉150g，杜仲150g，石菖蒲150g，远志100g，五味子100g，大枣150g，砂仁30g，木香30g。

【制法】上药加水煎煮3次，滤汁浓缩为清膏，龟甲胶200g加适量黄酒浸泡后隔水炖烊，冲入清膏和匀，最后加蜂蜜300g，收膏即成。

【用法】每次15~30g，每日2次，开水调服。

3. 痰浊蒙窍

症状：表情呆钝，智力衰退，或哭笑无常，喃喃自语，或终日无语，伴不思饮食，脘腹胀痛，痞满不适，口多涎沫，头重如裹，舌质淡，苔白腻，脉滑。

治法：健脾化浊，豁痰开窍。

【膏方示例】

【来源】汪文娟，庄燕红，陈保华. 中医膏方指南［M］. 上海：第二军医大学出版社，2003：152

【组成】苍术150g，白术150g，茯神200g，半夏150g，陈皮90g，生甘草60g，神曲150g，石菖蒲300g，生枣仁300g，远志100g，夜交藤300g，桔梗30g，川牛膝150g。

【制法】上药加水煎煮3次，滤汁浓缩为清膏，再加蜂蜜300g，收膏即成。

【用法】每次15~30g，每日2次，开水调服。

（2）【膏方示例】

【来源】颜乾麟，邢斌. 实用膏方［M］.上海：上海科学普及出版社，2002：120.

【组成】吉林参（另煎）90g，黄芪300g，升麻90g，潞党参150g，灵芝150g，胎盘60g，百合150g，九节菖蒲150g，炙远志90g，苍白术（各）90g，茯苓90g，制半夏90g，水蛭30g，通天草90g，柴胡90g，葛根90g，蔓荆子90g，当归90g，白芍90g，紫丹参300g，郁金90g，川芎90g，赤芍90g，桃仁90g，红花90g，甘草30g，桑螵蛸90g，五味子90g，建莲肉120g。

【制法】上味煎取浓汁，文火熬糊，龟甲胶90g，白文冰糖500g，熔化收膏。

【用法】每晨以沸水冲饮一匙。

4.瘀血内阻

症状：表情迟钝，言语不利，善忘，易惊恐，或思维异常，行为古怪，伴肌肤甲错，口干不欲饮，双目暗晦，舌质暗或有瘀点瘀斑，脉细涩。

治法：活血化瘀，开窍醒脑。

【膏方示例】琥珀茯苓膏

【来源】《古今医统大全》

【组成】人参30g，陈皮15g，当归、白茯苓各60g，琥珀15g。

【制法】将诸药择净，研极细末。先取人参、陈皮、当归水煎取汁，文火浓缩，加白茯苓、琥珀、蜂蜜适量收膏即成。

【用法】每次10ml，每日3次，早、中、晚及临睡前含服。

（二）病案举隅

赵某某，女，81岁。丁酉小雪节气来诊，善忘，记忆力减退，神情呆钝，少气懒言，头闷，胸闷胸痛，腹胀痞满，乏力思卧，口干不欲饮，纳眠差，小便正常，大便不成形。舌质暗，苔白腻，脉弦滑。既往有高血压史，冠心病（不稳定心绞痛）史、高脂血症史。

中医诊断：痴呆，属痰浊瘀阻证。膏方如下：

熟地100g，山萸肉200g，远志150g，石菖蒲150g，巴戟天150g，杜仲150g，槲寄生150g，五味子150g，肉苁蓉150g，菟丝子150g，黄芪300g，白术150g，茯苓150g，牡丹皮150g，当归150g，川芎150g，白芍100g，甘草100g，陈皮100g，法半夏100g，桃仁150g，柴胡60g，桔梗150g，藿香150g，郁金150g，五

味子150g, 酸枣仁150g, 干姜100g, 桂枝120g, 煅龙骨150g, 龙眼肉150g, 大枣150g, 砂仁100g, 鸡内金150g, 粉葛200g, 乌梅150g, 钩藤150g, 菊花150g, 合欢花150g, 荷叶150g, 三七细粉30g。

上味文火煎取浓汁, 入黄酒500ml, 阿胶60g, 龟甲胶150g, 烊化收膏, 晨暮以开水冲各饮1袋。

按语: 患者老年多病集于一身, 病机关键为肾虚髓海不足, 证属痰浊瘀阻之证。老年人肾精不足, 髓减脑消, 故善忘、记忆力减退; 脏腑功能衰退, 气血运化无力, 气虚日久成瘀, 心脉痹阻, 不通则通, 故胸闷胸痛; 水液代谢失常, 水湿内停, 聚湿成痰, 痰蒙清窍, 则神情呆钝、头闷、眠差; 津液不能上承, 故口干; 脾胃失于运化, 故腹胀痞满, 纳差; 脾气虚弱、湿邪内盛, 大肠运化失司, 则大便不成形。此方用地黄饮加减以滋肾阴, 补肾阳, 开窍化痰, 以黄芪、白术、茯苓、龙眼肉、甘草益气健脾, 法半夏、陈皮、藿香以运脾化湿; 白芍、当归、川芎、桃仁、丹皮、郁金、三七细粉以养血活血化瘀; 干姜、桂枝、煅龙骨温通心阳; 柴胡、桔梗、合欢花以疏肝理气; 乌梅生津止渴; 荷叶降脂; 钩藤、葛根、菊花降压; 砂仁、鸡内金醒脾, 防滋腻碍脾。

【出处】李晓丽, 陈民. 陈民教授应用膏方治疗老年性痴呆经验总结［J］. 内蒙古中医药, 2018, 37（05）: 22-23.

三、眩晕的膏方治疗

眩是眼花, 晕是头晕, 两者常同时并见, 故统称为眩晕。轻者仅有头晕、头重脚轻感而无旋转感, 而且闭目即止; 重者感到周围的景物向同一方向转动, 或自身觉天旋地转。现代西医认为有很多病变可以引起眩晕, 如梅尼埃病、脑血管硬化、颅脑外伤、脑肿瘤、神经官能症、高血压、颈椎病等等。

现代中医理论认为, 外感六淫, 内伤七情, 皆可致眩。眩晕属风, 本病的发生以肝肾阴虚、气血不阻为本, 风、火、痰、瘀为标, 阴虚则肝风内动, 血少则清空失养, 精亏则髓海不足, 均可导致眩晕, 痰浊中阻, 或瘀血阻窍, 亦可发生眩晕。本病病位在脑, 但与肝、脾、肾三脏关系密切, 其中尤以肝脏为主。其因病机虽有肝阳上亢、气血亏虚、肾精不足、痰浊中阻、瘀血阻窍之分, 但往往彼此影响, 可互相转化或相互夹杂。如肾精亏虚本属阴虚, 日久阴损及阳, 可转化成阴阳俱虚之证。痰浊中阻, 初多为痰湿偏盛, 日久可痰郁化火, 形成痰火为患。失血过多, 则致气随血脱, 出现气血双亏。

（一）辨证论治

1.肝阳眩晕

症状：眩晕耳鸣，头痛且胀，遇劳、恼怒加重，肢麻震颤，失眠多梦，急躁易怒，舌红苔黄，脉弦。

治法：息风潜阳，滋阴平肝。

【膏方示例】天麻膏

【来源】《幼科释谜》

【组成】生地60g，羌活45g，当归36g，牛膝、玄参、杜仲、羌活各22.5g，天麻20g。

【制法】上药共研为细末，加水熬膏。

【用法】一次3g，温开水送服，每日3次。

2.气血亏虚

症状：头晕目眩，动则加剧，遇劳则发，面色㿠白，爪甲不荣，神疲乏力，心悸少寐，纳差食少，便溏，舌淡苔薄白，脉细弱。

治法：补养气血，健运脾胃。

【膏方示例】薯蓣汤

【来源】《三因极一病证方论》

【组成】山药、白茯苓、炙黄芪各300g，人参、熟地黄、枳壳各150g，麦冬、前胡、白芍药、远志、茯神、法半夏、炙甘草各100g。

【制法】上药放入铜锅中，加入冷水浸泡12小时，水量以高出药面15厘米为宜，先用大火将药液煮沸，再用小火煎煮，保持微沸，煎煮时应及时搅拌，并去除浮于表面的泡沫，以免药液溢出，煮至2~5小时，过滤取出药液，药渣续加冷水再煎，第二次加水量一般以淹没药料即可，如法煎煮3次为度，合并药液，静置沉淀，再用四层纱布过滤3次，尽量减少药液中的杂质。将煎出的药液再放在小火上煎煮蒸发浓缩，同时不断用筷子搅动药液，防止焦化，逐渐形成稠膏状，趁热用筷子取浓缩的药液滴于干燥皮纸上，以滴膏周围不见水迹为度。此谓清膏。饴糖1250g，白蜜1250g先行炒透，随后放入稠膏状的药液中，用小火熬，并不断用筷子搅拌和匀收膏。

【用法】每服1汤匙，饭前服用，用生姜和秫米煮水送服。

【备注】痰湿内盛者慎服。

3.阴虚风扰

症状：眩晕久发不已，视力减退，两目干涩，少寐健忘，心烦口干，耳鸣，神疲乏力，腰酸膝软，遗精，舌红苔薄，脉弦细。

治法：养阴润燥，滋肝息风。

【膏方示例】清热养肝活络膏

【来源】《慈禧光绪医方选议》

【组成】细生黄250g，杭芍200g，酒当归200g，羚羊角125g，明天麻100g，炒僵蚕150g，川秦艽150g，橘红100g，川贝母150g，炒枳壳100g，炒建曲150g，生甘草50g。

【制法】上药共以水熬透，去渣再熬浓汁，炼蜜收膏。

【用法】每次10g，每日2次，白开水冲服。

（二）病案举隅

内耳眩晕病（梅尼埃病）

董某，男，52岁，技师。初诊：1987年12月25日

开路方：平时头晕，两耳蝉鸣，发作时景物旋转，张目或移动头位，则眩晕更甚，站立不稳，伴呕吐恶心。上述症状，反复发作，已逾五载。今年已发作5次。一周前曾经发作，突然晕倒。近日眩晕似酒醉状，耳鸣，泛泛作恶，进食欲吐，面色白，精神疲惫，腰酸，眼球震颤。脉弦细，苔根腻，舌质胖。血压130/84mmHg。治拟平肝潜阳，化痰和胃。

处方：明天麻9g，嫩钩藤15g，炒白术12g，云茯苓15g，生半夏9g，石菖蒲9g，珍珠母30g（先煎），枸杞子12g，桑寄生15g，福泽泻30g，炒枳壳9g，姜竹茹9g。

先服上方3剂后，头晕明显减轻，泛恶已止，并能起床进食汤面、厚粥，耳鸣减而未除，精神欠振，形体消瘦，苔根腻略化，前法尚称合度，再从上方增删。

处方：炙黄芪12g，潞党参12g，明天麻9g，炒白术12g，生半夏9g，石菖蒲9g，珍珠母30g（先煎），枸杞子12g，桑寄生15g，福泽泻30g，灵磁石30g（先煎），五味子4.5g。

此方服7剂，眩晕基本消失，耳鸣亦除，饮食正常，精神渐振，面色转华，夜寐梦多。并于3天前恢复半天工作。脉弦细，苔薄腻。再予益气平肝安神。

处方：炙黄芪12g，潞党参12g，云茯神15g，炒白术12g，旱莲草15g，枸杞子12g，桑寄生15g，珍珠母30g（先煎），石菖蒲9g，紫丹参15g，炒枣仁9g。服上方7剂，眩晕、耳鸣、恶心等症均消失，寝食均佳，已恢复全天工作。

膏滋方：肾精素亏，肝阳易亢，脾胃虚弱，痰湿留恋，肝阳夹痰浊上扰清空，以致头晕目眩，两耳蝉鸣，景物旋转惶惶然似醉酒之态作矣。肝阳扰动，胃气不

和，痰浊升降失常，故见泛恶呕吐，不思纳谷，胃主纳谷，痰浊内停，则胃不能纳，脾不能运，气血生化之源，以致面色苍白无华，精神萎靡不振。脉弦细，苔根腻，舌质胖为肝阻上亢，脾胃虚弱之象。法当标本兼顾，拟益肾养肝，补气健脾，熄风潜阳，化痰和胃。复方图治，以冀早入坦途。

处方：大熟地150g，山萸肉100g，淮山药150，云茯苓150g，粉丹皮100g，福泽泻200g，枸杞子150g，甘菊花100g，炙黄芪150g，潞党参150g，炒白术150g，炙甘草100g，生半夏120g，炒枳壳120g，姜竹茹120g，明天麻100g，嫩钩藤150g，珍珠母200g，灵磁石200g，炙龟甲150g，桑寄生150g，黑稽豆150g，大白芍150g，紫丹参150g，炒枣仁120g，五味子80g，荷叶2张，生姜30g。

配料、煎法、服法，均按一般常规处理。医嘱：忌烟、酒、咖啡、浓茶、莱菔，尤其注意饮食宜清淡、低盐。

复诊：1988年3月7日。上述膏滋药于最近服完。近2月来，眩晕、耳鸣未见发作，面色润泽，情绪愉悦，睡眠甚安，胃纳亦香。眼球震颤消失。脉弦细，苔薄腻，舌质微胖。再予汤丸并进，巩固疗效。

处方：潞党参12g，云茯苓15g，炒白术12g，炙甘草6g，旱莲草12g，女贞子12g，桑寄生15g，泽泻12g，炒枳壳9g，姜竹茹9g。10剂。另：杞菊地黄丸200g，每次吞服8g，日服2次。

上述处方加减，服用3个月后，又单服杞菊地黄丸至冬季。于1989年12月8日续来门诊，要求再予膏滋处方。据告：一年来除偶尔在工作过于忙碌，睡眠欠佳时，曾觉轻微头晕外，突发性剧烈眩晕，迄未发作过。身体素质明显改善，体重增加，面色红润。有时睡眠不安。苔薄，脉小弦。再予益气补血，养心安神。

处方：炙黄芪150g，潞党参150g，云茯神150g，炒白术150g，炙甘草100g，淮小麦300g，大枣120g，白归身150g，杭白芍150g，大熟地150g，石菖蒲100g，炙远志80g，炒枣仁120g，紫丹参150g，五味子80g，带心莲子120g，龙眼肉100g，广木香100g，福泽泻150g，枸杞子150g，楮实子120g，女贞子120g，旱莲草150g。

配料、煎法、服法、医嘱同前。

评述：本例为胡建华治疗梅尼埃病医案。本病以剧烈眩晕，周围景物和自身旋转，恶心，呕吐，耳鸣及眼球震颤为主要症状。本例涉及肝、肾、脾、胃诸脏，而以肝胃为主，其病邪主要在于痰湿，因此以开路方平肝潜阳，化痰和胃。开路方重在治标，用天麻钩藤饮及温胆汤，3剂初见效果，症情减轻，此时可加补益之药，故续方加入参、芪益气，眩晕续减，精神亦振。

膏滋方重在治本，兼顾其标。处方用杞菊地黄丸合龟甲益肾精以平息肝风；

续用天麻钩藤饮合黑稆豆、白芍养肝阴以潜镇肝阳；半夏白术天麻汤以化痰祛湿息风。在上述膏方组成中可见胡老治疗眩晕的经验。一是抓住"无痰不作眩"的"痰"字，痰浊不除，则清阳不升，眩晕不止。故胡老常用半夏、竹茹二味，以治本病。而用生半夏其效尤佳。生半夏不仅能化痰，而且镇静止眩作用，大大优于制半夏。一般认为生半夏有毒，只作外用，不宜内服，其实不然。以生半夏小粒放在舌上，确实令人麻涩难忍，但经煎煮后，毫无刺激感觉。胡老长期将生半夏运用于临床，有时甚至与生南星同时用于一张处方中，从未见有任何毒副反应。二是治疗本病，必须重视利湿。水湿停聚，则可酿成痰浊。《金匮要略·痰饮咳嗽病》指出："心下有支饮，其人苦冒眩，泽泻汤主之"。此方用泽泻以利水渗湿，白术以健脾制水。这两味药，均有较佳的利水作用。现代医学认为：美尼埃病，是由于内耳膜迷路水肿所致。这与中医认为本病的发病机制，与痰饮内停，上蒙清窍有关的认识是基本一致的。因此处方中重用泽泻，并与白术、茯苓相配，可以取得比较好的效果。在医嘱中，要特别强调宜吃清淡低盐饮食，以免水液停聚，影响疗效。方中用一味荷叶，取其清轻芳香之气，以升发清阳，有利于控制眩晕的发作。以后又用汤丸并进，巩固疗效。一年来剧烈眩晕，竟未复发。并于第二年冬季用膏滋方以归脾汤加减，益气补血，进行调治，以竟全功。

总之，美尼埃病在急性发作时，眩晕剧烈，必须以治标为主，即先用平肝潜阳，化痰和胃，重点在于化痰利湿，随着症状的缓解，可逐步加入补益药以治本，待到症状完全消失，可以治本为主，此时需根据病人的体质和症状，分别选用补气健脾，益肾养肝，滋阴补血等法治之。

【出处】胡建华. 中医膏方经验选［M］. 北京：人民卫生出版社. 1990：72

四、头痛的膏方治疗

头痛是临床常见病症，可继发于外伤、颅脑肿瘤、感冒等多种疾病，亦可单独作为疾病出现。西医将头痛分为血管性头痛、紧张性头痛、丛集性头痛，中医将头痛分为外感头痛与内伤头痛两大类。《张氏医通》云："天气所发六淫之邪，人气所变五脏之逆，皆能上犯而为灾害。"可见内伤头痛涉及脏腑功能失调，内伤诸疾，正气内虚，清窍失养而致头痛。内伤头痛难以发现及祛除病因，其病程长、治疗慢、对生活质量有很大的影响，对于此类头痛，膏方能达到良好的调补作用。

内伤头痛发病与肝、脾、肾三脏有关，多因禀赋不足，或情志所伤，或饮食不节所致，其病机涉及风、火、痰、瘀、虚，因此治疗时除根据循经辨治外，还需根据病程长短、发病诱因、疼痛性质及程度进行辨证，必要时予以开路方开通瘀血痰浊，待到发作期过后，症情平稳，再予膏方调补脏腑亏虚。

（一）辨证论治

1.肝阳头痛

症状：头痛而眩，心烦易怒，每逢遇情志不畅之时则头痛如劈，视物昏暗，颈项不舒，夜眠不宁，或兼胁痛腹胀，小便赤涩，大便秘结，面红口苦，舌红，苔薄黄，脉弦有力。

治法：平肝潜阳，清热止痛。

【膏方示例】**调肝和胃膏**

【来源】《清宫配方集成》

【组成】羚羊角、秦艽、钩藤、青皮、元胡、炙香附、枳实、胡黄连、酒芩100g，糖瓜蒌、茵陈、赤苓各200g，焦三仙各150g，甘草50g。

【制法】共以水煎透、去渣、兑炼蜜3000g。

【用法】每次10g，每日2次，白开水送服。

2.痰浊头痛

症状：头痛重而昏蒙，胸脘满闷，恶心呕吐痰涎，吐后头痛稍减，舌淡，苔腻，若夹热者舌苔黄腻，脉弦滑。

治法：化痰降逆，清脑止痛。

【膏方示例】**清空膏**

【来源】《奇效良方》

【组成】法半夏120g，羌活120g，防风120g，黄连120g，炙甘草190g，柴胡90g，川芎60g，黄芩（其中一半用酒炒）300g，蜂蜜200g。

【制法】蜂蜜炼制后备用，其余上药共煎3次，合并药液去渣浓缩，兑入炼蜜收膏。

【用法】每次10g，每日2次，用茶调服。

3.肾虚头痛

症状：头痛脑空，眩晕耳鸣，腰痛膝软，少寐，神疲乏力，遗精带下，舌红，苔少或剥，脉细。

治法：补益肾元，养阴止痛。

【膏方示例】（1）**大补元煎加减制膏**

【来源】颜新，胡冬裴. 中国膏方学［M］上海：上海中医药大学出版社，2004：188

【组成】西洋参（另煎，冲）120g，珠儿参120g，生熟地黄各250g，山茱萸90g，怀山药250g，枸杞子120g，党参180g，当归90g，茯苓120g，杜仲150g，桑寄生200g，淫羊藿90g，肉苁蓉90g，磁石（先煎）300g，沙苑子50g，刺蒺藜150g，望江南90g，灵芝草90g，五味子90g，续断150g，桑螵蛸90g。

【制法】上药共煎，去渣浓缩为清膏，入龟甲胶90g，鹿角胶90g、白文冰250g收膏。

【用法】每晨一匙，开水冲服。

（2）自拟方

【来源】汪文娟，庄燕红，陈保华. 中医膏方指南［M］上海：第二军医大学出版社，2003：136

【组成】熟地黄300g，山茱萸150g，淮山药200g，枸杞子150g，杜仲150g，当归100g，川芎60g，党参100g，白芍药150g，茯苓150g，川怀牛膝（各）150g，延胡索100g，徐长卿150g，炙甘草60g。

【制法】上药加水煎煮3次，去渣浓缩，龟甲胶加适量黄酒浸泡后隔水烊化，冲入清膏和匀，最后加蜂蜜300g，收膏。

【用法】每日2次，每次15~30g，开水调服。

4.血虚头痛

症状：头痛而晕，心悸不宁，神疲乏力，女子多于月经届行之际发作，月经后期量少色淡，面色苍白，舌淡苔白，脉细弱。

治法：益气养血，补虚止痛。

【膏方示例】八珍汤加减制膏

【来源】颜新，胡冬裴. 中国膏方学［M］上海：上海中医药大学出版社，2004：187

【组成】生晒参（另炖，冲）150g，党参120g，炙黄芪300g，白术90g，茯苓120g，生地黄、熟地黄各150g，当归90g，川芎90g，炒白芍药120g，桑椹90g，制何首乌90g，女贞子90g，旱莲草90g，酸枣仁90g，炙甘草6g。

【制法】上药共煎，去渣浓缩，加入鳖甲胶90g、陈阿胶90g、白文冰250g收膏。

【用法】每晨一匙，沸水冲服。八珍汤加减。

5.血瘀头痛

症状：头痛经久不愈，或有头部外伤史，反复发作，痛处固定不移，痛如针刺，舌质紫苔薄白，脉细。

治法：活血通络止痛。

【膏方示例】彻清膏

【来源】《兰室秘藏》

【组成】细辛50g，薄荷叶150g，川芎150g，生甘草250g，熟甘草250g，藁本200g，蜂蜜300g。

【制法】将蜂蜜炼制后备用，其余上药切碎、水浸后煎煮滤汁，煎三遍后将药汁混合浓缩，兑入炼蜜收膏。

【用法】每次15~30g，每日2次，开水调服。

（二）医案举隅

庞某某，女，31，教师，初诊：1986年11月8日

头痛反复发作7年，逐步加重，近年来发作尤为频繁。半月来头痛几乎每天发作，以巅顶及眉棱为甚，经期则痛势加剧，伴恶心呕吐，长期服用麦角胺、咖啡因等以止痛。两目畏光，耳鸣，腰酸，神倦面萎，梦扰纷纭，肢麻，颈项板滞。脉弦细，苔薄腻，舌质胖淡青。血压140/82mmHg。体检：颅神经正常，脑电图正常。治拟平肝息风，活血化瘀。

开路方：旱莲草12g，枸杞子12g，嫩钩藤15g，炙地龙9g，炙僵蚕9g，川芎9g，赤白芍各15g，红花6g，丹参15g，仙灵脾12g，生铁落60g（先煎），生南星12g，七剂。星蝎片100片，每次吞服5片，bid。

服上方7剂后，头痛减轻，近两天头痛消失。续服7剂，适逢经临，头痛又作，但程度较以往经期为轻。

复诊：辛勤育苗，复因操持家务，导致气血不足，肝肾亏虚，风阳上扰，累及清空，久则气血瘀阻，以致头痛反复发作，恶心呕吐，腰酸耳鸣，肢麻，颈项板滞等症作矣。经期头痛尤甚，乃冲任不调之故。脉弦细，苔薄腻，舌质淡胖青。治拟益肾养肝，息风豁痰，活血化瘀，调和冲任。

膏滋方：生熟地各150g，山萸肉120g，淮山药150g，枸杞子150g，旱莲草120g，楮实子150g，潼白蒺藜各150g，桑寄生150g，川断肉150g，仙灵脾200g，淡苁蓉200g，炙地龙150g，炙僵蚕150g，川芎150g，赤白芍各150g，杜红花80g，丹参150g，嫩钩藤150g，明天麻100g，粉葛根150g，生石决明300g，生铁落300g，生南星200g，菖蒲100g。全蝎40g，蜈蚣40g，微火烘脆，勿使焦，研极细粉。

上药除全蝎、蜈蚣外，用清水隔夜浸泡，煎三汁，去渣取汁，文火缓缓浓缩，加陈阿胶140g，打碎，用陈绍酒250g炖烊，加冰糖500g，连同全蝎粉、蜈蚣粉乘热冲入收膏。每早晚各一匙，开水冲服。如遇感冒发热，伤食停滞，请暂停服用。服膏方期间，应忌莱菔、饮茶以及咖啡、烟、酒、辛辣刺激性食物。避免过于劳累，注意适当休息。

复诊：1986年12月11日以上膏方即将用罄，近1个月来头痛发作周期延迟，程度明显减轻，经期亦未大发。近旬头痛消失，腰酸耳鸣等症均见好转，面色转华，但仍有疲乏之感，苔脉如前。

处方：仍用原方加入生晒人参50g，另煎浓汁于收膏时冲入。

【出处】胡建华. 中医膏方经验选［M］. 北京：人民卫生出版社，1990：60.

【按语】本案为血管性头痛，其特点是首次发作大多在青春期，以女性为多，病程漫长，间歇性反复发作，每次发作相似，可伴恶心、呕吐、畏光，或视觉先兆，常因失眠、情绪、劳累等因素而诱发。根据长期临床经验总结，本病责之肝肾，兼有痰浊血瘀。故治疗本病以化瘀通络、平肝息风、祛痰化浊为主，胡老立安颅镇痛煎（川芎、红花、赤白芍、桃仁、丹参、生铁落、炙地龙、僵蚕、生南星、石菖蒲）为基本方，用于本病，颇有效验。

本例病程长，加之患者平日操劳，肝肾亏耗，以膏滋方治之最为适宜，然初诊时正值发作阶段，故先予开路方，待症情缓解再予膏滋方。开路方以平肝息风、活血化瘀为法，以安颅镇痛煎为底方，配合星蜈片，其中生南星化痰消痞作用强，加蜈蚣息风、镇痉、镇痛，为治疗血管性头痛要药。

本例为本虚标实之证，肝肾亏耗，气血不足是本虚，风阳上扰，血瘀阻络是标实，故膏滋方亦需标本兼顾。方中加强了滋补肝肾，以地黄、山萸肉、枸杞子、旱莲草、桑寄生、仙灵脾、肉苁蓉等益肾养肝，淡苁蓉、仙灵脾既可益肾，又能调和冲任，患者经期必发头痛，用之最宜；钩藤、炙僵蚕、天麻、生铁落、石决明、生南星、石菖蒲等平肝息风豁痰；川芎、赤芍、红花、丹参等活血化瘀；颈项板滞，故用葛根缓解肌肉痉挛，同时本品具有扩张脑血管作用，与活血化瘀药相配，有利于控制头痛的发作。蜈蚣、全蝎入煎效差，故采用蜈蚣、全蝎、微火烘脆，便于研粉，但不宜烘焦，将粉剂于收膏时冲入。蜈蚣、全蝎每日2g，即为有效剂量，一料膏滋药估计服40天左右，故二药各40g，即可达到合理的剂量。

复诊时患者标实之证已明显缓解，而仍有疲乏，故用原方加生晒参，加强培补之功以巩固疗效。

由本案可知，对于病程长、缠绵难愈的头痛应当标本兼治。在治标方面，采用活血化瘀、平肝息风、豁痰通络等法，治标重点在于瘀血；在治本方面，采用益肾养肝，补气养血，补心安神等法，治本重点在于肝肾。"久病入络"，"久病必瘀"，故以蝎蜈二药搜剔顽痰死血，最为适宜，但应用时需注意服法，避免直接煎服而无法奏效。

五、帕金森病的膏方治疗

帕金森病是我国中老年人中常见的神经变性疾病之一。一般认为，本病是由于黑质纹状体多巴胺能神经元丢失所致。本病的临床症状纷繁复杂，包括以静止性震颤、肌强直、运动迟缓和姿势平衡障碍为主的运动症状及由精神神经症状、自主神经功能障碍、睡眠障碍、感觉异常等组成的非运动症状，帕金森病作为一种低病死率、高病残率的中枢神经系统变性疾病，严重威胁老年人群的健康，给家庭和个人都带来经济负担。

中医认为帕金森病属于"颤证"范畴，颤证也称"振掉"、"颤振"、"震颤"。现认为，颤证多为本虚标实之证，风动之象为病之标，脏腑气血功能失调为病之本；肝肾阴虚不足为病之虚，风、火、痰为病之实。颤证病在筋脉，与肝、脾、肾关系密切，情志过极、饮食失节、劳逸失当或病脏虚弱，致使气血亏虚，肝肾不足，筋失所养，虚风内动或风火夹痰，互阻络道而致肢体拘急颤动，发为本病。本病标本之间密切联系，风、火、痰可因虚而生，诸邪又进一步耗伤阴津气血，风、火、痰之间也相互联系甚至也可以互相转化，如痰郁化热、热极生风等。颤证日久，气血不足，络脉瘀阻，出现肢体僵硬，动作迟滞乏力现象，使患者逐渐丧失生活自理能力。颤证病程长、治疗慢、标本虚实夹杂，迄今尚无根治方法，对于此类病证，膏方能达到良好的调补作用。

（一）辨证论治

1.髓海不足

症状：头晕目眩，耳鸣，记忆力差或善忘，头摇肢颤，溲便不利，寤寐颠倒，重则神呆，啼笑反常，言语失序，舌质淡红体胖大，苔薄白，脉多沉弦无力或弦细而紧。

治法：益髓息风。

【膏方示例】养阴定风膏

【来源】《东方药膳》

【组成】生白芍、干地黄、麦冬各180g，胡麻仁、五味子各60g，生龟甲、生牡蛎、甘草、鳖甲各120g，阿胶90g。

【制法】将诸药择净，研细，水煎3次，3液合并，文火浓缩，加入蜂蜜适量煮沸收膏即成。

【用法】每次20ml，每日3次，温开水适量送服。

2.痰热动风

症状：头晕目眩，头摇，肢体震颤，神呆懒动，手不能持物，甚至四肢不知痛痒，胸闷泛恶，甚则呕吐痰涎，大便干结，咳嗽，痰涎如缕如丝，吹拂不断，舌质红，苔厚腻黄，脉滑数。

治法：豁痰熄风。

【膏方示例】转舌膏

【来源】《寿世保元》

【组成】连翘、栀子、黄芩、薄荷、桔梗、大黄、玄明粉、防风、炙远志、炙甘草各300g，犀角100g（现用水牛角1000g代替），牛黄100g（现用人工牛黄代替），川芎、琥珀、珍珠母各100g，石菖蒲400g，柿霜500g。

【制法】上药除琥珀、牛黄、珍珠母余药用水煎煮；熬至药液减半，滤出渣。然后，将琥珀、牛黄、珍珠母3味药研成细末，放温后再放入白蜜1500g和调，再慢火煎至膏成。

【用法】饭前服半匙，酒化服，每日3次。不知，稍加至1匙。

【禁忌证】虚证忌用。

【备注】此方中的牛黄剂量过大，可以适宜减量。

3.气血不足

症状：肢体震颤，项背强直，活动减少，面色少华，行走不稳，头晕眼花，四肢乏力。舌质淡，苔薄白或白腻，脉弦细。

治法：益气养血，息风止颤。

【膏方示例】天王补心丹膏

【来源】《补益药膳》

【组成】党参、生地黄、熟地黄、煅龙骨、煅牡蛎各300g，柏子仁、酸枣仁、天冬、麦冬、枸杞子、制何首乌、茯苓、丹参、石斛各120g，五味子45g，远志30g，南沙参、北沙参各150g，赤芍、白芍、女贞子、木瓜、玄参、龟甲胶、鳖甲胶、鹿角胶各90g，冰糖250g。

【制法】将诸药择净，研细，水煎3次，3液合并，文火浓缩，加入龟甲胶、鳖甲胶、鹿角胶、冰糖煮沸收膏即成。

【用法】每次20ml，每日2次，温开水适量送服。

（二）病案举隅

郭某，男，74岁。

2011年12月4日首诊。帕金森病病史3年，平素口服左旋多巴片。刻诊：双手颤抖，不能持笔，表情呆滞，行走步态尚可，时有头晕，心烦易怒，手足心热，平素时有汗出，下肢乏力，不思饮食，难以入睡，大便不成形，小便可，舌质嫩红，苔薄白微腻，脉沉弦细。西医诊断：帕金森病。中医辨证属肝肾阴虚、心脾两虚（心阴虚，脾气虚），兼有湿阻。治宜调补肝肾，运脾清心，理气祛湿。因患者初诊，先予开路方，药用：熟地黄10g，当归10g，白芍药10g，人参10g，炒白术20g，茯苓15g，炙甘草6g，黄芪15g，清半夏6g，天麻10g，煅珍珠母20g，五味子6g，制远志10g，炒薏苡仁20g，鸡血藤10g，忍冬藤30g，知母10g，黄柏10g，牡丹皮10g，焦三仙30g，5剂。每日1剂，水煎取汁400ml，分早、晚2次温服。之后上方加减共服19剂，症状逐渐平稳。

2011年12月23日二诊：双手颤抖减轻，可持笔，但写字困难，饮食较前好转，寐略渐好转，入睡时间缩短，大便渐成形，舌质嫩红，苔薄白微腻，脉沉弦细。鉴于患者症状有好转，据此开路方制定膏方处方，药物组成：熟地黄90g，酒山茱萸60g，当归90g，白芍药120g，人参60g，炒白术120g，黄芪120g，茯苓120g，炙甘草60g，清半夏54g，陈皮120g，天麻90g，煅珍珠母180g，五味子36g，制远志90g，炒薏苡仁150g，鸡血藤240g，忍冬藤240g，紫苏梗90g，炒谷芽90g，炒麦芽90g，炒鸡内金60g，知母90g，黄柏90g，牡丹皮90g，怀牛膝120g。另：龟甲胶60g，蜂蜜700g，收膏。早、晚空腹各1汤匙（约20g），约100ml开水冲服，如遇感冒、腹泻等急性病应暂停。忌食辛辣、浓茶、虾蟹等。

2012年1月30日三诊：患者双手颤抖减轻，可短时持笔写字，食欲渐佳，寐好转，大便成形。舌质嫩红减，苔薄白，脉沉弦。调整上方白芍药180g，另龟甲胶100g，蜂蜜700g，收膏。继服，服用方法同前。

2012年3月21日四诊：患者精神愉悦，双手颤抖偶有发作，握笔写字时间延长，食欲佳，寐可，时有大便偏稀，小便尚可，舌质淡红，苔薄白，脉沉弦。调整上方加柴胡60g，另龟甲胶100g，调蜂蜜500g，收膏。继服，服用方法同前。

【按语】本经云："年四十，而阴气自半也，起居衰矣"，例年高体衰，初诊时已年逾七旬，脾胃渐损，精气渐衰，乙癸同源，亦出现肾水不足不能濡养肝木，肝木失于濡养导致筋脉失荣不能自持、虚风内动而发双手颤抖；肝木失于濡养以致风阳上扰则头晕，寐差，心烦易怒，手足心热，平素时有汗出，难以入睡均为心经有热的表现；肝木侮土，下肢乏力，不思饮食，大便不成形，为脾气虚的表现。故方中以熟地黄、酒山茱萸、天麻、知母、黄柏、怀牛膝调补肝肾；患者情志抑郁，烦躁易怒，为心肝火旺的表现，故以煅珍珠母、五味子、制远志、牡丹皮清心经热，养心安神，兼奏疏肝之功；患者兼有湿阻，以人参、白术、黄芪、茯苓、炒薏苡仁补气健脾，祛湿降浊，配合半夏、陈皮理气祛湿；当归、白芍药、鸡血藤、忍冬藤补血养血，濡养筋脉，能柔筋止颤。诸药合用，共奏补虚祛邪之效。炒鸡内金、紫苏梗、炒谷芽、炒麦芽运脾开胃理气有助药物吸收，以龟甲胶、蜂蜜适量收膏补益肾阴，健脾养血。

【出处】吴银根，王庆其，颜乾麟．海上中医名家膏方经验集［M］．北京：人民卫生出版社，2019.

六、失眠的膏方治疗

失眠是指经常不能获得正常睡眠的病症。轻者入寐不酣、多梦早醒，醒后难以再入睡；重者彻夜不眠、辗转反侧，常试图默背数字等以诱导入睡，然而越紧张就越兴奋，使入睡更加困难。一般认为造成失眠的主要原因是神经系统兴奋与抑制过程的失调。短期失眠往往可以通过寻找相关的诱发因素、祛除诱因使患者睡眠恢复正常，然而失眠具有慢性化、复发性的特点，因此仍有一部分患者会复发，或转为慢性失眠。所以失眠的治疗，早期积极开展非常重要，一般采用心理行为和／或药物治疗，中医药亦是治疗失眠的有效方法。失眠合并症颇多，但临床证据显示对合并症有效的处理通常并不能缓解这些慢性睡眠的症状。

失眠属于中医学"不寐"范畴，亦称"失眠"、"不得卧"、"目不瞑"。人的睡眠依靠人体"阴平阳秘"保持正常，阴阳之气自然有规律的转化，是睡眠的重要保障。生理条件下，脏腑调和，气血充足，心有所养，心血得静，卫阳入于阴而寐。因此，饮食不节、情志不遂、劳逸失调、体弱病后，阳盛阴衰，阴阳失衡，产生本病。不寐的病位主要在心，与肝、脾、肾三脏密切相关，其病机不外心、胆、脾、肾脏功能失调，阴阳气血失和，以致心神失养或心神被扰。不寐病机有虚实之分，实证由肝郁化火，痰热内扰，阳盛不得入阴而致，虚证多由心脾两虚，心虚胆怯，心肾不交，水火不济，心神失养，阴虚不能纳阳而发。不寐临床以虚证多见，但失眠日久亦可出现虚实夹杂，实火、湿、痰等病邪与气血阴阳亏虚互相联系，相互转化，而致虚实夹杂之证。

（一）辨证论治

1.气郁化火

症状：失眠，性情急躁易怒，胸胁胀满，口苦而干，或头痛、目赤、耳鸣、或嘈杂吞酸，大便秘结，舌质红，苔黄，脉弦数。

治法：疏肝解郁，清肝泻火。

【膏方示例】丹栀逍遥散合甘麦大枣汤加减制膏

【组成】柴胡90g，白术90g，赤芍药、白芍药各120g，当归90g，茯苓120g，制香附90g，旋覆花90g，川楝子90g，山栀子90g，牡丹皮90g，薄荷（后下）30g，郁金90g，淮小麦300g，大枣90g，炙甘草45g，桃仁、酸枣仁各90g，红花90g，川芎90g，郁金90g。

【制法】上药共煎，去渣浓缩，加入白文冰500g收膏。

【用法】每晨一匙，开水冲服。

2. 心脾两虚

症状：多思善疑，头晕神疲，心悸胆怯，失眠，健忘，纳差，面色不华，舌质淡，苔薄白，脉细。

治法：健脾养心，补益气血。

【膏方示例】归脾汤加减制膏

【组成】党参120g，炙黄芪300g，白术90g，远志60g，茯苓、茯神各120g，当归90g，桂圆肉102g，木香60g，桑椹90g，炙甘草30g，炒酸枣仁120g，石菖蒲90g，枸杞子90g，郁金90g，陈皮60g，合欢花90g，何首乌90g，女贞子90g，炒黄精90g。

【制法】上药共煎，去渣浓缩，加入龟甲胶90g、陈阿胶90g、鹿角胶90g、白文冰250g收膏。

【用法】每晨一匙，开水冲服。

3. 阴虚火旺

症状：心烦不寐，心悸不安，腰酸足软，伴头晕，耳鸣，健忘，遗精，口干津少，五心烦热，舌红少苔，脉细而数。

治法：滋阴降火，清心安神。

【膏方示例】天门冬地黄膏

【来源】《医碥》

【组成】天门冬1000g，生地3000g，蜂蜜800g。

【制法】共以水煎透，去渣，再熬浓汁，兑蜜1000g收膏。

【功用】益阴清热，安神宁心。

【适应证】上焦余热不净之口鼻干燥，惊悸失眠，左关稍弦，右寸关沉滑。

【用法】每晚服1匙，白开水冲服。

3. 心胆气虚

症状：心烦不寐，多梦易醒，胆怯心悸，触事易惊，伴有气短自汗，倦怠乏力，舌淡，脉弦细。

治法：益气镇惊，安神定志。

【膏方示例】

【来源】汪文娟，庄燕红，陈保华. 中医膏方指南［M］.上海：第二军医大学出版社，2003：140

【组成】党参100g，茯苓150g，石菖蒲150g，炙远志100g，生龙骨200g，生龙齿200g，酸枣仁150g，知母60g，川芎60g，竹茹100g，合欢花100g。

【制法】上药加水煎煮3次，滤汁去渣，合并滤液，加热浓缩为清膏，再加蜂蜜300g，收膏即成。

【用法】每次15~30g，每日2次，开水调服。一料服完，可再制一料，直到见效为止。

4.心火偏亢

症状：心烦不寐，躁扰不宁，怔忡，口干舌燥，小便短赤，口舌生疮，舌尖红，苔薄黄，脉细数或脉数有力。

治法：清心泻火，宁心安神。

【膏方示例】朱砂安神丸加减制膏方

【组成】黄连200g，当归200g，生地黄250g，炙甘草90g，麦冬300g，竹叶200g，炒栀子100g，蜂蜜300g。

【制法】上药加水煎煮3次，去渣浓缩为清膏，再加炼制后的蜂蜜，收膏即成。

【用法】每次15~30g，每日2次，开水调服。一料服完，可再制一料，直到见效为止。

（二）医案举隅

罗先生始患痔漏，继则不寐，痔漏伤阴，阴伤及气，气阴不足，气不能配阳，阴虚及阳，故为不寐。不寐之因甚多，而大要不外乎心肾。离中一阴，是为阴根，阴根下降，是生水精。坎中一阳，是为阳根，阳根上升，则为火母。坎离交济，水火协和，阳入于阴则为寐，阳出于阴则为寤也。肾阴不足，水不济火，心火不能下通于肾，肾阴不能上济于心，阳精不升，水精不降，阴阳不交，则为不寐，此不寐之本也。肝为乙木，内寄阳魂，胆为甲木，内含相火。平人夜寐，魂归于肝，阳藏于阴也。肾阴亏耗，水不涵木，肝不能藏其阳魂，胆不能秘其相火，神惊火浮，亦为不寐，此不寐之兼见也。离处中宫，坎居下极，位乎中而职司升降者脾胃也。胃以通为补，脾以健为运，胃失流通，中宫阻塞，不能职司升降，上下之路隔绝，欲求心肾之交，不亦难乎。故经云：胃不和则卧不安，胃不和者，不寐之标也。道书云：离为中女，坎为中男，而为之媒介者坤土也，是为黄婆，其斯之谓乎。错综各说，奇偶制方，益气以吸阳根，育阴以滋水母，升戊降己，取坎填离，益气即所以安神，育阴亦兼能涵木，标本同治，以希弋获，是否有当，即正高明。

清炙黄（四两），上潞党参（四两），仙半夏（二两），大生地（四两），抱茯神（朱砂拌，三两），大熟地（四两），炙远志肉（一两），清炙草（六钱），酸枣仁（三两），北秫米（包）（三两），明天冬（一两五钱），大麦冬（一两五钱），炒淮药（二两），甘杞子（二两），生牡蛎（四两），广橘白（一两），白归身（三两），大白芍（三两），花龙骨（二两），青龙齿（二两），紫石英（三两），炙鳖甲（三两），川石斛（三两），马料豆（三两），潼蒺藜（三两），紫丹参（二两），川贝母（二两，去心另研末收膏），制首乌（六两），合欢花（一两五钱），莲子（二两），红枣（六两），鸡子黄（十枚，另打搅收膏）。

上药煎四次，取浓汁，加龟甲膏（四两），清阿胶（四两），均用陈酒炖化，白冰糖半斤溶化。再将川贝、鸡子黄，据次加入，搅和收膏。每早晚各服二匙，均用白开水冲服。如遇伤风停滞等症，暂缓再服可也。

【按语】不寐证病因病机十分复杂，有思虑过度，心脾气弱者；有忧劳不节，心胆虚怯者；有肝肾阴亏，相火亢盛者；亦有因痰湿壅遏，胃中不和所致者。

《灵枢·口问》说："卫气昼日行于阳，夜半则行于阴。阴者主夜，夜者卧……阳气尽，阴气盛，则目瞑；阴气尽而阳气盛，则寤矣。"如果"荣卫之行，不失其常"，则能"昼精而夜瞑"。提出人之睡眠乃阴阳消长所致，故《灵枢·大惑论》有："卫气不得入于阴，常留于阳。留于阳则阳气满，阳气满则阳蹻盛；不得入于阴则阴气虚，故目不瞑矣。"说明不寐的根本病机乃阳不入阴，阴盛阳衰所致。

本例之不寐缘于痔漏伤阴，阴伤及气，气阴不足，阴不制阳所致。案中深入分析为肾阴不足，水火不济，心火不能下通于肾，肾阴不能上济于心，阴阳不交，而肾水不足，又不能涵养肝木，肝不能藏魂，诸脏阴阳皆不能平，则为不寐。且肾水与心火升降交泰之道又以中焦脾胃为枢，故有"胃不和则卧不安"之说。故治疗以黄芪、党参益气以安神，二冬、石斛育阴以降火，配合理气化痰，镇惊安神，再以秫米、鸡子黄和胃以畅中，全方标本同治，益气以吸阳根，育阴以滋水母，使阴平阳秘，而夜寐昼寤矣。

【出处】丁甘仁. 丁甘仁医案［M］. 上海：上海科学技术出版社，2001：252.

七、神经系统疾病膏方治疗组方思路

（一）配方常见加减变化

神经系统疾病运用膏方治疗，在组方前，必须明确病因病机，根据患者的具体病情、体质、年龄、性别等因素进行综合考虑，制定针对性的治疗方案。神经系统疾病往往与气血失调有关，因此组方时应注重调理气血，使气血畅通，以达到改善神经系统功能的目的。注重滋补肝肾，肝肾亏虚是神经系统疾病常见的病理变化之一，因此组方时应注重滋补肝肾，以增强肝肾功能，促进神经系统的恢复。由于神经系统疾病病程较长，膏方治疗需要长期用药，因此组方时应注重用药平和，避免使用过于刺激性的药物，以免对患者身体造成不良影响。

神经系统疾病具体加减变化如下：

（1）阴虚阳亢，虚风内动者，使用白芍、玄参、门冬、龙骨、牡蛎、代赭石、天麻、钩藤、杭白菊、玉竹等。

（2）阴虚扰动心火，伴失眠者，加用黄芩、黄连、山栀子、夜交藤、磁石、五味子等。

（3）言语不利、神情呆滞较重者，加用石菖蒲、远志、天竺黄等。

（4）伴有头沉、纳呆、口多痰涎等痰浊壅盛者，加用二陈汤，同时可加用川黄连、竹茹、枳实等。

（5）伴头痛如刺、肢体发麻、口唇紫暗者，可加用川芎、鸡血藤、木瓜、牛膝、延胡索等。

（6）肢体麻木者，加用木瓜、伸筋草等。

（7）小便失禁者，加用桑螵蛸、益智仁等。

（8）肢体强痉者，加用全蝎、僵蚕等。

（9）情志不舒、心烦不安、善太息者，加用柴胡、枳壳、菊花、香附、香橼、佛手、郁金等。

（10）气短乏力、少气懒言者，加用黄芪、生晒参、续断、龙眼肉等。

（11）合并高血压者，可辨证选用天麻、钩藤、石决明、杜仲、桑寄生、怀牛膝等。

（12）合并高脂血症者，可选用荷叶、山楂、泽泻、决明子等。

（13）合并消渴者，可重用麦冬、石斛、玉竹、天花粉、黄精、蚕茧壳等。

（二）胶类选择

神经系统疾病气血两虚，可选用阿胶滋阴安神定风；龟甲胶滋阴补血、益肾健骨、固经止血；鳖甲胶滋阴补血、退虚热、软坚散结；鹿角胶温补肝肾、益精养血；肾阳不足，可选用鹿角胶，温阳补虚；兼潮热盗汗、手足心热、胁下痞硬等，可选用龟甲胶、鳖甲胶滋阴补血。

（三）糖类选择

神经系统疾病瘀血内阻，可选用红糖；内热明显，可选用冰糖；阴虚者可选用蜂蜜。癫狂若痰浊盛，可减少糖和蜜的加入，或调制为清膏。合并糖尿病者可用木糖醇或元贞糖。

（四）细料选择

神经系统疾病肝风内动，可加用羚羊角粉平肝熄风；惊狂失眠者，可选用珍珠粉安神定惊；瘀血内阻者，可选用西红花活血化瘀、解郁安神，西红花不宜与其他药物同煎，应该用文火另煎浓缩取汁于收膏时调入膏中。痰热盛者，可加入鲜竹沥清热化痰，于浓缩收膏时兑入。若细料中选择参类时，若阳虚怕冷的老年患者选用红参；阴虚内热者选用西洋参；气虚神疲者选用生晒参；不宜用人参者，可于普通饮片中酌情选用党参、太子参、南沙参、北沙参、玄参等益气养阴。

第六节　内分泌系统疾病

一、糖尿病的膏方治疗

糖尿病属于中医"消渴"范畴。其病因为禀赋不足、饮食不节、情志失调、劳欲过度等。病变脏腑主要在肺、脾、肾，其病机为阴津亏损，燥热偏胜，其中阴虚为本，燥热为标。过食肥甘，滞胃碍脾，中焦壅滞，升降受阻，运化失司，聚湿变浊生痰，日久化热伤津，导致糖尿病。积热于胃，胃热熏灼于肺，或长期过度的精神刺激，如郁怒伤肝，肝气郁结，或劳心竭虑，日久耗气伤阴，致气阴两虚之候。先天禀赋不足，或房劳过度，肾阴亏损，则虚火内生，上燔心肺则烦渴多饮；中灼脾胃则胃热消谷；阴虚阳盛，肾之开阖失司，下失固摄而成消渴，日久阴损及阳，以致阴阳两虚。糖尿病病程长，病情迁延难愈，并发症多变复杂，故在使用膏方治疗糖尿病时应注重缓效平调，固本清源，注重调补阴阳气血，标本兼顾。

（一）辨证论治

1.肺胃燥热

症状：口干咽燥，渴喜冷饮，易饥多食，尿频量多，心烦易怒，口苦，溲赤便秘，舌干红，苔黄燥，脉细数。

治法：清热生津止渴。

【膏方示例】（1）瓜蒌根煎

【来源】《本草纲目》

【组成】生瓜蒌根（切）6400g，炼净黄牛脂100g。

【制法】将生瓜蒌根加水30升，煎煮至10升，过滤去渣，入黄牛脂再小火煎熬成膏，贮存于瓶中备用。

【用法】每次10~15g，每日3次温水送服。

（2）**甘露膏**

【来源】《兰室秘藏》

【组成】石膏900g，酒知母450g，人参150g，兰香150g，升麻150g，连翘150g，桔梗150g，生甘草300g，熟甘草150g，法半夏60g，白豆蔻仁150g，防风300g。

【制法】上药加水煎煮3次，滤汁去渣，合并滤液，加热浓缩为清膏。

【用法】每次服用8g，用淡生姜汤送服，食后服用，每日2次。

2.肝肾阴虚

症状：小便频数，浑浊如膏，视物模糊，腰膝酸软，眩晕耳鸣，五心烦热，低热颧红，口干咽燥，多梦遗精，皮肤干燥，雀目，或蚊蝇飞舞，或失明，皮肤瘙痒，舌红少苔，脉细数。

治法：滋补肝肾。

【膏方示例】**骨填煎**

【来源】《千金要方》

【组成】茯苓、菟丝子、山茱萸、当归、牛膝、附子、五味子、巴戟天、麦门冬、石膏各300g，石韦、人参、桂心、肉苁蓉各400g，大豆卷300g，天门冬、牛髓各500g，生地黄汁、瓜蒌根汁各2000ml，白蜜1000g（现用木糖醇替代）。

【制法】将前16味药切碎，水煎后滤取汁，如此3遍，再将所滤汁液混合后浓缩，最后下入生地黄汁、瓜蒌根汁、白蜜（现用木糖醇替代）、牛髓，浓缩如膏状。

【用法】每服1匙，每日3次。

3.气阴两虚

症状：咽干口燥，口渴多饮，神疲乏力，气短懒言，形体消瘦，腰膝酸软，自汗盗汗，五心烦热，心悸失眠，舌红少津，苔薄白干或少苔，脉弦细数。

治法：益气养阴。

【膏方示例】麦门冬煎

【来源】《三因极一病证方论》

【组成】麦门冬200g，人参200g，黄芪200g，白茯苓75g，山茱萸75g，山药75g，桂心75g，黑豆90g，地黄汁200g，牛乳100g。

【制法】将药材加水适量浸泡后，煎煮3次，过滤去渣取汁，加入生地黄汁浓缩，再加入牛乳混合，煎煮收膏。

【用法】每服不计时候以粥饮调下半匙。

4.阴阳两虚

症状：小便频数，夜尿增多，浑浊如脂如膏，甚至饮一溲一，口干咽燥，神疲、耳轮干枯，面色黧黑，腰膝酸软无力，畏寒肢冷，阳痿，下肢浮肿，甚则全身浮肿，舌质淡，苔白而干，脉沉细无力。

治法：滋阴补阳。

【膏方示例】填骨髓煎

【来源】《鸡峰普济方》

【组成】白茯苓60g，山茱萸30g，当归30g，巴戟天30g，五味子30g，人参30g，远志30g，桂心30g，附子30g，菟丝子30g，天门冬60g，大豆黄卷60g，肉苁蓉60g，石斛30g，石韦30g，牛髓160g，生地黄汁570ml，生瓜蒌根汁285ml，白蜜170ml（现用木糖醇替代）。

【制法】将上述药材研磨成细粉，取生地黄汁、生瓜蒌根汁、白蜜（现用木糖醇替代）、牛髓一同放入银锅中，加入药粉搅拌均匀，以慢火熬煮至成为膏状，收进瓷器中。

【用法】每次饭前服用时，以粥饮调下半匙。

（二）病案举隅

孙某，男，52岁，2006年12月4日初诊。

口干、多饮伴消瘦3个月。

半年前因口干多饮伴消瘦3个月，查空腹血糖11.8mmol/L，糖化血红蛋白12.8%，诊断为2型糖尿病，曾用西药治疗，血糖控制欠佳。就诊时患者仍时有口干欲饮，多食易饥，心悸失眠，乏力神疲，大便干秘，目糊脱发，腰酸手麻，舌质偏红，舌边有齿印，苔薄微黄，脉细。证属气阴两亏，肝肾阴虚。治拟益气养阴，调补肝肾，养血安神。

处方：生黄芪300g，太子参300g，麦冬200g，五味子150g，生地150g，淮山药300g，茯苓300g，山萸肉100g，泽泻100g，枸杞子150g，白菊花90g，当归150g，制首乌300g，天花粉100g，女贞子150g，墨旱莲100g，葛根300g，桑叶150g，桑枝100g，百合150g，灵芝100g，首乌藤300g，荔枝核100g，威灵仙150g，杜仲150g，桑椹150g，白蒺藜150g，玉竹100g，佛手120g，薏苡仁150g，陈皮90g。1料。

另：西洋参100g，生晒参100g，陈阿胶10g，龟甲胶100g，木糖醇100g，收膏。

复诊：2月后膏方服完，门诊复查，乏力、口干、脱发明显改善，血糖稳定，继续中药调理，次年再续服膏方，连续4年，巩固疗效。

按：本案重用生黄芪补气；选用生脉散、杞菊地黄丸合二至丸滋阴补肝肾；生地、当归、制首乌、陈阿胶养血；葛根、桑叶、天花粉清热生津止渴；百合、灵芝、首乌藤安神宁心；在诸多养阴药中加入威灵仙、杜仲，不仅为补肾，更为阴中求阳；现代药理研究显示荔枝核有降血糖作用，并有疏肝理气之效；佛手、薏苡仁、陈皮健脾理气、和胃畅中，运化诸多补益药；西洋参合生晒参，陈阿胶与龟甲胶为阴阳相配，动静结合，补气养血。一般情况下，夜交藤与首乌合用时，要注意其肝损伤，在病史问诊时详细询问有关过敏史，有药物性肝损伤病史者慎用。

二、糖尿病膏方治疗组方思路

（一）配方常见加减变化

对于血糖波动较大、血糖较高的患者宜先积极有效地控制血糖，再使用膏方治疗；服用膏方期间，既有的降糖治疗方案不可任意改动，应遵医嘱服用。

口干口苦，烦躁易怒，脘腹胀满，大便秘结，舌红苔黄，脉弦数，属肝胃郁热者，可合大柴胡汤化裁，加入柴胡、黄芩、姜半夏、枳壳、厚朴、栀子、牡丹皮、赤芍、大黄等。

口渴引饮，消谷善饥，小便频数，大便秘结，舌红苔黄，脉滑数，属胃热者，可合大柴胡汤化裁，三黄汤，黄连、黄芩、大黄、生地黄、栀子、玄参等；

大便秘结，口渴多饮，多食易饥，舌红苔黄燥，脉滑数，肠热津伤者，可合增液承气汤化裁，加入生地黄、玄参、麦冬、大黄等；热盛津伤甚，可再加连梅汤化裁，黄连、乌梅、天花粉等。

另外，倦怠乏力甚者，可重用黄芪；口干咽燥甚者，可重加麦冬、石斛；阳虚甚者，可加仙茅、仙灵脾、巴戟天；浮肿者，可加猪苓、车前子；兼痰浊壅盛、脘腹满闷者，加广木香、枳壳；恶心口黏者，加砂仁、荷叶；视物模糊者，加茺蔚子；头晕明显者，加桑叶、天麻；瘀阻经络者，加地龙、全蝎；瘀阻血脉加水蛭等。

（二）胶类选择

合并有高尿酸血症或痛风患者，应慎用或不用龟甲胶、鳖甲胶、鹿角胶等。肺胃阴虚不濡者，可选择黄明胶，滋阴润燥；肝肾阴不足者，可选用龟甲胶、鳖甲胶补益肝肾，滋阴填精；肾阳不足，可选用鹿角胶，温阳补虚；阴虚火旺，兼潮热盗汗、手足心热等，可选用鳖甲胶，滋阴退热。

（三）糖类选择

膏方治疗糖尿病，应慎用或不用蜂蜜、冰糖、蔗糖收膏，应当减少辅料中糖和蜜的加入，或调制为清膏，应用甜叶菊叶矫味或选用木糖醇、元贞糖。

（四）细料选择

投入辅料时，应根据患者的体质，兼顾寒热、虚实，勿使过于滋腻，或过温上火。糖尿病尤其应注意阴虚失常，如阴虚者首选铁皮石斛、西洋参可单独煎煮或制备极细粉兑入以养阴润燥；若细料中选择参类时，基于糖尿病的病机特点，防止过于燥烈尽量不选用红参，气虚神疲者选用生晒参，或者可于普通饮片中酌情选用党参、太子参、南沙参、北沙参、玄参等益气养阴。

第七节 肿瘤疾病

一、乳腺癌

乳腺癌是原发于乳腺上皮组织的恶性肿瘤，是我国第二位高发的肿瘤，在女性恶性肿瘤中发病率居首位。乳腺癌归属于中医"乳岩"、"乳石痈"、"乳疳"、"翻花奶"等病范畴。乳腺癌的病因不外乎外感六淫、内伤七情，以及冲任失调。具体病机可以归纳为：素体亏虚，外邪侵袭，聚于乳络，瘀阻血脉，导致气血不畅，瘀血内停，同时痰浊内生，痰瘀互洁，而成乳癌；情志不遂，忧思郁怒，肝脾两伤，肝失疏泄，气郁化火，脾失健运，痰浊内生，痰热搏结，经络阻塞，日久结滞乳中而成本病；冲任失调，肝肾受损，月经不调、气血不畅，阻塞经络而发病。病久耗伤精血，损及元气，气血两虚。正虚邪盛，变证百出。病位在乳房，与肝、脾、肾密切相关。

辨证论治

1.肝郁气滞

证候：肿块胀痛，经期不准或经期乳房胀痛，情绪抑郁或急躁，胸闷太息，胁肋胀痛，遇精神刺激则症状加重，苔薄白，脉弦有力。

治法：疏肝理气，化痰散结。

【膏方示例】逍遥散加减制膏

【组成】柴胡100g，白芍100g，当归100g，茯苓100g，炒白术100g，郁金100g，夏枯草100g，白花蛇舌草100g，丝瓜络100g，香附100g，皂角刺100g，浙贝母100g。

【制法】将上述药材加适量水煎煮3次，滤汁去渣，将这3次滤液合并，加热浓缩为清膏。加冰糖收膏即成。

【用法】每次15~20g，每日2~3次，温开水调服。

2.热毒蕴结

证候：乳房肿块，疼痛、红肿，甚则破溃翻花，血水外渗恶臭，溃难收口，或发热，心烦口干，小便黄赤，大便秘结，舌红或暗红，苔黄腻，脉弦数。

治法：清热解毒，活血化瘀。

【膏方示例】五味消毒饮合桃红四物汤加减制膏

【组成】金银花100g，菊花100g，蒲公英100g，紫花地丁100g，桃仁100g，红花100g，赤芍100g，生地100g，连翘100g，夏枯草100g，半枝莲100g，皂角刺100g。

【制法】将上述药材加适量水煎煮3次，滤汁去渣，将这3次滤液合并，加热浓缩为清膏。再将鳖甲胶300g研成粗末，加适量黄酒浸泡后隔水炖烊，冲入清膏中和匀，最后加红糖收膏即成。

【用法】每次15~20g，每日2~3次，温开水调服。

3.冲任失调

证候：乳房肿块，月经前胀痛明显，或月经不调，腰膝酸软，烦劳体倦，五心烦热，口干咽燥，舌淡苔少，脉细无力。

治法：调理冲任，补益肝肾。

【膏方示例】青栀四物汤加减制膏

【组成】青皮100g，炒栀子100g，当归100g，生地300g，白芍100g，川芎100g，制香附100g，女贞子100g，菟丝子100g，龟甲100g，枸杞100g。

【制法】将上述药材加适量水煎煮3次，滤汁去渣，将这3次滤液合并，加热浓缩为清膏。再将鹿角胶100g、鳖甲胶200g研成粗末，加适量黄酒浸泡后隔水炖烊，冲入清膏中和匀，最后加冰糖收膏即成。

【用法】每次15~20g，每日2~3次，温开水调服。

4.气血两虚

证候：乳房肿块，与胸壁粘连，推之不动，头晕目眩，气短乏力，面色苍白，消瘦纳呆，舌淡，苔薄白，脉沉细无力。

治法：益气养血，解毒散结。

【膏方示例】益气养荣汤加减制膏

【组成】党参100g，当归100g，制香附100g，炒白术100g，茯苓100g，炙甘草100g，陈皮100g，川芎100g，熟地300g，白芍100g，生黄芪300g，丹参100g，白花蛇舌草100g，蚤休100g。

【制法】将上述药材加适量水煎煮3次，滤汁去渣，将这3次滤液合并，加热浓缩为清膏。再将鹿角胶100g、鳖甲胶200g研成粗末，加适量黄酒浸泡后隔水炖烊，冲入清膏中和匀，最后加冰糖收膏即成。

【用法】每次15~20g，每日2~3次，温开水调服。

5.脾胃气虚

证候：乳房肿块，纳呆或腹胀，便溏或便秘，舌淡，苔白腻，脉细弱。

治法：健脾和胃理气。

【膏方示例】六君子汤加减制膏

【组成】党参100g，白术100g，茯苓100g，陈皮100g，法半夏100g，鸡内金100g，麦芽100g，炙甘草100g，山慈菇100g，浙贝母100g，猫爪草100g，半枝莲100g。

【制法】将上述药材加适量水煎煮3次，滤汁去渣，将这3次滤液合并，加热浓缩为清膏。再将鹿角胶100g、鳖甲胶200g研成粗末，加适量黄酒浸泡后隔水炖烊，冲入清膏中和匀，最后加冰糖收膏即成。

【用法】每次15~20g，每日2~3次，温开水调服。

6.肝肾阴虚

证候：乳房肿块，头晕目眩，腰膝酸软，目涩，梦多，咽干口燥，大便干结，月经紊乱或停经，舌红，苔少，脉细数。

治法：滋补肝肾。

【膏方示例】一贯煎合杞菊地黄丸加减制膏

【组成】沙参100g，麦冬300g，生地300g，当归150g，川楝子30g，枸杞子

100g，菊花100g，山萸肉100g，丹皮100g，茯苓100g，黄精100g，女贞子100g。

【制法】将上述药材加适量水煎煮3次，滤汁去渣，将这3次滤液合并，加热浓缩为清膏。再将龟甲胶100g、鳖甲胶200g研成粗末，加适量黄酒浸泡后隔水炖烊，冲入清膏中和匀，最后加冰糖收膏即成。

【用法】每次15~20g，每日2~3次，温开水调服。

二、肺癌

肺癌是原发于肺、气管、支气管的恶性肿瘤，不论是在全球还是我国，肺癌都是发病率最高的肿瘤。肿瘤归属于中医"肺积"、"肺萎"、"息贲"、"咳嗽"、"痰饮"等病范畴。肺癌的发病病因主要有邪热烟毒、七情内伤、饮食劳倦等因素，多因素互相影响使机体产生癌变。烟毒等热邪灼伤肺金，耗损气津，正气渐亏，血行不畅，肺积渐成；七情内伤致机体气机紊乱，气滞而血瘀，或气郁化火而炼液为痰，瘀阻脉络，瘀血日久则成结块；饮食劳倦等因素可以损伤脾胃，脾失健运则生痰成瘀，此外脾胃损伤或起居失当则耗伤正气，肺脾气虚则邪气易侵袭人体，正虚邪恋，多因素长期互相作用终成肺积。总的来说，病机可以归纳为气津盈虚、通滞失常，病机以"气、津"为要，气虚贯穿肺癌病程的始终，气机不利，脉络瘀阻、津液布散失调是本病关键。

辨证论治

1.脾虚痰湿

证候：咳嗽，痰多，痰白黏稠，常伴气喘，胸胁闷痛，食纳少，大便稀溏，肢体沉重倦怠，舌淡胖或有齿痕，苔白腻，脉弦滑或濡滑。

治法：健脾化痰。

【膏方示例】枣膏丸

【来源】《普济本事方》

【组成】葶苈400g，陈橘皮400g，桔梗400g，大枣400g。

【制法】将大枣蒸熟后去皮去核制备成枣泥备用，将上述药材加适量水煎煮3次，滤汁去渣，将这3次滤液合并，加热浓缩，兑入枣泥为膏。

【用法】每次15~20g，每日2~3次，温开水调服。

2.气滞血瘀

证候：咳嗽不畅，胸痛如锥刺，痛有定处，或胸闷气急，或痰血暗红，口干，口唇紫黯，便秘，舌暗红或紫黯，有瘀斑瘀点，舌苔薄，脉细涩或弦细。

治法：活血行气化瘀。

【膏方示例】血府逐瘀汤加减制膏

【组成】当归100g，赤芍100g，桃仁100g，红花100g，丹参100g，莪术100g，蜂房100g，郁金100g，地龙100g，全蝎100g，瓜蒌300g，白花蛇舌草100g，山慈菇100g，鸡内金100g。

【制法】将上述药材加适量水煎煮3次，滤汁去渣，将这3次滤液合并，加热浓缩为清膏。再将鹿角胶100g、鳖甲胶200g研成粗末，加适量黄酒浸泡后隔水炖烊，冲入清膏中和匀，最后加冰糖收膏即成。

【用法】每次15~20g，每日2~3次，温开水调服。

3.阴虚内热

证候：咳嗽，无痰，或痰少而黏，或痰中带血，或咯血量多不止，伴胸闷气急，心烦少寐，低热盗汗，舌质红或暗红，苔少或光剥无苔，脉细数。

治法：养阴补肺。

【膏方示例】补肺百花膏

【来源】《圣济总录》

【组成】生地黄汁600ml，生姜汁300ml，黄牛乳900ml，藕汁600ml，胡桃仁10枚，干柿5枚，大枣21枚，清酒1升，黄明胶15g，秦艽末15g，杏仁90g。

【制法】上11味，相次下，煎减一半，却入上色蜜120g，徐徐着火，养成煎后，入瓷盘中盛。

【用法】每次1匙，每日3次，糯米饮或酒调下。

4.气阴两虚

证候：咳嗽痰少，或痰中带血，咳声低弱，气短喘促，倦怠乏力，面色㿠白，或心悸怔忡，形瘦恶风，自汗或盗汗，口干少饮，舌质红或淡红，脉细弱。

治法：益气养阴。

【膏方示例】阿胶煎

【来源】《普济方》

【组成】山药30g，贝母30g，白茯苓30g，天门冬45g，酥30g，生地黄汁1升，生姜汁100g，白蜜200g，杏仁30g，阿胶60g。

【制法】上药前五味研细末，与后五味相和，放锅中，以慢火熬成膏得所。

【用法】每次6g，不拘时候，开水化服。

【备注】酥为牛乳或羊乳经提炼而成的酥油，具有养阴清热、益气血、止渴润燥的功效。

5.肾阳亏虚

证候：咳嗽气急，动则喘促，胸闷，腰酸耳鸣，恶寒肢冷，或心烦盗汗，夜间尿频，舌淡红或暗红，舌苔薄白，脉沉细。

治法：温阳散结。

【膏方示例】白蜜膏

【来源】《鸡峰普济方》

【组成】紫苏子200g，杏仁200g，生姜汁100g，鹿角胶200g，生地黄汁100g，蜂蜜200g。

【制法】将苏子、杏仁加适量水煎煮3次，滤汁去渣，将这3次滤液合并，加入生姜汁、生地黄汁和蜂蜜加热浓缩，加入烊化后的鹿角胶，浓缩收膏。

三、肝癌

肝癌属中医"积证"、"黄疸"、"鼓胀"、"胁痛"等范畴，目前临床多以"肝积"称之。本病主要病因可归纳为感受邪毒、肝气瘀滞、饮食不洁（节）。主要病机可归纳为外感时邪，侵犯机体，脏腑失和，气血运行不畅，或邪郁日久，化毒成瘀，毒瘀内聚；肝气郁结，气滞血瘀，瘀血内结，日久生积块；饮食不当，损伤脾胃，脾失健运，水湿停聚成痰；禀赋虚弱，后天失养，久病耗伤正气，正气亏虚，阴阳失调，气血逆乱，脏腑功能紊乱，瘀血留滞，终成积聚。本病病因复杂，病性属虚实夹杂。总的来说，本病病机可归纳为气滞、血瘀、痰湿、热毒；病位以肝、肾、脾为主，涉及胆、胃。本病起病隐匿，一旦有临床症状时通常已经属于中、晚期。中晚期肝癌患者正虚日久，精血亏耗严重，常伴消瘦，甚至出现恶液质。膏方调理最擅长补肾填精，适宜肝癌患者治疗应用。中药治疗改善症状、提高机体免疫力、延缓病情发展、部分患者可以长期带瘤生存。

辨证论治

1.肝气郁结

证候：胁肋胀痛，痛无定处，脘腹胀满，胸闷，善太息，急躁易怒，舌质淡红，苔薄白，脉弦。

治法：疏肝解郁，理气和胃。

【膏方示例】柴胡疏肝散加减制膏

【组成】柴胡、陈皮、白芍、枳壳、香附、川芎、郁金、预知子、石见穿、土茯苓、鸡内金、甘草各100g。

【制法】将上述药材加适量水煎煮3次，滤汁去渣，将这3次滤液合并，加热浓缩为清膏。再将鹿角胶100g、鳖甲胶200g研成粗末，加适量黄酒浸泡后隔水炖烊，冲入清膏中和匀，最后加冰糖收膏即成。

【用法】每次15~20g，每日2~3次，温开水调服。

2.气滞血瘀

证候：上腹肿块，质硬，有结节感，疼痛固定拒按，或胸胁掣痛，入夜尤甚，或见肝掌、蜘蛛痣和腹壁青筋暴露，甚则肌肤甲错，舌边瘀暗或暗红，舌苔薄白或薄黄，脉弦细或细涩无力。兼有郁热者多伴有烦热口苦，大便干结，小便黄或短赤。

治法：活血化瘀，软坚散结。

【膏方示例】鳖甲煎丸加减

【来源】《温病条辨》

【组成】鳖甲胶150g，阿胶150g，蜂房90g，鼠妇虫90g，土鳖虫（炒）90g，蛴螂90g，柴胡100g，黄芩100g，法半夏90g，党参90g，干姜60g，姜厚朴100g，桂枝100g，炒白芍100g，射干60g，桃仁100g，牡丹皮100g，大黄50g，凌霄花90g，葶苈子90g，石韦100g，瞿麦100g，红糖200g。

【制法】将上述药材浸泡后加适量水共煎3次，将这3次煎液过滤去渣取汁合并，慢火浓缩，兑入熬制后的红糖至稠膏状。

【用法】早晚空腹开水调服，每次15~30g。

3.肝郁脾虚

证候：上腹胀满，食后尤甚，肿块触痛，倦怠消瘦，短气乏力，纳少失眠，口渴不欲饮，大便稀溏，甚则腹水，黄疸，下肢浮肿，舌质胖大，苔白，脉濡。

治法：疏肝健脾，理气消癥。

【膏方示例】逍遥散加减

【组成】柴胡100g，当归100g，白芍100g，党参100g，白术100g，茯苓100g，薏苡仁300g，半枝莲100g，七叶一枝花100g，干蟾皮100g，蜈蚣100g，厚朴100g，甘草100g。

【制法】将上述药材加适量水煎煮3次，滤汁去渣，将这3次滤液合并，加热浓缩为清膏。再将鹿角胶100g、鳖甲胶200g研成粗末，加适量黄酒浸泡后隔水炖烊，冲入清膏中和匀，最后加冰糖收膏即成。

【用法】每次15~20g，每日2~3次，温开水调服。

4.肝肾阴虚

证候：肢体肿胀，腹胀腹大，青筋暴露，四肢消瘦，短气喘促，颧红口干，纳呆厌食，潮热或手足心热，烦躁不眠，便秘，甚则神昏谵语，齿衄鼻衄，或二便下血，舌红少苔，脉细数无力。

治法：滋养肝肾、化瘀消癥。

【膏方示例】一贯煎加减

【组成】生地100g，麦冬300g，沙参100g，枸杞子100g，五味子100g，当归100g，佛手100g，女贞子100g，山萸肉100g，西洋参100g，预知子100g，七叶一枝花100g，半枝莲100g，炮甲珠100g，甘草100g。

【制法】将上述药材加适量水煎煮3次，滤汁去渣，将这3次滤液合并，加热浓缩为清膏。再将龟甲胶100g、鳖甲胶200g研成粗末，加适量黄酒浸泡后隔水炖烊，冲入清膏中和匀，最后加冰糖收膏即成。

【用法】每次15~20g，每日2~3次，温开水调服。

5.湿热毒蕴

证候：右胁胀满，疼痛拒按，发热，口苦或口臭，身黄目黄，小便黄，黄如橘色或烟熏，腹水或胸水，恶心呕吐，大便秘结或黏腻不爽，舌质红，苔黄腻，脉滑数。

治法：清利湿热，解毒消癥。

【膏方示例】茵陈蒿汤合五苓散加减

【组成】茵陈蒿100g，大黄100g，栀子100g，猪苓100g，茯苓100g，白术100g，泽泻100g，虎杖100g，白花蛇舌草100g，预知子100g，半枝莲100g，赤芍100g，人工牛黄100g，穿山甲100g。

【制法】将上述药材加适量水煎煮3次，滤汁去渣，将这3次滤液合并，加热浓缩为清膏。再将龟甲胶100g、鳖甲胶200g研成粗末，加适量黄酒浸泡后隔水炖烊，冲入清膏中和匀，最后加冰糖收膏即成。

【用法】每次15~20g，每日2~3次，温开水调服。

四、胃癌

胃癌是指发生在胃黏膜上皮的恶性肿瘤，是常见的恶性肿瘤之一。高发年龄在40~60岁，男女发病率之比约为2~3∶1。我国每年胃癌新发病例约占全球的1/3，胃癌是我国第三大肿瘤。胃癌属于中医"噎膈"、"反胃"、"胃积"、"积聚"等范畴。本病主要病因归为情志不遂、忧思恼怒、饮食不洁（节）。其主要致病机制为：①情志不遂，肝郁气滞，气滞血瘀，瘀血停滞日久而成积，此类患者胃脘疼痛胀满，痛如针刺；②阳热之邪结聚，灼伤津液，胃中津液干涸，水谷出入之道不得流通，热与血结，脉道进一步阻塞，日久而成积，此类患者食下即吐而复出；③饮食不洁或不节、劳倦忧思等病因持续日久可导致脾胃受损，脾阳亏虚、中焦寒邪凝滞，寒凝则血瘀，日久而成积，脾阳亏虚则水湿停聚而成痰，痰与瘀结，终成胃积。以上气滞、痰阻、血凝等病理因素常互为因果，在胃积形成的过程中交织兼夹，最后耗伤机体精血。因此胃癌中医证型众多，其病位在胃，与心、肝、脾、肺、肾五脏关系密切相关。

辨证论治

1.肝气犯胃

证候：胃脘胀满，食欲不振，或伴两胁不适，嗳气呃逆，舌淡红或暗红，苔薄白或薄黄，脉沉弦。

治法：疏肝理气，调中降逆。

【膏方示例】理脾和肝化湿膏

【来源】《清宫配方集成》

【组成】旋覆花90g，枳壳90g，莱菔子90g，竹茹90g，苍术60g，杭芍150g，元参150g，化橘红90g，猪苓150g，泽泻90g，云苓150g，川贝母90g，瓜蒌皮90g，菟丝饼150g，玉竹90g，菊花90g，桑皮90g，鸡内金120g，三仙饮各90g，西洋参90g。

【制法】上药共以水煎透，去渣，再熬浓汁，兑蜜150g。

【用法】每次3匙，每日2次，白开水送服。

2.胃热伤阴

证候：胃脘灼热，胃脘嘈杂，饮食难咽，食后胃脘痛，口干欲饮，五心烦热，大便干燥，食纳欠佳，舌红少苔或苔黄少津，脉弦细数。

治法：清热养阴，润燥和胃。

【膏方示例】治噎膈膏

【来源】《清宫配方集成》

【组成】甘蔗汁、冰糖、藕汁、梨汁、甘酒酿、人乳（考虑伦理因素可去除）、牛乳、萝卜汁、童便各200g。

【制法】先用烧酒1盏，放铜杓内，入玄明粉20g，焙干细末，备用。将上药文火慢熬至400g，加白蜂蜜100g收膏，每挑调玄明粉1g。

【用法】此膏2汤匙不拘时咽，轻者莲子20粒煎汤，重者人参2g煎汤调服。

【备注】脾胃虚寒、便溏者不宜。

3.气滞血瘀

证候：胃脘刺痛，脘腹胀满，心下痞硬，饥不欲食，呕吐宿食或呕吐物如赤豆汁，肌肤甲错，便血或大便色黑如柏油样，舌紫黯，脉沉细涩。

治法：活血祛瘀、理气止痛。

【膏方示例】柴胡膏

【来源】《博济方》

【组成】柴胡50g，赤芍60g，白蒺藜根60g，炮附子50g，青皮50g，吴茱萸50g，陈皮50g，木香10g，乌鸡肉620g，红糖200g。

【制法】将乌鸡肉清洗干净，去掉骨头、皮肤、毛发和内脏，只留下肉。将其余药材加适量水浸泡后，煎煮3次，过滤去渣取汁，混入乌鸡肉中，打磨成糊状，过筛去渣，加入炼制后的红糖浓缩成膏状。

【用法】每次15~20g，每日2次，开水调服。

4. 痰湿凝结

证候：面色萎黄，胸膈满闷，呕吐痰涎，腹胀便溏，痰核瘰疬，舌淡红，苔滑腻，脉滑。

治法：健脾燥湿，化痰散结。

【膏方示例】黄连煎

【来源】《备急千金要方》

【组成】黄连、酸石榴皮、地榆各400g，黄柏、当归、厚朴、干姜各300g，阿胶400g。

【制法】将阿胶黄酒烊化，再将前7味药切碎，水煎后滤取汁，如此3遍，再将所滤汁液混合后浓缩，加入烊化后阿胶，浓缩至如膏状。

【用法】每服1匙，每日3次。

5. 脾胃虚寒

证候：胃脘冷痛，喜按喜温，完谷不化或呕吐清水，面色淡白，形寒肢冷，神疲倦怠，便溏，面目浮肿，苔白滑或白腐，脉沉无力。

治法：温中散寒，健脾和胃。

【膏方示例】茱萸膏

【来源】《三因极一病证方论》

【组成】吴茱萸80g，白术320g，猪膏320g，姜汁500g。

【制法】制备方法：将吴茱萸和白术浸泡后煎煮去渣取汁，3次后，加入姜汁再熬浓汁，兑入猪膏中，成膏。每次服用一大匙，食前用温酒调服。

【用法】每次服用15g，以温酒调服。

6. 气血亏虚

证候：全身乏力，头晕眼花，气短心悸，面色无华，脘腹肿块或硬结，或食入则痛，形体消瘦，虚烦不寐，自汗盗汗，舌淡苔白，脉细弱或虚大无力。

治法：补养气血，化瘀散结。

【膏方示例】专翕大生膏

【来源】《吴鞠通医案》

【组成】熟地100g，海参100g，麦冬100g，山萸肉150g，洋参90g，桂圆100g，鲍鱼100g，白芍150g，牡蛎150g，猪脊髓90g，乌骨鸡150g，云苓100g，莲子100g，沙蒺藜150g，芡实150g，羊腰子100g，阿胶100g，鸡子黄90g，白蜜30g，龟甲胶200g，鳖甲胶200g。

【制法】和匀蒸熟收膏，任意食之。

【用法】每次15~20g，每日2次，开水调服。

五、肠癌

大肠癌是指发生在大肠黏膜上皮的恶性肿瘤，有结肠癌、直肠癌之分，是全球发病率较高的癌症之一。大肠癌归属于中医"肠蕈"、"脏毒"、"锁肛痔"等范畴。大肠癌的病因可以归纳为禀赋不足、后天失养、年老体衰、久泻久痢、情志失调、饮食不洁（节），毒邪侵袭。先天不足、后天失养或是年老久病等因素可导致脾肾亏虚；饮食药物之毒邪侵袭人体，或者肠道素有痼疾、失治误治等因素也会导致正气亏虚；情志失调所致肝气乘脾以及饮食不洁（节）导致的脾胃亏虚日久终会导致脾肾亏损。综上各种病因使机体被内外邪气侵袭，邪毒蕴结肠道，气滞、血瘀、痰凝各种病理因素作用于机体，最终恶变成积。大肠积聚形成后进一步耗伤正气，加剧机体脾肾亏虚、阴阳双亏的状态，而这种状态又进一步加速积聚的形成与进展，终使疾病缠绵深伏，难以根治。大肠癌病位在肠，与脾、胃、肝、肾密切相关。"湿、毒、痰、瘀、虚"等特点贯穿疾病发生发展过程始终，这些因素往往互为因果，交织在一起是疾病逐渐深入，最终难以治愈。

辨证论治

1.脾虚气滞

证候：腹部肿块，腹胀腹痛，肠鸣泄泻，时有便秘，全身乏力，面色淡白，头晕气短，舌淡苔白，脉细或濡。

治法：健脾理气。

【膏方示例】水煮木香膏

【来源】《卫生宝鉴》

【组成】罂粟壳240g，乳香150g，肉豆蔻150g，砂仁150g，当归100g，白芍药100g，木香100g，丁香100g，诃子皮100g，藿香100g，黄连100g，青皮100g，炮姜50g，炙甘草100g，厚朴100g，陈皮100g，枳实50g，枣20g，蜂蜜600g。

【制法】将蜂蜜炼制，其余上述药材加适量水浸泡后，煎煮3次，过滤去渣取汁，将这3次的滤液合并，加热浓缩成清膏，兑入炼制后的蜂蜜和匀，收膏即成。

【用法】每次15~20g，每日2次，开水调服。

2.湿热蕴结

证候：腹胀痛或肛门酸痛，脓血黏液便，大便次数多，便形细，可伴里急后重，肛门灼热，口渴纳少，舌质红，苔黄腻，脉滑数。

治法：清热利湿解毒。

【膏方示例】白头翁汤加减

【组成】白头翁100g，败酱草100g，地榆100g，红藤100g，秦皮100g，黄柏100g，苦参100g，马齿苋100g，薏苡仁300g，黄芩100g，赤芍100g。

【制法】将上述药材加适量水浸泡后，煎煮3次，过滤去渣取汁，将这3次的滤液合并，加热浓缩成清膏，龟甲胶200g，鳖甲胶100g加适量黄酒浸泡后隔水炖烊，兑入清膏和匀，加麦芽糖收膏即成。

【用法】每次15~20g，每日2次，开水调服。

3.瘀毒内阻

证候：腹胀腹痛，痛有定处，或向下放射，腹部可触及包块，大便困难，常伴肠梗阻或紫黑脓血便，大便便形细，面色晦黯，舌质紫或有瘀点，苔薄白，脉弦或涩。

治法：行气活血，化瘀解毒。

【膏方示例】三神煎

【来源】《鸡峰普济方》

【组成】桃仁720g，京三棱270g，鳖甲270g。

【制法】将上述药材中的桃仁捣成泥状，与其他药材一起研磨成细粉，放入锅中先煎桃仁汁至一升，再加入剩余药材搅拌煎煮。煎煮过程中不断搅拌，直至药液变稀呈糖浆状。将煎好的药液收进瓷器中保存。每日空腹及晚间食用前，以适量热酒调服一茶匙，注意忌食苋菜、生冷、湿面类食物。将上述药材加适量水浸泡后，煎煮3次，过滤去渣取汁，将这3次的滤液合并，加热浓缩成清膏。

【用法】每日空腹及晚间食用前，以适量热酒调服一茶匙。注意忌食苋菜、生冷食物。

4.脾肾阳虚

证候：腹痛绵绵，喜温喜按，消瘦乏力，精神萎靡，面色少华，畏寒肢冷，食纳减少，大便稀溏，次数多，可出现五更泻，舌质淡，苔薄白，脉沉弱。

治法：温补脾胃。

【膏方示例】理中丸合四神丸加减制膏

【组成】制附子50g，党参100g，炒白术100g，茯苓100g，生薏米300g，肉豆蔻100g，补骨脂100g，干姜50g，吴茱萸30g，五味子50g。

【制法】将上述药材加适量水浸泡后，煎煮3次，过滤去渣取汁，将这3次的滤液合并，加热浓缩成清膏，鹿角胶200g，鳖甲胶100g加适量黄酒浸泡后隔水炖烊，兑入清膏和匀，加麦芽糖收膏即成。

【用法】每次15~20g，每日2次，开水调服。

5.肝肾阴虚

证候：形体消瘦，五心烦热，头晕目眩，口苦咽干，低热盗汗，腰腿酸软，便秘，舌质红，少苔，脉细或细数。

治法：益肾养肝，滋阴降火。

【膏方示例】专翕大生膏

【来源】《温病条辨》

【组成】熟地100g，海参100g，麦冬100g，山萸肉150g，洋参90g，桂圆100g，鲍鱼100g，白芍150g，牡蛎150g，猪脊髓90g，乌骨鸡150g，云苓100g，莲子100g，沙蒺藜150g，芡实150g，羊腰子100g，阿胶100g，鸡子黄90g，白蜜30g，龟甲胶200g，鳖甲胶200g。

【制法】和匀蒸熟收膏，任意食之。

【用法】每次15~20g，每日2次，开水调服。

6.气血两虚

证候：心悸气短，疲乏无力，大便稀溏，面色苍白或萎黄，脱肛，四肢虚肿，形体消瘦，舌质淡或光嫩，苔白，脉沉细。

治法：补益气血。

【膏方示例】八珍汤加减制膏

【组成】党参100g，当归100g，茯苓100g，生黄芪300g，熟地300g，白芍100g，川芎60g，升麻100g，炒白术100g，丹参100g，陈皮100g，预知子100g，大枣100g，炙甘草100g，红藤100g，藤梨根100g。

【制法】将上述药材加适量水浸泡后，煎煮3次，过滤去渣取汁，将这3次的滤液合并，加热浓缩成清膏，龟甲胶200g，鳖甲胶100g加适量黄酒浸泡后隔水炖烊，兑入清膏和匀，加麦芽糖收膏即成。

【用法】每次15~20g，每日2次，开水调服。

六、肿瘤疾病膏方治疗组方思路

（一）配方常见加减变化

膏方治疗癌症，应当以扶正祛邪、标本兼治作为治疗的基本原则。本病整体属虚，局部属实，正虚为本，邪实为标。癌症早期，以邪实为主，治当行气活血、化瘀软坚和清热化痰、利湿解毒；癌症晚期，以正虚为主，治宜扶正祛邪，分别采用养阴清热、解毒散结及益气养阴、清化痰热等法。临床还应根据虚实的不同，每个患者的具体情况，按标本缓急恰当处理。由于癌症患者正气内虚，抗癌能力低下，虚损情况突出，因此，在治疗中要始终顾护正气，保护胃气，把扶正抗癌的原则，贯穿癌症治疗的全过程。膏方服用期间出现证候变化或症状加重，可先根据证候特点组成汤剂处方，暂停服用膏方。待标实渐缓、外邪已解，再应用膏方治疗。在辨证论治的基础上选加具有一定抗癌症作用的中草药，具体加减用药如下。

乳腺癌乳房胀痛明显，可加王不留行、延胡索和土鳖虫，疏肝理气、活血化瘀。乳腺结节，可加夏枯草和山慈菇，化痰散结、解毒消肿。若患侧上肢肿胀，可加路路通、三棱、莪术、桑枝、桂枝、茯苓和泽泻等药物，疏通经络、利水消肿。若患肢肤色紫暗，可加鸡血藤，活血化瘀、舒经活络。若患肢麻木，可加桂枝和姜黄，温经通络、活血化瘀。

肺癌若咳嗽剧烈，可加石上柏，清热解毒、润肺止咳；若咳嗽伴喘、痰饮明显，可加石见穿，清热化痰、止咳平喘；若痰多且以白色为主，可加紫菀，润肺化痰、止咳平喘；若咳嗽不止，可加炙百部，润肺止咳。

肝癌常用白花蛇舌草、冬凌草、夏枯草、猫爪草、败酱草、蚤休和龙葵等。若体质虚弱，可合用六君子汤，健脾益气、补虚扶正；若合并消化道出血，可加阿胶和艾叶炭，止血宁血、补血养血；若合并黄疸，可加茵陈和虎杖，利胆退黄、清热解毒；若瘀血较重，可加入土鳖虫和全蝎，活血化瘀、通络止痛。

胃癌若便秘严重，可加槟榔和火麻仁等润肠通便药；若腹水明显，可加茯苓皮、大腹皮、猪苓、车前子等利水药；若出现恶心症状，可加温胆汤、旋覆花和姜半夏等止吐药；若腹胀明显，可加厚朴、莱菔子等理气消胀药；若出现呕血或便血，可加仙鹤草、白及等止血药。

肠癌患者，若腹痛严重或大便滞下，可加木香、槟榔和白芍等药物理气导滞、柔肝止痛；若腹泻频繁或下痢赤白，可加罂粟壳、禹余粮等药物涩肠止泻；若便血不止，可加仙鹤草、白茅根、田七等药物凉血止血。若疼痛明显，可加五灵脂、延胡索和蜈蚣等止痛药。

（二）胶类选择

癌症整体属虚，局部属实，正虚为本，邪实为标，故可用荤膏，可选择黄明胶、阿胶，养阴补血；瘀血者，可选择鳖甲胶破血散结。痰浊等实邪盛时，可减用胶类或暂不用。临证组方时，既要依据阴阳虚损选择胶类药物，也应遵循"阴阳并调，以平为期"的组方原则。

（三）糖类选择

癌症膏方治疗应用糖类一可改善汤剂口感，其二可助补益气血。中气不足虚寒者首选饴糖，瘀血者首选红糖；疮疡不敛，脘腹虚痛者首选蜂蜜；若有高血压、糖尿病、高脂血症、肥胖等，应慎用或不用蜂蜜、冰糖、蔗糖收膏，可用木糖醇或元贞糖。

（四）细料选择

癌症气虚痰结，可用生晒参、冬虫夏草等补肺肾以助化痰，阳虚明显也可选用海马、海龙以散结消肿；阴虚痰热证，可以加入西洋参、鲜竹沥等扶正祛邪、化痰清热。咳喘短气失眠者，可加入灵芝孢子粉补气安神、止咳平喘。咳血者，可加入川贝、三七粉润肺和血。另外，病久多兼血瘀之象，细料可加用三七粉、西红花等。

第八节　血液系统疾病

一、缺铁性贫血

缺铁性贫血是指缺铁所引起的小细胞低色素性贫血及相关的缺铁异常，是血红蛋白合成异常性贫血的一种。其特点是骨髓、肝、脾等器官组织中缺乏可染色性铁，血清铁浓度、转铁蛋白饱和度和血清铁蛋白降低。本病为贫血中最常见的类型，也是最常见的营养素缺乏症，至今仍是世界各国尤其是发展中国家普遍而严重的健康问题。据WHO调查报告，全世界有10%~30%的人群有不同程度的缺铁。男性发病率约10%，女性大于20%。本病发生在各年龄段，尤以婴幼儿和妊娠期妇女多见。缺铁性贫血属中医"血劳"、"萎黄"、"虚劳"等范畴，本病主要病因为饮食不节、长期失血、劳倦过度、妊娠失养、病久虚损、虫积等引起脾胃虚弱，血少气衰。主要病机可归纳为：①偏食或长期饥饿，少食节食等导致脾胃虚弱，或长期慢性胃肠疾患，久治未愈，脾胃虚弱，影响水谷精微的吸收，化血无源，出现贫血。②呕血、便血、咯血、鼻衄治疗不及时，或崩漏，或产后失血，调护不当等慢性失血，气随血脱，气血两虚，发为贫血。③长期慢性疾病，劳倦过度，损及脾肾两脏，脾胃虚弱，无以化生精血。精血同源，肾精亏虚进而无以化生血液，久而发为血虚。④各种寄生虫，如钩虫侵入人体，虫积日久，引起脾胃受损，同时又大量吸收人体精微，导致生化乏源，引起贫血。

辨证论治

1.脾胃虚弱

证候：面色萎黄，口唇色淡，爪甲无泽，神疲乏力，食少便溏，恶心呕吐，舌质淡，苔薄腻，脉细弱。

治法：健脾和胃，益气养血。

【膏方示例】香砂六君子汤合当归补血汤加减制膏

【组成】人参30g，炒白术100g，茯苓100g，炙甘草100g，陈皮100g，法半夏100g，木香30g，砂仁30g，生姜30g，生黄芪30g，当归100g。

【制法】将上述药材加适量水煎煮3次，滤汁去渣，将这3次滤液合并，加热浓缩为清膏。再将阿胶300g研成粗末，加适量黄酒浸泡后隔水炖烊，冲入清膏中和匀，最后加红糖收膏即成。

【用法】每次15~20g，每日2~3次，温开水调服。

2.气血两虚

证候：面色苍白，倦怠乏力，头晕目眩，心悸失眠，少气懒言，食欲不振，毛发干脱，爪甲裂脆，舌淡胖，苔薄，脉濡细。

治法：益气补血，养心安神。

【膏方示例】（1）杞元膏

【来源】《摄生秘剖》

【组成】龙眼肉500g，枸杞子500g。

【制法】将上述药材加适量水煎煮3次，滤汁去渣，将这3次滤液合并，加热浓缩为清膏，最后加蜂蜜收膏即成。

【用法】每次15~20g，每日2~3次，温开水调服。

（2）八珍汤加减制膏

【组成】人参30g，太子参300g，茯苓100g，炒白术100g，炙甘草100g，熟地300g，白芍100g，川芎90g，当归150g，炒枣仁300g，龙眼肉100g。

【制法】将上述药材加适量水煎煮3次，滤汁去渣，将这3次滤液合并，加热浓缩为清膏。再将阿胶300g研成粗末，加适量黄酒浸泡后隔水炖烊，冲入清膏中和匀，最后加红糖收膏即成。

【用法】每次15~20g，每日2~3次，温开水调服。

（3）气血双补生血膏

【来源】张艳. 慢病调治膏方：制备与应用一本通［M］. 北京：中国中医药出版社，2020.

【组成】黄芪250g，党参250g，熟地黄250g，白术250g，大枣200g，女贞子200g，旱莲草200g，茯苓150g，桑椹150g，酸枣仁150g，柏子仁150g，赤芍150g，牛膝150g，当归150g，龙眼肉150g，山药150g，莲子肉150g，枸杞子150g，炙甘草100g，陈皮90g，广木香90g，合欢皮90g，川芎90g，远志50g。

【制法】共以水煎透，去渣再熬浓汁，加蜂蜜200g，阿胶300g，黄酒500ml收膏，冷藏备用。

【用法】早、晚饭后半小时服用10g，以温开水送服。

3.脾肾阳虚

证候：面色苍白，形寒肢冷，腰膝酸软，神倦耳鸣，唇甲淡白，或周身浮肿，甚则腹水，大便溏薄，小便清长，男子阳痿，女子经闭，舌质淡或有齿痕，脉沉细。

治法：温补脾肾。

【膏方示例】（1）加味黄芪建中膏

【来源】《中国膏药配方配制全书》

【组成】炙黄芪250g，桂枝、肉豆蔻、山楂、神曲各60g，白术、白芍、山药、茯苓各120g，菟丝子100g，熟附片、吴茱萸、陈皮各45g，淫羊藿、党参各150g，杜仲、补骨脂、五味子、仙茅、川续断、杜仲、沙苑子、丹参、鹿角胶各90g，冰糖250g。

【制法】上述药材加适量水煎煮3次，滤汁去渣，将这3次滤液合并，加热浓缩为清膏。再将鹿角胶150g研成粗末冲入清膏中和匀，最后加冰糖收膏即成。

【用法】每次15~20g，每日2~3次，温开水调服。

（2）八珍汤合无比山药丸加减制膏

【组成】人参30g，太子参300g，茯苓100g，炒白术100g，炙甘草100g，熟地300g，白芍100g，川芎90g，当归150g，山药300g，肉苁蓉100g，五味子100g，菟丝子100g，炒杜仲100g，怀牛膝100g，泽泻100g，山萸肉150g，巴戟天100g，赤石脂100g。

【制法】将上述药材加适量水煎煮3次，滤汁去渣，将这3次滤液合并，加热浓缩为清膏。再将阿胶150g、鹿角胶150g研成粗末，加适量黄酒浸泡后隔水炖烊，冲入清膏中和匀，最后加红糖收膏即成。

【用法】每次15~20g，每日2~3次，温开水调服。

（3）温阳益肾膏

【组成】炙黄芪250g，淫羊藿150g，党参150g，白术120g，山药120g，茯苓120g，白芍120g，菟丝子100g，川续断90g，杜仲90g，沙苑子90g，丹参90g，补骨脂90g，五味子90g，杜仲90g，仙茅90g，山楂60g，神曲60g，桂枝60g，肉豆蔻60g，吴茱萸45g，陈皮45g，熟附块45g，龙眼肉90g，鹿角胶90g，阿胶90g，白文冰250g。

【制法】将上述药材（最后4味除外）加适量水煎煮3次，将这3次煎液过滤去渣取汁合并，加热浓缩成清膏，最后加入龙眼肉、鹿角胶、阿胶、白文冰收膏。

【用法】每晨1匙，温开水冲服。

二、再生障碍性贫血

再生障碍性贫血简称再障，是由多种病因引起的骨髓造血功能衰竭，出现以全血细胞减少为主要表现的一组综合征。临床表现为较严重的贫血、感染和出血。我国年发病率为0.74/10万人，各年龄组均可发病，以青壮年和老年人多见，男女发病率无明显差别。根据病情、临床表现、血象及骨髓象等，分为非重型和重型两型。本病属中医"髓劳"、"虚劳"、"血证"等范畴。主要病因可以归纳为先天不足、七情妄动、外感六淫、饮食不节、邪毒外侵，或大病久病之后，伤及脏腑气血，元气亏损，精血虚少，气血生化不足。主要病机可以归纳为：①先天禀赋薄弱，或七情妄动，伤及五脏，五脏受损，阴精气血亏损，气血生化乏源。或因外感六淫，邪毒入内，伤及肾脏，发为本病。肾虚可分为肾阴虚、肾阳虚及肾阴阳两虚等证。②肾虚则精血不生，血少则气衰，气血亏虚进而血行不畅，瘀血内生；或因大病久病，失于调养，久虚不复，气血不畅，瘀血阻滞，新血不生，发为本病。③饮食不节，或久病大病，失于调养，伤及脾胃，脾胃虚弱，气血生化无源；或七情妄动，伤及五脏，脏腑受损，阴精气血亏虚而致本病。④外感六淫，邪毒入里化热，或感受热邪，热毒入血伤髓而发本病。本病多为虚证，也可见虚中夹实。阴阳虚损为本病的基本病机，病变部位在骨髓，发病脏腑为心、肝、脾、肾，肾为根本。

辨证论治

1.肾阴虚

证候：面色苍白，唇甲色淡，心悸乏力，颧红盗汗，手足心热，口渴思饮，腰膝酸软，出血明显，便结，舌质淡，舌苔薄，或舌红少苔，脉细数。

治法：滋阴补肾，益气养血。

【膏方示例】调元百补膏

【来源】《寿世保元》

【组成】当归身120g，生地黄300g，熟地黄120g，枸杞子300g，白芍300g，人参120g，莲肉120g，五味子30g，麦门冬150g，地骨皮120g，白术300g，白茯苓360g，山药150g，贝母90g，薏苡仁240g，甘草90g，琥珀40g。

【制法】上剉细，煎煮四次，滤去渣，取汁，文武火浓缩，兑蜜成膏。

【用法】口服，每次20~30ml、每日2次，开水化服。

2.肾阳虚

证候：形寒肢冷，气短懒言，面色苍白，唇甲色淡，大便稀溏，面浮肢肿，出血不明显，舌体胖嫩，舌质淡，苔薄白，脉细无力。

治法：补肾助阳，益气养血。

【膏方示例】右归丸合当归补血汤加减制膏

【组成】熟地300g，黑附子30g，肉桂50g，山药300g，山萸肉100g，菟丝子100g，炒杜仲100g，枸杞子150g，当归100g，生黄芪300g。

【制法】将上述药材加适量水煎煮3次，滤汁去渣，将这3次滤液合并，加热浓缩为清膏。再将阿胶150g、鹿角胶150g研成粗末，加适量黄酒浸泡后隔水炖烊，冲入清膏中和匀，最后加红糖收膏即成。

【用法】每次15~20g，每日2~3次，温开水调服。

3.肾阴阳两虚

证候：面色苍白，倦怠乏力，头晕心悸，手足心热，腰膝酸软，畏寒肢冷，齿鼻衄血或紫斑，舌质淡，苔白，脉细无力。

治法：滋阴助阳，益气补血。

【膏方示例】补真膏

【来源】《赤水玄珠》

【组成】黄精120g，山药120g，怀地黄120g，熟地黄120g，天冬120g，麦冬120g，莲肉120g，黑芝麻120g，柏子仁120g，松子仁120g，何首乌120g，人参120g，茯苓120g，菟丝子120g，杜仲120g，肉苁蓉60g，五味子36g，黄柏360g，白术480g，当归360g，甘草60g，陈皮60g，砂仁60g，知母60g，白芍60g，川芎60g，鹿茸60g，小茴香60g，苍术60g。

【制法】以上各药洗净，浸泡熬汁3次，合并药液，过滤去渣，慢火熬成膏。

【用法】每次6~9g，每日2次，开水化服。

4.肾虚血瘀

证候：心悸气短，周身乏力，面色晦暗，头晕耳鸣，腰膝酸软，皮肤紫斑，肌肤甲错，胁痛，出血不明显，舌质紫暗，有瘀点或瘀斑，脉细或涩。

治法：补肾活血。

【膏方示例】六味地黄丸合桃红四物汤加减制膏

【组成】熟地300g，山药300g，山萸肉150g，茯苓100g，泽泻100g，丹皮100g，桃仁100g，红花100g，当归150g，白芍150g，赤芍100g，川芎100g。

【制法】将上述药材加适量水煎煮3次，滤汁去渣，将这3次滤液合并，加热浓缩为清膏。再将阿胶100g、龟甲胶100g、鹿角胶100g研成粗末，加适量黄酒浸泡后隔水炖烊，冲入清膏中和匀，最后加红糖收膏即成。

【用法】每次15~20g，每日2~3次，温开水调服。

5.气血两虚

证候：面白无华，唇淡，头晕心悸，气短乏力，动则加剧，舌淡，苔薄白，脉细弱。

治法：补益气血。

【膏方示例】（1）参血膏

【来源】《中国膏药配方配制全书》

【组成】党参、桂圆、茯苓各30g，何首乌15g，鹿角、枸杞子各20g，山茱萸、当归各15g，大枣10枚。

【制法】将上述药材加适量水煎煮3次，滤汁去渣，将这3次滤液合并，加热浓缩为清膏，最后加蜂蜜收膏即成。

【用法】每次15~20g，每日2~3次，温开水调服。

（2）八珍汤加减制膏

【组成】人参30g，太子参300g，茯苓100g，炒白术100g，炙甘草100g，熟地300g，白芍100g，川芎90g，当归150g。

【制法】将上述药材加适量水煎煮3次，滤汁去渣，将这3次滤液合并，加热浓缩为清膏。再将阿胶300g研成粗末，加适量黄酒浸泡后隔水炖烊，冲入清膏中和匀，最后加红糖收膏即成。

【用法】每次15~20g，每日2~3次，温开水调服。

（3）益气养血膏

【组成】巴戟天120g，淫羊藿150g，肉苁蓉120g，五味子80g，肉桂60g，炙黄芪200g，红参50g，潞党参150g，云茯苓150g，炒白术150g，炙甘草120g，大熟地黄200g，白归身150g，白芍150g，川芎80g，枸杞子150g，楮实子150g，潼蒺藜、白蒺藜各150g，灵磁石200g，生铁落300g，茶树根200g，春砂仁60g，佛手干120g，鹿角胶60g，陈阿胶120g，陈绍酒250ml，冰糖500g。

【制法】将上述药材（除红参及最后4味外）用清水隔宿浸泡，煎煮3次，过滤去渣取汁，将这3次煎液合并，文火浓缩为清膏。红参另煎浓汁，鹿角胶、陈阿胶用陈绍酒炖烊，均冲入清膏中，再加冰糖收膏即成。

【用法】每早晚各服1匙，隔水蒸化。

6.热毒壅盛

证候：壮热，口渴，咽痛，鼻衄，齿衄，皮下紫癜，瘀斑，心悸，舌红而干，苔黄，脉洪数。

治法：清热凉血，解毒养阴。

【膏方示例】清瘟败毒饮加减制膏

【组成】生地300g，黄连30g，黄芩100g，丹皮100g，生石膏300g，炒栀子100g，生甘草100g，淡竹叶100g，玄参100g，水牛角300g，连翘100g，赤芍100g，知母100g，桔梗100g。

【制法】将上述药材加适量水煎煮3次，滤汁去渣，将这3次滤液合并，加热浓缩为清膏。再将阿胶300g研成粗末，加适量黄酒浸泡后隔水炖烊，冲入清膏中和匀，最后加红糖收膏即成。

【用法】每次15~20g，每日2~3次，温开水调服。

（二）处方经验

有热毒壅盛、壮热不退，心烦神昏者，灌服安宫牛黄丸，以清热开窍，豁痰解毒，也可加用羚羊角、丹皮、板蓝根、贯众、地肤子等。

第七章　外科疾病

第一节　皮肤科疾病

一、黄褐斑

黄褐斑是指由于皮肤色素沉着而在面部呈现局限性褐色斑的皮肤病。主要发生在面部，以颧部、颊部、鼻、前额、颏部为主。其临床特点是色斑对称分布，大小不定，形状不规则，边界清楚，无自觉症状，日晒后加重。本病好发于青中年女性，尤以孕妇或经血不调的妇女为多，男性亦可发病，部分患者可伴有其他慢性病史。一般夏季加重，冬季减轻。本病属中医"鼾黑斑"范畴，其中因肝病引起者称为"肝斑"，因妊娠而发病者称为"妊娠斑"。本病多与肝、脾、肾三脏关系密切，其主要病机为：①情志不畅，肝郁气滞，气郁化热，熏蒸于面，灼伤阴血而生斑。②女性患者冲任失调，肝肾不足，水火不济，虚火上炎而生斑。③饮食不节，忧思过度，损伤脾胃，脾失健运，湿热内生，熏蒸而生斑。④久病大病，营卫失和，气血运行不畅，气滞血瘀，面失所养而生斑。

辨证论治

1.肝郁气滞

证候：多见于女性，斑色深褐，弥漫分布；伴有烦躁不安，胸胁胀满，经前乳房胀痛，月经不调，口苦咽干；舌质红，苔薄，脉弦细。

治法：疏肝理气，活血消斑。

【膏方示例】（1）逍遥散加减制膏

【组成】柴胡100g，白芍100g，当归100g，白术100g，茯苓100g，丹参100g，川芎100g，甘草50g。

【制法】将上述药材加适量水煎煮3次，滤汁去渣，将这3次滤液合并，加热浓缩为清膏。再将阿胶300g研成粗末，加适量黄酒浸泡后隔水炖烊，冲入清膏中和匀，最后加红糖收膏即成。

【用法】每次15~20g，每日2~3次，温开水调服。

（2）**柴胡消斑膏**

【组成】广郁金100g，炒白芍120g，京赤芍150g，全当归150g，川楝子90g，延胡索100g，紫丹参200g，鸡血藤200g，益母草150g，生地黄150g，枸杞子90g，女贞子120g，焦白术120g，白茯苓150g，北沙参90g，麦冬90g，杭白菊90g，软柴胡90g，佛手片60g，炙甘草30g，西洋参150g，生晒参150g，阿胶200g，龟甲胶100g，鳖甲胶100g，冰糖250g，蜂蜜100g。

【制法】将上述药材（最后7味除外）浸泡后加适量水共煎3次，将这3次煎液去渣取汁合并，加热浓缩成清膏。西洋参、生晒参另煎取汁，加入清膏中。阿胶、龟甲胶、鳖甲胶隔水炖烊，加入冰糖、蜂蜜收膏。

【用法】每日晨晚各1匙，用温开水冲服。

2.肝肾不足

证候：斑色褐黑，面色晦暗；伴有头晕耳鸣，腰膝酸软，失眠健忘，五心烦热；舌质红，少苔，脉细。

治法：补益肝肾，滋阴降火。

【膏方示例】（1）**六味地黄丸加减制膏**

【组成】熟地黄300g，山茱萸150g，淮山药150g，牡丹皮100g，白茯苓100g，泽泻100g，女贞子100g，旱莲草100g。

【制法】将上述药材加适量水煎煮3次，滤汁去渣，将这3次滤液合并，加热浓缩为清膏。再将阿胶300g研成粗末，加适量黄酒浸泡后隔水炖烊，冲入清膏中和匀，最后加红糖收膏即成。

【用法】每次15~20g，每日2~3次，温开水调服。

（2）**补肾养血膏**

【组成】生地黄200g，熟地黄200g，山茱萸300g，山药300g，当归300g，川芎200g，生黄芪300g，西洋参300g，制何首乌200g，肉苁蓉200g，茯苓200g，鹿角胶200g，阿胶300g，白芷300g，僵蚕200g，覆盆子300g，豨莶草200g，冬虫夏草30g，龙眼肉200g，鹿茸60g，女贞子300g，枸杞子300g，葛根300g，蜂蜜1000g。

【制法】将上述药材除冬虫夏草、阿胶、鹿角胶、蜂蜜、鹿茸外，其余药材清水淘洗，冷水浸泡3小时，煎取3次药汁，弃渣取汁合并，将药汁文火浓缩成清膏，加入烊化的鹿角胶、阿胶及蜂蜜开始收膏，于膏之将成时将冬虫夏草、鹿茸打极细粉加入拌匀，收膏。

【用法】每次1汤匙，沸水冲化，待温后早晚空腹各服1次。

3.脾虚湿蕴

证候：斑色灰褐，状如尘土附着；伴有疲乏无力，纳呆困倦，月经色淡，白带量多；舌质淡胖边有齿痕，苔白腻，脉濡或细。

治法：健脾益气，祛湿消斑。

【膏方示例】（1）参苓白术散加减制膏

【组成】党参100g，黄芪100g，白术100g，茯苓100g，炙甘草100g，当归身100g，橘皮100g，升麻100g，柴胡60g。

【制法】将上述药材加适量水煎煮3次，滤汁去渣，将这3次滤液合并，加热浓缩为清膏。再将阿胶100g、鹿角胶100g研成粗末，加适量黄酒浸泡后隔水炖烊，冲入清膏中和匀，最后加红糖收膏即成。

【用法】每次15~20g，每日2~3次，温开水调服。

（2）化湿膏

【来源】李玉莹，罗净，祝之友. 祝之友教授治疗黄褐斑的经验［J］. 内蒙古中医药，2019，38（10）：147-148.

【组成】生黄芪180g，丹参120g，白芍180g，茵陈200g，益母草300g，肉苁蓉300g，白芷150g，辛夷100g，炒薏米300g，石斛120g，川芎150g，熟地200g，土茯苓500g，当归120g。

【制法】将上述药材加适量水煎煮3次，滤汁去渣，将这3次滤液合并，加热浓缩为清膏。再将阿胶300g研成粗末，加适量黄酒浸泡后隔水炖烊，冲入清膏中和匀，最后加红糖收膏即成。

【用法】每次15~20g，每日2~3次，温开水调服。

4.气滞血瘀

证候：斑色灰褐或黑褐；多伴有慢性肝病病史，或月经色暗有血块，或痛经；舌质暗红有瘀斑，苔薄，脉涩。

治法：理气活血，化瘀消斑。

【膏方示例】（1）桃红四物汤加减制膏

【组成】当归100g，生地黄100g，桃仁100g，红花100g，枳壳100g，赤芍100g，甘草100g，桔梗100g，川芎100g，牛膝100g。

【制法】将上述药材加适量水煎煮3次，滤汁去渣，将这3次滤液合并，加热浓缩为清膏。再将阿胶300g研成粗末，加适量黄酒浸泡后隔水炖烊，冲入清膏中和匀，最后加红糖收膏即成。

【用法】每次15~20g，每日2~3次，温开水调服。

（2）柴香薄荷膏

【来源】《中医膏方全书》

【组成】柴胡100g，制香附100g，薄荷60g，炒栀子100g，陈皮100g，阿胶100g，黄芩100g，赤芍150g，红花150g，丹参150g，丹皮150g，川芎150g，黑豆150g，赤小豆150g，金银花150g，炙甘草50g。

【制法】将上述药材加适量水煎煮3次，滤汁去渣，将这3次滤液合并，加热浓缩为清膏。再将阿胶300g研成粗末，加适量黄酒浸泡后隔水炖烊，冲入清膏中和匀，最后加冰糖收膏即成。

【用法】每次15~20g，每日2~3次，温开水调服。

二、痤疮

痤疮是一种毛囊、皮脂腺慢性炎症性疾病，以粉刺（白头、黑头）丘疹、脓疮、结节、囊肿及瘢痕为特征的皮肤损害，好发于颜面部，尤其是前额、双颊和颏部，也见于胸、肩胛间背部及肩部等部位，常常伴有皮脂溢出，多见于15~30岁的青年男女。由于痤疮常常损坏面容，使人感到痛苦，尤其对女性患者的心理造成严重的影响。本病属于中医"粉刺"、"面疮"、"酒刺"等范畴。本病主要病因为肺经风热、湿热内生，主要病机早期以肺热及肠胃湿热为主，晚期可伴有痰瘀。①肺经风热　素体阳热偏盛，肺经蕴热，复受风邪，熏蒸面部而发。②肠胃湿热　过食辛辣肥甘厚味，肠胃湿热互结，上蒸颜面而致。③痰湿瘀滞　脾气不足，运化失常，湿浊内停，郁久化热，热灼津液，煎炼成痰，湿热瘀痰凝滞肌肤而发。

辨证论治

1.肺经风热

证候：丘疹色红，或有痒痛，或有脓疮；伴口渴喜饮，大便秘结，小便短赤；舌质红，苔薄黄，脉弦滑。

治法：疏风清肺。

【膏方示例】（1）枇杷清肺饮加减制膏

【组成】枇杷叶100g，桑白皮100g，黄连100g，黄芩100g，生地黄100g，赤芍100g，牡丹皮100g，地骨皮100g，栀子100g，生甘草100g。

【制法】将上述药材加适量水煎煮3次，滤汁去渣，将这3次滤液合并，加热浓缩为清膏。再加冰糖收膏即成。

【用法】每次15~20g，每日2~3次，温开水调服。

（2）清热泻火膏

【组成】元参200g，炙枇杷叶300g，当归300g，生地黄200g，牡丹皮200g，白花蛇舌草300g，桑白皮300g，连翘200g，炒黄芩200g，川芎200g，赤芍200g，金银花200g，蒲公英300g，泽泻300g，知母200g，黄柏200g，生大黄粉20g，青黛20g，生甘草50g，冰糖400g。

【制法】将上述药材除生大黄粉、冰糖外，其余药材加适量水煎煮3次，滤汁去渣，将这3次滤液合并，加热浓缩为清膏，最后加冰糖收膏，膏滋将成时，兑入生大黄粉调匀。

【用法】每次10~15g，每日2次，温开水调服。

2.肠胃湿热

证候：颜面、胸背部皮肤油腻，皮疹红肿疼痛，或有脓疱；伴口臭、便秘、溲黄；舌质红，苔黄腻，脉滑数。

治法：清热除湿解毒。

【膏方示例】茵陈蒿汤加减制膏

【组成】茵陈蒿100g，栀子100g，黄芩100g，黄柏100g，生大黄（后下）100g，蒲公英100g，生苡仁100g，车前草100g，生甘草100g。

【制法】将上述药材加适量水煎煮3次，滤汁去渣，将这3次滤液合并，加热浓缩为清膏。加冰糖收膏即成。

【用法】每次15~20g，每日2~3次，温开水调服。

3.痰湿瘀滞

证候：皮疹颜色暗红，以结节、脓肿、囊肿、疤痕为主，或见窦道，经久难愈；伴纳呆腹胀；舌质暗红，苔黄腻，脉弦滑。

治法：除湿化痰，活血散结。

【膏方示例】（1）麦冬膏

【来源】《古今医鉴》

【组成】麦冬、橘红各等量。

【制法】将上述药材加适量水煎煮3次，滤汁去渣，将这3次滤液合并，加热浓缩为清膏。加冰糖收膏即成。

【用法】每次15~20g，每日2~3次，温开水调服。

（2）二陈汤合桃红四物汤加减制膏

【组成】当归100g，桃仁100g，红花100g，茯苓100g，白术100g，淮山药100g，姜半夏100g，陈皮100g，白芥子100g，丹参100g，车前子100g，白花蛇舌草100g。

【制法】将上述药材加适量水煎煮3次，滤汁去渣，将这3次滤液合并，加热浓缩为清膏。加冰糖收膏即成。

【用法】每次15~20g，每日2~3次，温开水调服。

（3）活血化瘀膏

【组成】当归100g，丹参300g，牡丹皮150g，赤芍150g，桃仁100g，半夏150g，陈皮60g，茯苓150g，薏苡仁300g，海藻200g，昆布150g，浙贝母100g，玄参150g，夏枯草300g，益母草300g，金银花150g，连翘100g，白芷100g，山楂150g，谷芽100g，麦芽100g，甘草30g，冰糖400g。

【制法】将上述药材（冰糖除外）加适量水煎煮3次，滤汁去渣，将这3次滤液合并，加热浓缩为清膏，最后加冰糖收膏即成。

【用法】每次10~15g，每日2次，温开水调服。

三、皮肤瘙痒

皮肤瘙痒是一种无明显原发性皮肤损害而以瘙痒为主要症状的皮肤感觉异常的皮肤病。其临床特点是：皮肤阵发性瘙痒，搔抓后常出现抓痕、血痂、色素沉着和苔藓样变等继发性损害。临床上有局限性、泛发性两种。局限性者以阴部、肛门周围最为多见，泛发性者可泛发全身。全身性瘙痒，可由糖尿病、肝病黄疸、内分泌疾病、肾炎、肠寄生虫病和食物或药物过敏等引起；亦可由气候寒冷、干燥、肥皂、毛织品过敏等刺激而致。皮肤瘙痒的突出症状是痒，阵发性，每次可延续数小时，瘙痒程度也轻重不同，饮酒或食辛辣海鲜等食物可诱发或加重瘙痒。虽然多数患者白天能自制瘙痒，但在晚间入睡时，则难于控制，痒感甚剧，不能忍受，患处常被抓破出血，直到感觉疼痛才痒止。由于经常搔抓，全身皮肤常见抓痕、表皮剥脱、皲裂、潮红、湿润和血痂等。病久可引起肥厚性瘢痕疙瘩、苔藓样变和色素沉着。泛发性者发病部位可以是全身性的，但以大腿内侧、小腿屈侧、关节周围等处较常见，而老年人因年老皮肤干燥萎缩，躯干也是病损好发部位。本病属中医"风瘙痒"范畴。本病主要病机为禀赋不耐，血热内蕴，外感之邪侵袭，则易血热生风，因而致痒；久病体弱，气血亏虚，风邪乘虚外袭，血虚易生风，肌肤失养而致本病；饮食不节，过食辛辣、油腻，或饮酒，损伤脾胃，湿热内生，化热生风，内不得疏泄，外不得透达，郁于皮肤腠理而发本病。

辨证论治

1.风热血热

证候：皮肤瘙痒剧烈，遇热更甚，皮肤抓破后有血痂；伴心烦，口渴，小便色黄，大便干燥；舌质红，苔薄黄，脉浮数。

治法：疏风清热，凉血止痒。

【膏方示例】（1）**苍耳草膏**

【来源】《外科大成》

【组成】苍耳（鲜者，连根带叶）适量。

【制法】将上述药材加适量水煎煮3次，滤汁去渣，将这3次滤液合并，加热浓缩为清膏。

【用法】每次15~20g，每日2次，黄酒调服。

（2）**消风散合四物汤加减制膏**

【组成】生地黄100g，玄参100g，丹参100g，白蒺藜100g，生龙骨300g，生牡蛎300g，蝉衣30g，防风100g，苦参100g，牛蒡子100g，甘草100g。

【制法】将上述药材加适量水煎煮3次，滤汁去渣，将这3次滤液合并，加热浓缩为清膏。再将阿胶300g研成粗末，加适量黄酒浸泡后隔水炖烊，冲入清膏中和匀，加冰糖收膏即成。

【用法】每次15~20g，每日2次，温开水调服。

（3）**疏风止痒膏**

【组成】生地黄150g，苦参片100g，荆芥100g，大川芎100g，防风100g，牡丹皮90g，土茯苓300g，牛蒡子90g，炙僵蚕150g，炒苍术90g，肥知母120g，煅石膏150g，炒当归120g，大白芍120g，净蝉蜕45g，生甘草30g，阿胶150g，龟甲胶100g，蜂蜜150g，冰糖250g。

【制法】将上述药材（最后4味除外）浸泡后加适量水煎煮3次，滤汁去渣，将这3次滤液合并，加热浓缩为清膏。阿胶、龟甲胶加适量水隔水炖烊，冲入清膏中和匀，最后加入蜂蜜、冰糖收膏。

【用法】日、晨、晚各1匙，用温开水冲服。

2.湿热内蕴

证候：瘙痒不止，抓破后继发感染或湿疹样变；伴口干口苦，胸胁闷胀，纳谷不香，小便黄赤，大便秘结；舌质红，苔黄腻，脉滑数或弦数。

治法：清热利湿，解毒止痒。

【膏方示例】龙胆泻肝汤加减制膏

【组成】金银花100g，苍术100g，黄柏100g，龙胆草100g，黄芩100g，通草50g，栀子100g，白茅根100g，滑石100g，生甘草100g。

【制法】将上述药材加适量水煎煮3次，滤汁去渣，将这3次滤液合并，加热浓缩为清膏。加冰糖收膏即成。

【用法】每次15~20g，每日2次，温开水调服。

3.血虚肝旺

证候：一般以老年人多见，病程较久，皮肤干燥，抓破后可有少量脱屑，血痕累累，如情绪波动可引起发作或瘙痒加剧；伴头晕眼花，失眠多梦；舌红，苔薄，脉细数或弦数。

治法：养血平肝，祛风止痒。

膏方：

【膏方示例】（1）当归地黄膏

【来源】《摄生众妙方》

【组成】当归、生地黄各等量，蜂蜜适量。

【制法】将上述药材加适量水煎煮3次，滤汁去渣，将这3次滤液合并，加热浓缩为清膏。最后加蜂蜜收膏即成。

【用法】每次15~20g，每日2次，温开水调服。

（2）**当归饮子加减制膏**

【组成】熟地黄300g，生地黄100g，当归100g，何首乌100g，麻仁100g，桃仁100g，红花100g，荆芥100g，白蒺藜100g，苦参100g，甘草100g。

【制法】将上述药材加适量水煎煮3次，滤汁去渣，将这3次滤液合并，加热浓缩为清膏。再将阿胶200g研成粗末，加适量黄酒浸泡后隔水炖烊，冲入清膏中和匀，最后加蜂蜜收膏即成。

【用法】每次15~20g，每日2次，温开水调服。

（3）**补血润燥膏**

【组成】生地黄150g，熟地黄150g，黄精150g，白蒺藜200g，鸡血藤300g，夜交藤300g，玉竹150g，当归100g，白芍150g，川芎60g，制何首乌150g，防风150g，荆芥150g，蛇蜕60g，蝉蜕100g，地肤子150g，海桐皮150g，生黄芪150g，陈皮60g，甘草60g，阿胶250g，蜂蜜300g，黄酒适量。

【制法】将上述药材除阿胶、蜂蜜、黄酒外，其余药材加适量水煎煮3次，滤汁去渣，将这3次滤液合并，加热浓缩为清膏。再将阿胶研成粗末，加适量黄酒浸泡后隔水炖烊，冲入清膏中和匀，最后加蜂蜜收膏即成。

【用法】每次 15~20g，每日2次，温开水调服。

四、湿疹

湿疹是一种过敏性炎症性皮肤病。其临床特点是多形性皮损，对称分布，易于渗出，自觉瘙痒，反复发作和易成慢性。根据病程可分为急性、亚急性、慢性三类。急性湿疹以丘疱疹为主，炎症明显，易渗出；慢性湿疹以苔藓样变为主，易反复发作；亚急性湿疹介于急性与慢性湿疹之间，渗出较少，局部皮肤增厚或有鳞屑。本病属中医"湿疮"范畴。主要病因为禀赋不足、饮食失节。主要病机为饮食不节导致脾胃受损，脾失健运，水湿停留，湿热内生，又兼外感风邪，两邪相搏，风湿热邪浸淫肌肤所致。急性者以湿热为主；亚急性者多与脾虚湿恋有关；慢性者则久耗阴血，血虚风燥，乃致肌肤甲错。

辨证论治

1.湿热浸淫

证候：发病急，皮损潮红灼热，瘙痒无休，渗液流滋；伴身热、心烦、口渴、大便干、尿短赤；舌质红，苔薄白或黄，脉滑或数。

治法：清热利湿止痒。

【膏方示例】芍药蒺藜煎

【来源】《成方切用》

【组成】龙胆草100g，栀子100g，黄芩100g，木通100g，泽泻100g，芍药200g，生地200g，白蒺藜200g，蜂蜜200g。

【制法】将上述药材加适量水煎煮3次，滤汁去渣，将这3次滤液合并，加热浓缩为清膏，加蜂蜜收膏即成。

【用法】每次15~20g，每日2~3次，温开水调服。

2.脾虚湿蕴

证候：发病较缓，皮损潮红，瘙痒，搔抓后糜烂流滋，可见鳞屑；伴纳少、神疲、腹胀便溏；舌淡胖，苔白或腻，脉弦缓。

治法：健脾利湿。

【膏方示例】（1）除湿胃苓汤合参苓白术散加减制膏

【组成】地肤子100g，白鲜皮100g，防风100g，苍术100g，白术100g，赤茯苓100g，陈皮100g，厚朴100g，猪苓300g，山栀100g，通草30g，泽泻100g，滑石100g，灯芯草10g，炒扁豆100g，炒薏米300g，莲子肉300g，桔梗100g，党参100g，砂仁60g，炒山药300g，炙甘草100g。

【制法】将上述药材加适量水煎煮3次，滤汁去渣，将这3次滤液合并，加热浓缩为清膏。加冰糖收膏即成。

【用法】每次15~20g，每日2~3次，温开水调服。

（2）益脾膏

【来源】《中医膏方大全》

【组成】薏苡仁300g，徐长卿150g，党参150g，白术150g，茯苓150g，制半夏100g，泽泻100g，神曲100g，苍术100g，黄芪100g，蛇蜕100g，地肤子100g，苦参90g，陈皮60g，砂仁60g，生甘草50g，冰糖300g。

【制法】将上述药材（冰糖除外）浸泡后加适量水煎煮3次，滤汁去渣，将这3次滤液合并，加热浓缩为清膏，最后加冰糖收膏即成。

【用法】每次15~20g，每日2次，温开水调服。

3.血虚风燥

证候：病程久，皮损色暗或色素沉着，瘙痒，或皮损粗糙肥厚，舌质淡，舌苔白，脉细弦。

治法：养血润肤，祛风止痒。

【膏方示例】当归蒺藜煎

【来源】《成方切用》

【组成】当归200g，熟地200g，酒炒芍药200g，制何首乌200g，炙甘草100g，防风100g，川芎100g，白芷100g，荆芥穗100g，白蒺藜150g，蜂蜜200g。

【制法】将上述药材加适量水煎煮3次，滤汁去渣，将这3次滤液合并，加热浓缩为清膏，加蜂蜜收膏即成。

【用法】每次15~20g，每日2~3次，温开水调服。

五、白癜风

白癜风为一种皮肤色素缺乏症，是由于皮肤表皮与真皮交界处色素细胞功能丧失而不能产生黑色素所致。可发生于任何部位的皮肤上，但常见于面、颈、手、背、前臂等处，大小形态不一。患处皮肤色素消失而呈白色，界限清楚，毛发往往变白，边沿可有色素沉着，患处皮肤知觉、分泌及排泄功能均正常，无自觉症状。属于中医学"白癜""白驳""白驳风"的范围。中医学认为，本病系风湿郁于皮毛、气血失和、肤失濡养所致，治疗原则以活血疏风、调和气血为主。

白驳风是指以皮肤出现大小不同、形态各异的白斑为主要临床表现的后天性限局性色素脱失性皮肤病。其临床特点是皮肤白斑可发生于任何部位、任何年龄，单侧或对称，大小不等，形态各异，与周围正常皮肤的交界处有色素沉淀圈，边界清楚；亦可泛发全身。本病为慢性病程，易诊难治。本病深肤色人群较浅肤色者发病率高。"白癜"之名首见于《诸病源候论·白癜候》，曰："白癜者，面及颈项身体皮肤肉色变白，与肉色不同，亦不痒痛，谓之白癜。"中医文献中又之称为"斑白""斑驳"等。本病总由气血失和，脉络瘀阻所致。①肝郁气滞 情志内伤，肝气郁结，气机不畅，复感风邪，搏于肌肤。②肝肾不足 素体肝肾虚弱，或亡精失血，伤及肝肾，致肝肾不足，外邪侵入，郁于肌肤。③气滞血瘀 跌打损伤，化学灼伤，络脉瘀阻，毛窍闭塞，肌肤腠理失养，酿成白斑。

西医学认为，本病发病原因不明。近年来一些学者认为，具有遗传素质的个体在多种因素如精神、神经因素刺激下，免疫、代谢等功能紊乱，导致酪氨酸酶系统的抑制或使自身黑色素细胞破坏，最终导致皮肤色素局限性脱失。

辨证论治

1.肝郁气滞

证候：白斑散在渐起，数目不定；伴有心烦易怒，胸胁胀痛，夜寐不安，女子月经不调；舌质正常或淡红，苔薄，脉弦。

治法：疏肝理气，活血祛风。

【膏方示例】逍遥散加减制膏

【组成】柴胡100g，香附100g，郁金100g，当归100g，丹参100g，红花100g，白芍100g，白术100g，白蒺藜100g，补骨脂100g，荆芥100g，防风100g，枳壳100g，蝉衣100g，甘草100g。

【制法】将上述药材加适量水煎煮3次，滤汁去渣，将这3次滤液合并，加热浓缩为清膏。再将阿胶300g研成粗末，加适量黄酒浸泡后隔水炖烊，冲入清膏中和匀，最后加红糖收膏即成。

【用法】每次15~20g，每日2~3次，温开水调服。

2.肝肾不足

证候：多见于体虚或有家族史的患者。病史较长，白斑局限或泛发；伴头晕耳鸣，失眠健忘，腰膝酸软；舌质红，少苔，脉细弱。

治法：滋补肝肾，养血祛风。

【膏方示例】（1）六味地黄丸加减制膏

【组成】熟地黄100g，当归100g，川芎100g，赤芍100g，白芍100g，沙苑子100g，女贞子100g，枸杞子100g，羌活100g，白蒺藜100g，补骨脂100g。

【制法】将上述药材加适量水煎煮3次，滤汁去渣，将这3次滤液合并，加热浓缩为清膏。再将阿胶300g研成粗末，加适量黄酒浸泡后隔水炖烊，冲入清膏中和匀，最后加红糖收膏即成。

【用法】每次15~20g，每日2~3次，温开水调服。

（2）**双地首乌膏**

【组成】生地黄150g，熟地黄150g，何首乌300g，女贞子150g，墨旱莲150g，枸杞子150g，山药200g，山茱萸100g，菟丝子150g，补骨脂100g，桑寄生150g，天冬150g，麦冬150g，石斛200g，夜交藤300g，丹参300g，川牛膝100g，百合150g，茯苓300g，青皮90g，陈皮90g，徐长卿150g，神曲90g，甘草60g，阿胶200g，龟甲胶100g，蜂蜜300g，黄酒适量。

【制法】将上述药材除阿胶、龟甲胶、蜂蜜、黄酒外，其余药材加适量水煎煮3次，滤汁去渣，将这3次滤液合并，加热浓缩为清膏。再将阿胶、龟甲胶研成粗末，加适量黄酒浸泡后隔水炖烊，冲入清膏中和匀，最后加蜂蜜收膏即成。

【用法】每次15~20g，每日2次，温开水调服。

3.气血瘀滞

证候：多有外伤，病史缠绵。白斑局限或泛发，边界清楚，局部可有刺痛；舌质紫暗或有瘀斑、瘀点，苔薄白，脉涩。

治法：活血化瘀，通经活络。

【膏方示例】（1）**通窍活血汤加减制膏**

【组成】当归100g，川芎100g，红花100g，桃仁100g，鸡血藤100g，紫草100g，丹参100g，首乌藤100g，浮萍100g，白薇100g，白蒺藜100g，陈皮100g，木香100g，甘草100g。

【制法】将上述药材加适量水煎煮3次，滤汁去渣，将这3次滤液合并，加热浓缩为清膏。再将阿胶300g研成粗末，加适量黄酒浸泡后隔水炖烊，冲入清膏中和匀，最后加红糖收膏即成。

【用法】每次15~20g，每日2~3次，温开水调服。

（2）**逐瘀行气膏**

【组成】丹参300g，鸡血藤300g，夜交藤300g，柴胡100g，郁金90g，香附100g，合欢皮150g，当归100g，川芎60g，赤芍150g，白芍150g，红花100g，桃仁150g，补骨脂150g，紫草100g，重楼100g，生地黄150g，黄精150g，桑椹150g，何首乌200g，谷芽100g，麦芽100g，甘草60g，龟甲胶250g，蜂蜜300g，黄酒适量。

【制法】将上述药材除龟甲胶、蜂蜜、黄酒外，其余药材加适量水煎煮3次，滤汁去渣，将这3次滤液合并，加热浓缩为清膏。再将龟甲胶研成粗末，加适量黄酒浸泡后隔水炖烊，冲入清膏中和匀，最后加蜂蜜收膏即成。

【用法】每次15~20g, 每日2次, 温开水调服。

六、皮肤科疾病膏方治疗组方思路

（一）配方常见加减变化

皮肤疾病初起多为风湿热之邪、或情志不遂、或机械刺激所引起, 病久耗伤阴液, 营血不足, 血虚生风, 皮肤失去濡养; 血虚肝旺, 情志不安, 过度紧张者, 更易复发。皮肤疾病在治疗过程中, 除了外用膏方之外, 应重视内服膏方治疗, 去除病变产生内在机制, 减少复发。生活中应提醒患者避免精神刺激, 保持情绪稳定, 少食辛辣食物。

白癜风适当的日光浴及理疗, 要注意光的强度和时间, 并在正常皮肤上搽避光剂或盖遮挡物, 以免晒伤。避免滥用外擦药物, 尤其是刺激性过强的药物, 以防损伤肌肤。坚持治疗, 树立信心; 愈后巩固治疗, 防止复发。少吃含维生素C高的蔬菜、水果, 多吃豆类制品。

（二）胶类选择

潮热盗汗、手足心热的阴虚证, 可选择鳖甲胶、龟甲胶、猪皮胶补肺兼退虚热。胶类可根据证候的特点进行选择, 如阴虚者可选黄明胶, 滋阴润燥; 兼有热象者可选用猪皮胶, 润燥、清退虚热。

（三）糖类选择

皮肤疾病在糖类的选择上, 阴虚者可首选蜂蜜, 解毒润燥; 冲任不调, 可应用红糖活血祛瘀; 合并糖尿病者可用木糖醇或元贞糖。

（四）细料选择

内服膏方治疗皮肤疾病热毒炽盛, 可以加入羚羊角粉; 气血两虚, 可加入黑芝麻补肝肾、益精血、润肠燥; 冲任不调, 瘀血内停, 可加入西红花解毒活血; 兼见惊悸失眠者可加入珍珠粉。

第二节　其他外科疾病

一、骨质疏松症

骨质疏松症是一种以骨量低下, 骨微结构破坏, 导致骨脆性增加, 易发生骨折为特征的全身性骨病。本病常见于老年人，但各年龄时期均可发病。骨质疏松症可分为原发性和继发性两类。原发性骨质疏松症系指不伴引起本病的其他疾病；继发性骨质疏松症则是由于各种全身性或内分泌代谢性疾病引起的骨组织量减少。此外，按发生部位亦可分为局限性骨质疏松症和泛发性骨质疏松症。骨质疏松症属于中医学"骨痿"的范畴，多因肝肾亏虚、骨髓失养，气血不足、骨失荣养所致。其病机可概括为：①肾阳虚衰，温化失司，不能生精化髓；肾阴亏损，精失所藏，不能养髓生骨，致使髓减骨松。②先天禀赋不足，肾脏素虚，骨失所养，骨弱髓少。③正虚而卫外不固，外邪乘虚而入，痹阻气血，骨失所养，髓虚骨疏。

辨证论治

1.肾虚精亏

证候：全身骨节肌肉酸痛，腰膝酸软，头晕耳鸣，面色晦暗，舌淡苔薄白，脉沉细。

治法：补肾填精，壮骨生髓。

【膏方示例】补髓膏

【来源】《鸡峰普济方》

【组成】补骨脂、胡桃仁各等量，香麻油适量。

【制法】将补骨脂择净，研细，放入锅中，加香麻油适量同炒，再纳入胡桃仁末同炖至成膏即成。

【用法】每次10ml，每日3次，温酒或淡盐汤送服。

2.气血不足

证候：全身骨节酸痛，易骨折，同时伴有疲乏气短、心悸健忘、面色㿠白、食欲不振、大便溏薄，舌淡，脉濡细。

治法：养血壮骨，散寒除湿。

【膏方示例】扶元益阴膏

【来源】《慈禧光绪医方选议》

【组成】党参、白术、茯苓各30g，白芍24g，当归身、地骨皮各30g，丹皮18g，砂仁12g，银柴胡9g，苏薄荷6g，鹿角胶15g，香附18g。

【制法】将上述药材加适量水煎煮3次，滤汁去渣，将这3次滤液合并，加热浓缩为清膏。最后加蜂蜜收膏即成。

【用法】每日2次，每次15~20g，温开水冲服。

二、泌尿系结石

泌尿系结石是指一些结晶物体和有机基质在泌尿道异常积聚，包括肾、输尿管、膀胱和尿道结石。主要症状有腰部或少腹部绞痛阵作、血尿、排出大小不等的结石、尿频、尿急、尿流中断、排尿困难等。我国长江以南和西北沙漠地带为高发区，男女发病率之比为3：1，好发于25~40岁的人群，常与感染、畸形、梗阻等因素有关。泌尿系结石属于中医的"石淋"、"血淋"、"劳淋"等范畴。本病病位在肾和膀胱，与肾、肝、脾等脏腑有关。多由肾虚和下焦湿热、气滞血瘀引起，肾虚为本，湿热、气滞血瘀为标；病位在肾、膀胱和尿道。肾虚则气化无力，膀胱开阖不利，导致尿液生成与排泄失常；或感受湿热之邪，或饮食不节，嗜食辛辣肥甘醇酒之品，致湿热内生，蕴结下焦，煎熬尿液，结为砂石；气滞血瘀，气机不利，结石梗阻，不通则痛；热伤血络，可引起血尿、血淋；若疾病迁延不愈，则热伤阴津，湿遏阳气，出现脾肾两虚、气滞血瘀等正虚邪实的病证。

辨证论治

1.湿热蕴结

证候：腰痛或小腹痛，或尿流突然中断，尿频、尿急、尿痛，小便短赤，或血尿；伴口干欲饮；舌质红，苔黄腻，脉弦数。

治法：清热利湿，通淋排石。

【膏方示例】（1）三金排石汤加减制膏

【组成】 海金沙100g，金钱草100g，鸡内金100g，石韦100g，通草30g，萹蓄100g，滑石100g、瞿麦100g、车前子100g。

【制法】 将上述药材除阿胶、蜂蜜、黄酒外，其余药材加适量水煎煮3次，滤汁去渣，将这3次滤液合并，加热浓缩为清膏。加蜂蜜收膏即成。

【用法】 每次15~20g，每日2次，温开水调服。

（2）清热化石膏

【来源】《中医膏方大全》

【组成】 金钱草300g，石韦300g，车前子300g，海金沙150g，冬葵子150g，白芍150g，鸡内金100g，滑石150g，马兰花150g，茅根150g，川牛膝150g，生地黄150g，延胡索150g，乌药100g，神曲100g，黄柏90g，木香30g，甘草90g，阿胶200g，蜂蜜300g，黄酒适量。

【制法】 将上述药材除阿胶、蜂蜜、黄酒外，其余药材加适量水煎煮3次，将这3次煎液过滤去渣取汁合并，加热浓缩成清膏，阿胶研成粗末，加适量黄酒浸泡隔水炖烊，冲入清膏中和匀，最后加蜂蜜收膏即成。

【用法】每日2次，每次15~20g，温开水冲服。

2.气血瘀滞

证候：腰腹部突然胀痛或绞痛，并向外阴部放射，尿频、尿急，尿黄或赤；舌暗红或有瘀斑，脉弦数。

治法：理气活血，通淋排石。

【膏方示例】（1）金铃子散合石韦散加减制膏

【组成】金铃子100g，延胡索100g，石韦100g，冬葵子100g，牛膝100g，赤芍100g，滑石100g，车前子100g。

【制法】将上述药材除阿胶、蜂蜜、黄酒外，其余药材加适量水煎煮3次，滤汁去渣，将这3次滤液合并，加热浓缩为清膏。再将鳖甲胶200g研成粗末，加适量黄酒浸泡后隔水炖烊，冲入清膏中和匀，最后加蜂蜜收膏即成。

【用法】每次15~20g，每日2次，温开水调服。

（2）石韦散加减膏

【来源】吴银根.海上中医名家膏方经验集.北京：人民卫生出版社，2019.

【组成】金钱草300g，小石韦150g，冬葵子150g，生黄芪300g，云茯苓150g，福泽泻150g，潞党参200g，炒白术150g，炒白芍150g，车前子（包）150g，黑猪苓150g，海金沙（包）150g，生牡蛎（先煎）300g，生龙骨（先煎）300g，川断肉150g，厚杜仲100g，川牛膝150g，熟怀地150g，怀山药300g，山茱萸150g，六神曲150g，鸡内金100g，飞滑石（包）150g，何首乌300g，制黄精150g，杭白菊100g，淡子芩150g，枸杞子300g，石见穿300g，虎杖根150g，广郁金100g，胡黄连150g，龙眼肉150g，胡桃肉150g，黑芝麻150g。

【制法】将上述药材除阿胶、蜂蜜、黄酒外，其余药材加适量水煎煮3次，滤汁去渣，将这3次滤液合并，加热浓缩为清膏。再将阿胶150g、鳖甲胶200g研成粗末，加适量黄酒浸泡后隔水炖烊，冲入清膏中和匀，最后加冰糖100g、饴糖150g收膏即成。

【用法】每次15~20g，每日2次，温开水调服。

3.肾气不足

证候：结石日久，留滞不去，腰部胀痛，反复发作，遇劳加重，尿少或频数不爽；伴颜面浮肿、疲乏无力；舌质淡，苔薄，脉细无力。

治法：补肾益气，通淋排石。

【膏方示例】（1）济生肾气丸加减制膏

【组成】黄芪300g，海金砂100g，金钱草100g，鸡内金100g，丹参150g，穿山甲100g，熟地黄300g，山药300g，泽泻100g，黄芪300g，茯苓100g，牛膝100g，车前子100g。

【制法】将上述药材除阿胶、蜂蜜、黄酒外，其余药材加适量水煎煮3次，滤汁去渣，将这3次滤液合并，加热浓缩为清膏。再将阿胶研成粗末，加适量黄酒浸泡后隔水炖烊，冲入清膏中和匀，最后加蜂蜜收膏即成。

【用法】每次15~20g，每日2次，温开水调服。

（2）熟地温阳膏

【组成】金钱草300g，海金沙300g，熟地黄200g，茯苓200g，山药200g，山茱萸150g，杜仲100g，续断150g，桑寄生150g，石韦150g，泽泻100g，鸡内金100g，王不留行100g，当归100g，神曲100g，车前子100g，核桃仁150g，制香附60g，乌药60g，甘草60g，阿胶200g，蜂蜜300g，黄酒适量。

【制法】将上述药材除核桃仁、阿胶、蜂蜜、黄酒外，其余药材加适量水煎煮3次，将这3次煎液过滤去渣取汁合并，加热浓缩成清膏。核桃仁研碎加入，阿胶研成粗末，加适量黄酒浸泡后隔水炖烊，同冲入清膏中和匀，最后加蜂蜜收膏即成。

【用法】每日2次，每次15~20g，温开水冲服。

三、泌尿系统结石和骨质疏松症膏方治疗组方思路

（一）配方常见加减变化

泌尿系统结石治疗要分清轻重缓急，虚实寒热。泌尿系统结石多为实证或虚中夹实，治疗多以祛邪或扶正祛邪为主，实证多以清膏或素膏为主。实则清利：清热利湿、清热凉血、通淋排石、利气疏导，清利勿太过，以防伤阴损气。补阳药要选择柔和的，不适合燥烈之药。骨质疏松症，多以虚证为主，虚则补益：健脾益气、益肾补虚、益气养阴。虚证多以健脾补肾为基础方，补不宜过腻，以防湿热留恋，久病体弱。

膏方服用期间出现证候变化或病情加重，可先根据证候特点组成汤剂或清膏，短期服用，待标实渐缓、外邪已解，再应用膏方治疗。

（二）胶类选择

泌尿系统结石选胶类可首选鳖甲胶滋阴活血。骨质疏松症肾阳不足，可选用鹿角胶温阳补虚；兼潮热盗汗、手足心热可首选龟甲胶、鳖甲胶滋阴补血。

（三）糖类选择

泌尿系统结石和骨质疏松症虚证者选用蜂蜜；热证者选用冰糖；合并糖尿病者可用木糖醇或元贞糖。

（四）细料选择

骨质疏松症虚证，若气虚神疲者选用生晒参、灵芝孢子粉；若阳虚怕冷、老年体弱者选用红参；肾阳不足者可选用冬虫夏草、海龙、海马等；阴虚内热者选用西洋参、铁皮石斛。

第八章　男科疾病

一、男性不育症

男性不育是指育龄夫妇同居一年以上，性生活正常，未采取任何避孕措施，女方有受孕能力，由于男方原因而致女方不能怀孕的一类疾病。男性不育症与肾、心、肝、脾等脏有关，而其中与肾脏关系最为密切。大多由于精少、精弱、死精、无精、精稠、阳痿及不射精等所引起。本病主要病机可以归纳为：①禀赋不足，肾气虚弱，命门火衰，可致阳痿不举，甚至阳气内虚，无力射出精液；或元阴不足，精血亏虚，阴虚火旺，相火偏亢，精液黏稠不化；或房劳过度，精血耗散，则精少精弱。上述因素均可导致不育。②情志不舒，郁怒伤肝，肝气郁结，疏泄无权，可致宗筋萎不举；或气郁化火，肝火亢盛，灼伤肾水，肝木失养，宗筋拘急，精窍之道被阻，亦可影响生育。③素嗜肥甘滋腻、辛辣炙煿之品，损伤脾胃，脾失健运，痰湿内生，郁久化热，阻遏命门之火，可致阳痿、死精、精浊等造成不育。④思虑过度、劳倦伤心而致心气不足，心血亏耗；或大病久病之后，元气大伤，气血两虚，血虚不能化生精液而精少精弱，甚或无精，可引起不育。

辨证论治

1.肾阳虚衰

证候：性欲减退，阳痿早泄，精子数少、成活率低、活动力弱，或射精无力；伴腰酸腿软，疲乏无力，小便清长；舌质淡，苔薄白，脉沉细。

治法：温补肾阳，益肾填精。

【膏方示例】大造固真膏

【来源】《冯氏锦囊秘录》

【组成】肉苁蓉、巴戟天、鹿茸各60g，补骨脂180g，胡桃仁90g，山药120g，山茱萸90g，菟丝子120g，小茴香45g，五味子45g，人参60g，熟地黄膏120g，枸杞子膏、白术膏各90g，紫河车膏适量。

【制法】将上述药材加适量水煎煮3次，滤汁去渣，将这3次滤液合并，加热浓缩为清膏。再将其余四膏冲入清膏中和匀，加红糖收膏即成。

【用法】每次15~20g，每日2~3次，温开水调服。

2.肾阴不足

证候：遗精滑泄，精液量少，精子数少，精子活动力弱或精液黏稠不化，畸形精子较多；头晕耳鸣，手足心热，甚则潮热盗汗；舌质红，少苔，脉沉细。

治法：滋补肾阴，益精养血。

【膏方示例】固阴煎

【来源】《景岳全书》

【组成】人参150g，熟地140g，山药80g，山茱萸60g，远志30g，炙甘草50g，五味70g，菟丝子90g，金樱子100g，乌梅5枚，蜂蜜300g。

【制法】将上述药材加适量水煎煮3次，将这3次煎液过滤去渣取汁合并，加热浓缩，加入炼制后的蜂蜜，浓缩成膏。

3.肝郁气滞

证候：性欲低下，阳痿不举，或性交时不能射精，精子稀少、活力下降；精神抑郁，两胁胀痛，嗳气泛酸；舌质暗，苔薄，脉弦细。

治法：疏肝解郁。

【膏方示例】柴胡疏肝散加减制膏

【组成】陈皮100g，柴胡100g，川芎100g，枳壳100g，赤芍100g，白芍100g，甘草100g，香附100g。

【制法】将上述药材加适量水煎煮3次，滤汁去渣，将这3次滤液合并，加热浓缩为清膏。加冰糖收膏即成。

【用法】每次15~20g，每日2~3次，温开水调服。

4.湿热下注

证候：阳事不兴或勃起不坚，精子数少或死精子较多；小腹急满，小便短赤；舌苔薄黄，脉弦滑。

治法：清热利湿。

【膏方示例】程氏萆薢分清饮加减

【组成】萆薢100g，苍术100g，炒白术100g，黄柏100g，石菖蒲100g，莲子心30g，丹参150g，怀牛膝100g，车前子100g，茯苓100g。

【制法】将上述药材加适量水煎煮3次，滤汁去渣，将这3次滤液合并，加热浓缩为清膏。加冰糖收膏即成。

【用法】每次15~20g，每日2~3次，温开水调服。

5.气血两虚

证候：性欲减退，阳事不兴，或精子数少、成活率低、活动力弱；神疲倦怠，面色无华，甚者思虑劳倦后遗精，舌质淡，苔薄白，脉沉细无力。

治法：补益气血。

【膏方示例】菟丝煎

【来源】《景岳全书》

【组成】人参180g，山药160g，当归150g，菟丝子300g，枣仁150g，茯苓150g，炙甘草100g，远志40g，鹿角霜150g，蜂蜜300g。

【制法】将鹿角霜研成极细粉，上述药材（除鹿角霜外）加适量水煎煮3次，将这3次煎液过滤去渣取汁合并，加热浓缩，兑入鹿角霜粉和炼制后的蜂蜜，浓缩成膏。

【用法】每次15~20g，每日2~3次，温开水调服。

二、阳痿

阳痿是指男性除未发育成熟或已到性欲衰退时期，性交时阴茎不能勃起，或虽勃起但勃起不坚，或勃起不能维持，以致不能进行或完成性交全过程的一种疾病。目前西医学将"阳痿"改称为"勃起功能障碍"。据统计，普通人群中有5%~10%的成年男子患有不同程度的阳痿；我国城市男性的阳痿总患病率为26.1%，而40岁以上中老年男子阳痿的患病率为40.2%~73.1%，且随年龄增长而上升，60岁以上者尤为明显。本病主要病机可以归纳为：①情志不畅、郁怒伤肝，肝气郁结，终致肝木不能疏泄条达，宗筋失养而痿软不用。②过食肥甘厚味，酿湿生热，或外感湿热之邪，内阻中焦，郁蒸肝胆，伤及宗筋，致使宗筋弛纵不收而发生阳痿。③大病久病失却调养，或饥饱失调损伤脾胃，致脾胃虚弱、运化无力，气血生化不足，不能输布精微以养宗筋，则宗筋不举而痿软。④病久多瘀，或体弱气虚，或阴部有外伤、手术史，引起气血瘀阻，脉络不通，导致玉茎萎软不用。⑤思虑过度，劳倦伤心，致心气不足，心血亏耗，或大病久病之后元气大伤，气血两虚，形体衰弱，宗筋痿软，阳事不兴。⑥房事之中突发意外，卒受惊恐，恐则气下；或初次性交时惧怕不能成功，顾虑重重；或未婚做爱，担心女方怀孕等，均可导致阳痿不举。⑦少年累犯手淫，戕害太早，或婚后恣情纵欲，不节房事，以致肾阴损伤太过，相火偏亢，火热内生，灼伤宗筋，也可导致阴茎萎软不用。⑧房事不节，恣情纵欲，肾精亏虚，阴损及阳；或元阳不足，素体阳虚，致命门火衰，精气虚冷，阳事不兴而渐成阳痿。

辨证论治

1.肝气郁结

证候：阳事不兴，或举而不坚；心情抑郁，烦躁易怒，胸胁胀满，善太息；

苔薄白，脉弦。

治法：疏肝解郁。

【膏方示例】逍遥散加减制膏

【组成】柴胡100g，枳实100g，薄荷60g，当归150g，白芍300g，炙甘草100g，白蒺藜100g，紫梢花100g，川楝子60g，醋延胡索100g，丹参100g，蜈蚣30g。

【制法】将上述药材加适量水煎煮3次，滤汁去渣，将这3次滤液合并，加热浓缩为清膏。加冰糖收膏即成。

【用法】每次15~20g，每日2~3次，温开水调服。

2.湿热下注

证候：阴茎萎软；阴囊潮湿，瘙痒腥臭，睾丸坠胀作痛；小便色黄，尿道灼痛，胁胀腹闷，肢体困倦，泛恶口苦；舌红苔黄腻，脉滑数。

治法：清利湿热。

【膏方示例】萆薢渗湿汤加减制膏

【组成】萆薢100g，薏苡仁100g，黄柏100g，赤茯苓100g，牡丹皮100g，泽泻100g，滑石100g，通草30g。

【制法】将上述药材加适量水煎煮3次，滤汁去渣，将这3次滤液合并，加热浓缩为清膏。加冰糖收膏即成。

【用法】每次15~20g，每日2~3次，温开水调服。

3.脾虚胃弱

证候：临房阴茎举而不坚；纳食减少，脘腹饱闷，身体倦怠，四肢乏力，面色萎黄；舌淡，苔薄，脉沉弱。

治法：补脾益胃。

【膏方示例】参苓白术散加减制膏

【组成】扁豆300g，党参150g，白术100g，茯苓100g，甘草100g，山药300g，莲子300g，桔梗100g，薏苡仁300g，砂仁60g，淫羊藿100g，韭菜子100g，枸杞子100g，补骨脂100g，白蒺藜100g，蜈蚣30g，丹参100g。

【制法】将上述药材加适量水煎煮3次，滤汁去渣，将这3次滤液合并，加热浓缩为清膏。再将鹿角胶100g、阿胶200g研成粗末，加适量黄酒浸泡后隔水炖烊，冲入清膏中和匀，加饴糖收膏即成。

【用法】每次15~20g，每日2~3次，温开水调服。

4.气血瘀阻

证候：多有动脉硬化、糖尿病或阴部外伤及盆腔手术史，阳事不兴或勃起不坚，性欲淡漠；舌质暗有瘀斑，脉沉涩或弦。

治法：行气活血，通脉振阳。

【膏方示例】桃红四物汤加减制膏

【组成】当归100g，生地黄300g，红花100g，桃仁100g，赤芍100g，川芎100g，丹参150g，蜈蚣30g。

【制法】将上述药材加适量水煎煮3次，滤汁去渣，将这3次滤液合并，加热浓缩为清膏。再将鹿角胶200g研成粗末，加适量黄酒浸泡后隔水炖烊，冲入清膏中和匀，加饴糖收膏即成。

【用法】每次15~20g，每日2~3次，温开水调服。

5.心脾两虚

证候：阳痿不举；心悸，失眠多梦，神疲乏力，面色无华，食少纳呆，腹胀便溏；苔薄白，脉细弱。

治法：补益心脾。

【膏方示例】秘元煎

【来源】《景岳全书》

【组成】远志60g，山药120g，芡实120g，枣仁120g，白术110g，茯苓110g，炙甘草70g，人参90g，五味子100g，金樱子120g，鹿角胶200g，蜂蜜200g。

【制法】将上述药材加适量水煎煮3次，滤汁去渣，将这3次滤液合并，加热浓缩，兑入烊化后的鹿角胶和熬制后的蜂蜜，浓缩成膏。

【用法】每次15~20g，每日2~3次，温开水调服。

6.惊恐伤肾

证候：阳痿不振；心悸易惊，胆怯多疑，夜多噩梦，常有被惊吓史；苔薄白，脉弦细。

治法：益肾宁神。

【膏方示例】启阳娱心丹加减制膏

【组成】人参100g，五味子100g，天冬100g，麦冬100g，柏子仁100g，玄参100g，丹参100g，桔梗100g，菟丝子100g，当归100g，远志100g，茯神300g，石菖蒲100g，生酸枣仁300g，巴戟天100g，枸杞子100g，淫羊藿100g，蜈蚣30g。

【制法】将上述药材加适量水煎煮3次，滤汁去渣，将这3次滤液合并，加热浓缩为清膏。再将鹿角胶200g、阿胶100g研成粗末，加适量黄酒浸泡后隔水炖烊，冲入清膏中和匀，加饴糖收膏即成。

【用法】每次15~20g，每日2~3次，温开水调服。

7.肾阴亏虚

证候：阳事不举，或举而不坚，多由正常而逐渐不举，终至萎软不起；伴腰膝酸软，眩晕耳鸣，失眠多梦，遗精，形体消瘦；舌红少津，脉细数。

治法：滋阴补肾。

【膏方示例】河车膏

【来源】《清宫膏方精华》

【组成】党参75g，生地75g，枸杞子75g，当归75g，紫河车一具。

【制法】用水煎透，炼蜜收膏。

【用法】每早用黄酒冲服三五茶匙。

8.肾阳不足

证候：阳事不举，或举而不坚，精薄清冷；神疲倦怠，形寒肢冷，阴部冷凉，面色无华，头晕耳鸣，腰膝酸软，小便清长；舌淡胖，苔薄白，脉沉细。

治法：温肾助阳。

【膏方示例】鹿杞膏

【来源】《绛雪丹书》

【组成】枸杞子500g，鹿角500g，蜂蜜300g。

【制法】将枸杞子、鹿角切碎，加适量水煎煮5次，将这5次煎液过滤去渣取汁合并，加热浓缩，加入炼制后的蜂蜜，浓缩成膏。

【用法】每次15~20g，每日2~3次，温开水调服。

三、前列腺增生

前列腺增生是中老年男性的常见疾病之一，以尿频、夜尿次数增多、排尿困难为主，严重者可发生尿潴留或尿失禁，甚至出现肾功能受损。本病属中医"精癃"范畴，主要病因是年老肾气虚衰，气化不利，血行不畅，与肾和膀胱的功能失调有关。本病病机可归纳为：①年老脾肾气虚，推动乏力，不能运化水湿，终致痰湿凝聚，阻于尿道而生本病。②前列腺部位是肝经循行之处，肝气郁结，疏泄失常，可致气血瘀滞，阻塞尿道；或年老之人，气虚阳衰，不能运气行血，久之气血不畅，聚而为痰，痰血凝聚于水道；或憋尿过久，败精瘀浊停聚不散，凝滞于溺窍，致膀胱气化失司而发为本病。③若水湿内停，郁而化热，或饮食不节酿生湿热，或外感湿热，或恣饮醇酒聚湿生热等，均可致湿热下注，蕴结不散，瘀阻于下焦，诱发本病。

辨证论治

1.湿热下注

证候：小便频数黄赤，尿道灼热或涩痛，排尿不畅，甚或点滴不通，小腹胀满；或大便干燥，口苦口黏；舌暗红，苔黄腻，脉滑数或弦数。

治法：清热利湿，消癃通闭。

【膏方示例】（1）八正散加减制膏

【组成】车前子100g，瞿麦100g，萹蓄100g，滑石100g，栀子100g，甘草100g，通草30g，大黄100g。

【制法】将上述药材加适量水煎煮3次，滤汁去渣，将这3次滤液合并，加热浓缩为清膏。加冰糖收膏即成。

【用法】每次15~20g，每日2~3次，温开水调服。

（2）**萆薢分清膏**

【来源】张艳. 慢病调治膏方：制备与应用一本通［M］. 北京：中国中医药出版社，2020.

【组成】萆薢200g，土茯苓200g，车前子200g（包煎），益智仁200g，黄柏150g，石菖蒲200g，乌药150g，泽泻150g，薏苡仁150g，川牛膝150g，苍术150g，浙贝母150g，黄芩150g，连翘100g，蒲公英100g，通草100g，炙甘草100g，白芍100g，茵陈150g。

【制法】共以水煎透，去渣再熬浓汁，加入龟甲胶200g，黄酒500ml，蜂蜜350g收膏，冷藏备用。

【用法】早、晚饭后半小时服用10g，以温开水送服。

2.脾肾气虚

证候：尿频，滴沥不畅，尿线细，甚或夜间遗尿或尿闭不通，神疲乏力，纳谷不香，面色无华，舌淡，苔白，脉细无力。

治法：补脾益气，温肾利尿。

【膏方示例】金樱膏

【来源】《古今医统大全》

【组成】金樱子1000g，枸杞子200g，人参100g，薏苡仁250g，山药100g，杜仲200g，芡实肉200g，山茱萸肉200g，益智仁50g，青盐15g，桑螵蛸100g。

【制法】将上述药材加适量水煎煮3次，滤汁去渣，将这3次滤液合并，加热浓缩为清膏，加入炼制后的蜂蜜收膏即成。

【用法】每次15~20g，每日2~3次，温开水调服。

3.气滞血瘀

证候：小便不畅，尿线变细或点滴而下，或尿道涩痛，闭塞不通，或小腹胀满隐痛，偶有血尿；舌质暗或有瘀点瘀斑，苔白或薄黄，脉弦或涩。

治法：行气活血，通窍利尿。

【膏方示例】牛膝膏

【来源】《冯氏锦囊秘录杂证大小合参》

【组成】牛膝1500g，麝香（现用人工麝香）1g。

【制法】用清水浓煎牛膝，直至成膏，入麝香收膏。

【用法】取膏适量，口服。

4.肾阴亏虚

证候：小便频数不爽，尿少热赤，或闭塞不通；头晕耳鸣，腰膝酸软，五心烦热，大便秘结；舌红少津，苔少或黄，脉细数。

治法：滋补肾阴，通窍利尿。

【膏方示例】（1）知柏地黄丸加减制膏

【组成】知母100g，熟地黄100g，黄柏100g，山茱萸100g，山药100g，牡丹皮100g，茯苓100g，泽泻100g，丹参100g，琥珀100g，王不留行100g，地龙100g。

【制法】将上述药材加适量水煎煮3次，滤汁去渣，将这3次滤液合并，加热浓缩为清膏。再将鳖甲胶300g研成粗末，加适量黄酒浸泡后隔水炖烊，冲入清膏中和匀，加冰糖收膏即成。

【用法】每次15~20g，每日2~3次，温开水调服。

（2）滋阴固肾膏

【来源】张艳.慢病调治膏方：制备与应用一本通［M］.北京：中国中医药出版社，2020.

【组成】熟地黄200g，山茱萸200g，知母100g，黄柏100g，莲子心100g，酸枣仁150g，牡丹皮150g，金樱子150g，菟丝子150g，益智仁150g，泽泻150g，山药200g，炙甘草100g，当归100g，巴戟天100g，白芍100g，女贞子150g，桑螵蛸100g。

【制法】共以水煎透，去渣再熬浓汁，加入龟甲胶200g，黄酒500ml，蜂蜜350g收膏，冷藏备用。

【用法】每次15~20g，每日2~3次，温开水调服。

5.肾阳不足

证候：小便频数，夜间尤甚，尿线变细，余沥不尽，尿程缩短，或点滴不爽，甚则尿闭不通；精神萎靡，面色无华，畏寒肢冷；舌质淡润，苔薄白，脉沉细。

治法：温补肾阳，通窍利尿。

【膏方示例】（1）济生肾气丸加减制膏

【组成】熟地黄300g，山茱萸100g，牡丹皮100g，山药300g，茯苓100g，泽泻100g，肉桂30g，炮附片30g，牛膝100g，车前子100g。

【制法】将上述药材加适量水煎煮3次，滤汁去渣，将这3次滤液合并，加热浓缩为清膏。再将鹿角胶300g研成粗末，加适量黄酒浸泡后隔水炖烊，冲入清膏中和匀，加红糖收膏即成。

【用法】每次15~20g，每日2~3次，温开水调服。

（2）补精膏

【来源】《奇效良方》

【组成】牛髓（炼去滓）胡桃（去皮，炒）杏仁（去皮尖，各四两）山药（半斤）。

【功效】壮元阳，益真气，助胃润肺。

【制法】上将胡桃杏仁山药共捣成膏，入炼熟蜜一斤，与牛髓和匀入磁罐内，沸汤煮一日。

【用法】每日空心服一匙。

四、男科疾病膏方治疗组方思路

（一）配方常见加减变化

膏方治疗前列腺增生，以虚证或因虚致实为优势治疗证候，前列腺增生以虚证为主，脾气不升、肾阳衰微、肾阴亏虚表现较为突出者，治疗以健脾益气升提、温补肾阳，滋补肾阴为主的膏方调治效果佳，对于因虚致实，虚中夹实之证要扶正祛邪，对于肺热壅盛、膀胱湿热、肝郁气滞、浊瘀阻塞之证者则以祛邪为主。对于膏方的特点量少效果好，利于长期服用，实证可与清膏服，治愈或延缓病情进展，在具体治疗过程不忘扶正祛邪，整体调治，对于虚实夹杂或本虚标实者，应用膏方辨治时应遵循标本同治、扶正祛邪，补虚而不留邪、祛邪而不伤正的组方原则，同时注意固护胃气。

男性不育者多为先天禀赋不足，或后天养护失当，房事过度，久病不愈或劳倦太过，而致肾精亏虚、肾元不固，精子成活率低、活动力差，肾阳虚衰加淫羊藿、巴戟天、菟丝子等，严重者，可加肉桂、鹿茸；疲乏无力甚者，加黄芪、西洋参。过劳损伤筋脉，或因外伤损及阴器，致脉络受损进而肾精瘀阻，精液不液化而呈团块状者，加泽泻、牡丹皮、麦冬、当归、生地黄等。嗜食辛辣厚味，或感染虫毒，湿热下注，阻闭精窍，死精、畸形精子多者，加土茯苓、萆薢等；精液中有脓细胞者，加蒲公英、红藤、黄柏等。

阳痿属虚者宜补，属实者宜泻，有火者宜清，无火者宜温。命门火衰者，阳气既虚，真阴多损，且肾恶燥，故温补之法，忌纯用刚热燥涩之剂，宜血肉温润之品。肝气郁结者，应以疏达肝气为主。湿热下注者，治用苦味坚阴，淡渗祛湿，即《内经》所谓"肾欲坚，急食苦以坚之"的原则。瘀血阻络者，以活血通络为治。阳痿单纯由命门火衰所致者，临床上并不多见。若阳痿他证误用温肾壮火治疗，则可导致复杂的变证。如肝气郁结误用壮阳，则可致肝郁化火，抑或徒伤肝肾之阴；肝经湿热误用壮阳，犹如火上加炭，使肝木焦萎；瘀血阻络误用壮阳，则伤津耗血，血液黏稠，血行更加不畅，反加重阳痿，临床尤应注意。对于阳痿，不少医家多从温肾壮阳论治，滥用温补之品，有的非但疗效不佳，反而造成肾阴损耗，湿热内生的状况。故用药应水中补火，或补中有清，寓清于补，乃可使水火得其养。具体而言，在温肾药的使用上应选用温而不燥，或燥性较小的血肉有情之品，如巴戟天、菟丝子、鹿角胶、肉苁蓉，并加用熟地、黄精等从阴引阳。此外，入肝肾经的牛膝等，以及根据证候特点适当选用在阳痿治疗中有一定疗效的药物，如蜈蚣、细辛、灵芝等有利于提高疗效。

通利小便：茯苓、猪苓、泽泻、滑石、车前子、石韦。

脾肾气阴亏虚者：生黄芪、党参、太子参、西洋参、生地、熟地、制首乌、山萸肉、菟丝子、淫羊藿等。

脾肾阳虚者：加炮附子、肉桂、淫羊藿、仙茅、菟丝子等。

脾虚湿盛者：加制苍术、炒薏苡仁、芡实、炒白术、白扁豆等。

肺热者：加黄芩、桑白皮、鱼腥草、麦冬、芦根、天花粉等。

血瘀者：加当归尾、桃仁、莪术、大黄、鳖甲等。

湿热者：加车前草、白花蛇舌草、蒲公英、凤尾草、土茯苓等。

培元护胃：加神曲、怀山药、陈皮、淡竹茹、佛手等。

（二）胶类选择

腰酸腿软，五心烦热，遗精，属肾阴不足者，可选择龟甲胶滋阴益肾、鱼鳔胶补益精血；腰背酸冷，脚凉，或小便清长，或精子活动度差，属于肾阳不足者，选用鹿角胶温阳、鱼鳔胶补益精血。实证瘀血者，可选择鳖甲胶破瘀活血，鹿角胶温阳推动气血运行；实证湿热下注者，可少用或不用胶类。

（三）糖类选择

前列腺增生、阳痿、男性不育症，膀胱湿热及肺热壅盛减少胶类和蜜，可以加冰糖，如若虚中夹实，实邪偏盛调制为清膏；脾气不足者宜选用饴糖；瘀血者可选择红糖活血化瘀。

（四）细料选择

前列腺增生、阳痿、男性不育症腰背酸冷肾阳不足者，可选鹿茸、海龙、海马、蛤蚧助阳益精。若细料中选择参类时，若阳虚怕冷的老年患者选用红参；阴虚内热者选用西洋参；气虚神疲者选用生晒参；阴虚火旺者可酌情选用西洋参，或配以铁皮石斛；不宜用人参者，也可于普通饮片中酌情选用党参、太子参等。

第九章 妇科及乳腺疾病

一、月经过多

月经过多是月经量较正常明显增多，并持续数个月经周期。一般正常月经量为30~80ml，超过100ml为月经过多。本病常与周期、经期异常并发，西医排卵性功能失调性子宫出血、子宫肌瘤、盆腔炎、子宫内膜异位症等疾病或者宫内节育器引起的月经过多，均可参考本病治疗。本病在中医学又称"经水过多"，主要病因为气血、血热、血瘀，主要病机是冲任不固。体质虚弱、饮食不节、忧思劳倦、大病久病等病因损伤脾气，导致中气虚弱，气虚则不能摄血，可致经血量多，日久则使气血俱虚，导致心脾两虚、脾肾两虚等证。素体阳盛、五志化火、过食辛辣、外感热邪等病因会导致热邪侵扰冲任，迫血妄行，使血分伏热，而致经量增多。肝气郁结、经期或产后余血未尽、感受外邪等病因均会导致瘀血停留，积于冲任，瘀血不去，新血不得归经，因而月经量多。本病在发生发展过程中，气阴常因失血而耗，易由实证转为虚证，因此本病适合应用膏方治疗，但在补虚时要注意虚实夹杂之证，当同时应用祛邪药物。

辨证论治

1.气虚

证候：行经量多，质清稀，色淡红；疲乏倦怠，气短懒言，小腹坠胀，面色㿠白；舌淡苔薄白，脉细弱。

治法：益气固冲摄血。

膏方：

【膏方示例】（1）补中益气合安冲汤加减

【来源】胡国华. 江南中医妇科流派膏方精选［M］. 北京：中国中医药出版社，2014.

【组成】党参200g，炙黄芪300g，炒白术200g，炒白芍200g，熟地200g，山药200g，当归200g，赤芍200g，丹参300g，丹皮300g，五味子100g，女贞子150g，旱莲草150g，川断200g，菟丝子200g，煅龙骨300g，煅牡蛎300g，阿胶珠200g，煅乌贼骨300g，炮姜炭200g，升麻100g，炒荆芥200g，炒薏米300g，炒苍术200g，钩藤150g，砂仁100g，陈皮100g，夜交藤300g，茯神200g，茯苓200g，炙甘草100g。

【制法】将上述药材加适量水浸泡后，煎煮3次，过滤去渣取汁，将这3次的滤液合并，加热浓缩成清膏，阿胶250g、龟甲胶100g用500g黄酒浸泡后隔水炖烊，兑入清膏和匀，西洋参150g另煎兑入，加冰糖250g收膏即成。

【用法】每次15~20g，每日2次，开水调服。

（2）益气健脾膏

【来源】胡国华. 江南中医妇科流派膏方精选［M］. 北京：中国中医药出版社，2014.

【组成】鸡血藤300g，仙鹤草300g，白芍300g，炒枣仁300g，山药300g，党参200g，茯苓200g，黄芪150g，当归100g，炒白术100g，黄精150g，旱莲草200g，岗念根200g，陈皮60g，砂仁60g，神曲100g，升麻50g，木香30g，甘草60g。

【制法】将上述药材加适量水浸泡后，煎煮3次，过滤去渣取汁，将这3次的滤液合并，加热浓缩成清膏，阿胶350g加黄酒浸泡后隔水炖烊，兑入清膏和匀，加冰糖250g收膏即成。

【用法】每次15~20g，每日2次，开水调服。

（3）补益脾肾膏

【来源】朱爱松. 历代名医膏方验案：膏方应用实战与技巧［M］. 北京：中国中医药出版社，2020.

【组成】焦潞党90g，炒白术40g，大熟地90g，煨金樱90g，焦山楂60g，西砂仁20g（后下），淡远志40g，炒川断90g，桑寄生90g，仙鹤草120g，伏龙肝120g，破故纸40g，鸡冠花90g，炮姜炭40g，牛角60g，海螵蛸90g，制狗脊90g，炒枣仁60g，制首乌90g，焦建曲60g，莲须60g，枸杞子60g，茯苓90g，炙绵芪90g，怀山药90g，当归头60g，覆盆子90g，广陈皮40g，陈阿胶120g，鹿角胶40g，椿根皮90g，合欢皮90g，胡桃肉60g，龙眼肉60g，湘莲子90g，冰糖170g。

【制法】上药洗净，用清水先浸一宿，继以武火煎取三汁，加入阿胶、鹿角胶、冰糖、黄酒，用文火收膏。

【用法】每日早晚各服一茶匙，用开水冲和。忌生萝卜及生冷食物。

2.血热

证候：经血量多质黏稠，可见小血块，色深红或鲜红；心烦口渴，小便色黄，大便秘结；舌红苔黄，脉滑数。

治法：清热固冲，凉血止血。

膏方：

【膏方示例】（1）保阴煎加减制膏

【组成】生地300g，熟地300g，黄芩100g，黄柏100g，白芍300g，山药300g，川断150g，炙甘草100g，地榆100g，茜草100g。

【制法】将上述药材加适量水浸泡后，煎煮3次，过滤去渣取汁，将这3次的滤液合并，加热浓缩成清膏，阿胶150g、龟甲胶150g加黄酒浸泡后隔水炖烊，兑入清膏和匀，加冰糖250g收膏即成。

【用法】每次15~20g，每日2次，开水调服。

（2）保阴煎合六味地黄丸加减制膏

【来源】胡国华. 江南中医妇科流派膏方精选［M］. 北京：中国中医药出版社，2014.

【组成】生地250g，熟地150g，西洋参150g，炒枣仁100g，炒杜仲150g，茯神100g，党参200g，沙苑子150g，椿根皮65g，制首乌150g，生白术100g，天冬100g，石斛200g，生山药150g，柏子仁150g，乌贼骨200g，当归炭65g，丹皮65g，山萸肉100g，麦冬100g，菊花35g，地骨皮100g，白芍100g，黄芩65g，防风20g，香附65g，黑豆皮150g，陈皮20g，女贞子150g，旱莲草200g。

【制法】将上述药材加适量水浸泡后，煎煮3次，过滤去渣取汁，将这3次的滤液合并，加热浓缩成清膏，阿胶150g、龟甲胶150g加黄酒浸泡后隔水炖烊，兑入清膏和匀，加冰糖250g收膏即成。

【用法】每次15~20g，每日2次，开水调服。

3.血瘀

证候：经血量多，有血块，色黯或紫黯；行经腹痛，平素时或行经前有小腹胀痛；舌紫黯或有瘀点，脉涩。

治法：活血化瘀止血。

膏方：

【膏方示例】（1）理气活血膏

【组成】生地黄、熟地黄各100g，南沙参、北沙参各100g，西洋参100g，朝鲜白参90g，核桃仁400g，炙黄芪150g，潞党参150g，茯苓120g，全当归120g，川芎90g，赤芍120g，炙远志90g，广陈皮60g，五味子90g，醋柴胡90g，枸杞子120g，川楝子100g，扁桃仁90g，麦冬90g，枫斗90g，桔梗60g，六神曲120g，炒枳壳120g，桑寄生120g，肉苁蓉120g，山茱萸90g，炙鳖甲（先煎）120g，清砂仁（后下）30g，川断120g，杜仲120g，玉竹90g，肉桂心30g，焦白术90g，炙甘草

60g，龟甲胶150g，阿胶200g，冰糖400g，黄酒适量。

【制法】将上述药材除西洋参、朝鲜白参、龟甲胶、阿胶、冰糖、黄酒外，其余药材加适量水煎煮3次，将这3次煎液过滤去渣取汁合并，加热浓缩成清膏。西洋参、朝鲜白参另煎汁兑入清膏中，再将龟甲胶、阿胶研成粗末，加适量黄酒浸泡后隔水炖烊，冲入清膏中和匀，最后加冰糖收膏即成。

【用法】每日2次，每次15~20g，温开水冲服。

（2）失笑散合益母草膏

【组成】蒲黄100g，五灵脂100g，益母草100g，三七100g，茜草100g，白芍300g，旱莲草100g。

【制法】将上述药材加适量水浸泡后，煎煮3次，过滤去渣取汁，将这3次的滤液合并，加热浓缩成清膏，阿胶150g、龟甲胶150g加黄酒浸泡后隔水炖烊，兑入清膏和匀，加冰糖250g收膏即成。

【用法】每次15~20g，每日2次，开水调服。

（3）益母草膏

【来源】《清宫配方集成》

【组成】益母草3000g，生地80g，白芍55g，当归80g，川芎55g。

【制法】将上述药材加适量水浸泡后，煎煮3次，过滤去渣取汁，将这3次的滤液合并，加热浓缩成清膏，加蜜250g收膏即成。

【用法】每次15~20g，每日2次，开水调服。

二、痛经

痛经，又称"经行腹痛"，多指女性正值经期或经行前后出现周期性小腹疼痛，或痛引腰骶，甚至出现剧痛晕厥，本病以经行小腹疼痛，伴随月经周期性发作为其临床特征，是妇科常见病和多发病。西医学原发性痛经、子宫内膜后遗症、子宫腺肌病、盆腔炎性疾病等引起的继发性痛经可参照本病辨证论治。痛经部位在子宫和冲任，以"不通则痛"和"不荣则痛"为主要病机。经期前后，血海由满盈而泄溢，气血盛实则骤虚，子宫、冲任气血变化较平时急剧，易受病致病因素干扰，加之体质因素影响，导致子宫、冲任气血运行不畅或失于温煦，不通或不荣而痛，经净后子宫、冲任血气渐复而疼痛自止。

辨证论治

1.气滞血瘀

证候：素体抑郁，或情志不舒，经前或经期小腹胀痛，行经不畅，经血紫黯、夹有血块；乳房胀痛，两胁胀满、耳鸣，胸闷不舒；舌紫暗有瘀斑，脉弦。

治法：理气活血。

膏方：

【膏方示例】红花桃仁煎

【来源】《陈素庵妇科补解》

【组成】红花100g，当归100g，桃仁100g，香附100g，延胡索100g，赤芍100g，川芎100g，乳香20g，丹参200g，青皮80g，生地100g，红糖300g。

【制法】将上述药材加适量水浸泡后，煎煮3次，过滤去渣取汁，将这3次的滤液合并，加热浓缩，兑入熬制后的红糖成膏。

【用法】每次15~20g，每日2次，开水调服。

2.寒凝血瘀

证候：经前或经期小腹冷痛拒按，得温则减；或周期延后，经血量少，色暗有血块；畏寒肢冷，面色青白；舌黯，苔白，脉沉紧。

治法：散寒化瘀。

膏方：

【膏方示例】（1）少腹逐瘀汤合温经散寒汤加减制膏

【组成】小茴香100g，干姜50g，延胡索100g，没药100g，当归150g，川芎100g，肉桂50g，赤芍100g，蒲黄100g，五灵脂100g，炒白术100g，紫石英100g，葫芦巴100g，金铃子100g，制香附100g，小茴香100g，艾叶50g。

【制法】将上述药材加适量水浸泡后，煎煮3次，过滤去渣取汁，将这3次的滤液合并，加热浓缩成清膏，鹿角胶200g加黄酒浸泡后隔水炖烊，兑入清膏和匀，加红糖250g收膏即成。

【用法】每次15~20g，每日2次，开水调服。

（2）少腹逐瘀汤合四逆汤加减制膏

【来源】胡国华. 江南中医妇科流派膏方精选［M］. 北京：中国中医药出版社，2014.

【组成】附子150g，干姜100g，生甘草100g，肉桂100g，当归100g，熟地200g，赤芍200g，白芍200g，川芎100g，川牛膝100g，生蒲黄200g，五灵脂200g，艾叶100g，香附150g，益母草300g，延胡索200g，桂枝100g，炙黄芪200g，红花100g，桃仁100g，木香100g，苍术200g，砂仁60g，陈皮60g，小茴香100g，丹参150g，丹皮150g，徐长卿300g，吴茱萸100g，细辛60g，川断200g，炙甘草60g、红枣50g。

【制法】将上述药材加适量水浸泡后，煎煮3次，过滤去渣取汁，将这3次的滤液合并，加热浓缩成清膏，阿胶250g、鹿角胶200g加黄酒500g浸泡后隔水炖烊，兑入清膏和匀，加红糖250g收膏即成。

【用法】每次15~20g，每日2次，开水调服。

3.湿热蕴结

证候：经前或经期小腹灼热疼痛或不适，痛连腰骶，或平时小腹痛，至经前疼痛加剧，疼痛拒暗；经量多或经期延长，色红紫暗，质稠有血块或夹黏液；平素带下量多，黄稠臭秽；或伴低热，小便黄赤，色红；苔黄腻，脉滑数或濡数。

治法：清热除湿。

膏方：

【膏方示例】（1）清热调血汤合银甲丸加减制膏

【组成】丹皮100g，黄连30g，生地300g，当归100g，白芍100g，川芎100g，红花100g，桃仁100g，延胡索100g，莪术100g，香附100g，车前子100g，生薏米300g，败酱草100g，金银花150g，连翘150g，升麻150g，红藤240g，蒲公英240g，紫花地丁300g，生蒲黄120g，椿根皮120g，大青叶120g，茵陈120g，琥珀120g，桔梗120g。

【制法】将上述药材加适量水浸泡后，煎煮3次，过滤去渣取汁，将这3次的滤液合并，加热浓缩成清膏，鳖甲胶250g加黄酒500g浸泡后隔水炖烊，兑入清膏和匀，加冰糖250g收膏即成。

【用法】每次15~20g，每日2次，开水调服。

（2）清热化湿膏

【来源】朱南孙. 朱南孙膏方经验选［M］. 上海：上海科学技术出版社，2010.

【组成】丹皮100g，黄连30g，生地300g，当归100g，白芍100g，川芎100g，红花100g，桃仁100g，延胡索100g，莪术100g，香附100g，车前子100g，生薏米300g，败酱草100g，金银花150g，连翘150g，升麻150g，红藤240g，蒲公英240g，紫花地丁300g，生蒲黄120g，椿根皮120g，大青叶120g，茵陈120g，琥珀120g，桔梗120g，龙眼肉125g，莲子肉150g，胡桃仁125g，大枣150g。

【制法】将上述药材加适量水浸泡后，煎煮3次，过滤去渣取汁，将这3次的滤液合并，加热浓缩成清膏，鳖甲胶200g、阿胶250g加黄酒500g浸泡后隔水炖烊，兑入清膏和匀，加冰糖250g收膏即成。

【用法】每次15~20g，每日2次，开水调服。

4.肾气亏虚

证候：经期或经后，小腹隐隐作痛，喜按，伴腰骶酸痛；月经量少，色淡质稀；头晕耳鸣，面色晦暗，小便清长；舌淡，苔薄，脉沉细。

治法：补肾益气。

膏方：

【膏方示例】（1）益肾调经汤合调肝汤加减制膏

【组成】巴戟天100g，杜仲100g，川断100g，乌药100g，艾叶100g，当归100g，熟地300g，白芍150g，益母草100g，山药300g，山萸肉150g，炙甘草100g。

【制法】将上述药材加适量水浸泡后，煎煮3次，过滤去渣取汁，将这3次的滤液合并，加热浓缩成清膏，阿胶200g、龟甲胶100g、鹿角胶100g加黄酒500g浸泡后隔水炖烊，兑入清膏和匀，加冰糖500g收膏即成。

【用法】每次15~20g，每日2次，开水调服。

（2）滋补肝肾膏

【来源】朱南孙. 朱南孙膏方经验选［M］. 上海：上海科学技术出版社，2010.

【组成】党参150g，当归150g，熟地150g，赤芍150g，川芎90g，枸杞子150g，覆盆子120g，菟丝子120g，女贞子120g，巴戟天120g，淫羊藿120g，紫河车90g，淮山药120g，山萸肉120g，川续断120g，川牛膝120g，泽兰120g，红花120g，川楝子120g，香附120g，益母草180g，马鞭草150g，桂枝90g，炒枳壳90g，鸡血藤150g，莪术90g，焦白术90g，莲子肉150g，红枣150g，胡桃仁150g，桂圆肉120g。

【制法】将上述药材加适量水浸泡后，煎煮3次，过滤去渣取汁，将这3次的滤液合并，加热浓缩成清膏，阿胶250g、鳖甲胶200g加黄酒500g浸泡后隔水炖烊，兑入清膏和匀，生晒参50g，西洋参50g，冬虫夏草10g另煎兑入清膏和匀，加冰糖550g收膏即成。

【用法】每次15~20g，每日2次，开水调服。

（3）调肝养肾膏

【来源】胡国华. 江南中医妇科流派膏方精选［M］. 北京：中国中医药出版社，2014.

【组成】生晒参50g，党参120g，炙黄芪120g，当归120g，生地90g，熟地90g，枸杞子120g，女贞子120g，旱莲草120g，莲子心90g，钩藤120g，首乌藤120g，巴戟肉90g，淫羊藿120g，金银花90g，生甘草60g，黑豆120g，绿豆皮90g，佛手60g，香橼60g，川楝子90g，合欢皮120g，郁金90g，柏子仁120g，茯苓120g，淮小麦200g，川断120g，狗脊120g，桑寄生120g，白芍120g，肉苁蓉120g，益母草120g，龙眼肉90g，莲子肉60g，胡桃仁90g。

【制法】将上述药材加适量水浸泡后，煎煮3次，过滤去渣取汁，将这3次的滤液合并，加热浓缩成清膏，鳖甲胶200g加黄酒500g浸泡后隔水炖烊，兑入清膏和匀，加冰糖250g收膏即成。

【用法】每次15~20g，每日2次，开水调服。

5.阴血亏虚

证候：经期或经后，小腹隐痛喜按，月经量少，色淡质稀；神疲乏力，气短，头晕心悸，失眠多梦，面色苍白，舌淡，脉细弱。

治法：滋养阴血，和中止痛。

膏方：

【膏方示例】决津煎

【来源】《景岳全书》

【组成】当归600g，泽泻120g，肉桂80g，熟地160g，乌药80g，红糖200g。

【制法】将上述药材除红糖外药材加适量水煎煮3次，滤汁去渣，将这3次滤液合并，加入炼制后的红糖浓缩为清膏。

【用法】每次15~20g，每日2~3次，温开水调服。可连服3~6个经期。

【备注】原方加减变化如下：如呕恶者，加焦姜；如阴滞不行者，加附子；如气滞而痛胀者，加香附或木香；如血滞血涩者，加酒炒红花；如小腹不暖而痛极者，加吴茱萸；如大便结涩者，加肉苁蓉或锁阳；如气虚者，宜少用泽泻、乌药。

三、月经先期

月经周期提前7天以上，连续两个周期以上者称为"月经先期"。西医学中功能失调性子宫出血和盆腔炎等疾病出现月经提前，符合本病证者可按本病治疗。本病病因主要可归纳为气虚和血热，气虚又分为脾气虚和肾气虚，血热又可分为阳盛血热、阴虚血热、肝郁血热。主要病机可以归纳为：①素体亏虚、饮食失节、劳倦思虑过度等病因损伤脾气，脾伤则中气虚弱，冲任不固，经血失统，以致月经先期来潮。脾为心之子，脾气既虚，则赖心气以自救，久则心气亦伤，致使心脾气虚，统摄无权，月经提前。②先天肾气不足、肾气不充、肾气渐虚、多产房劳、久病伤肾等病因导致肾气虚弱，冲任不固，不能约制经血，遂致月经提前而至。③素体阳盛、过食辛热、感受热邪等致使热扰冲任、胞宫，迫血下行，以致月经提前。④素体阴虚、失血伤阴、久病阴亏、多产房劳耗伤精血，以致阴液亏损，虚热内生，热伏冲任，血海不宁，则月经先期而下。⑤情志内伤可导致肝气郁结，郁久化热，热扰冲任，迫血下行，遂致月经提前。

辨证论治

1.脾气亏虚

证候：月经周期提前，或经量多，色淡红，质清稀；神疲肢倦，气短懒言，小腹空坠，纳少便溏；舌淡红，苔薄白，脉细弱。

治法：补脾益气，摄血调经。

【膏方示例】补中益气汤合归脾汤加减制膏

【组成】 人参100g，黄芪300g，甘草100g，当归100g，陈皮100g，升麻100g，柴胡100g，炒白术100g，山药300g，莲子肉300g，炒薏米300g，砂仁30g，炒扁豆300g，桔梗100g。

【制法】 将上述药材加适量水煎煮3次，滤汁去渣，将这3次滤液合并，加热浓缩为清膏。再将阿胶300g研成粗末，加适量黄酒浸泡后隔水炖烊，冲入清膏中和匀，最后加红糖收膏即成。

【用法】 每次15~20g，每日2~3次，温开水调服。

2.肾气亏虚

证候：周期提前，经量或多或少，色淡暗，质清稀；腰膝酸软，头晕耳鸣，面色晦暗或有暗斑；舌淡暗，苔白润，脉沉细。

治法：补益肾气，固冲调经。

【膏方示例】固阴煎加减制膏

【组成】 菟丝子100g，熟地黄100g，山茱萸100g，人参100g，山药300g，炙甘草100g，五味子100g，远志100g。

【制法】 将上述药材加适量水煎煮3次，滤汁去渣，将这3次滤液合并，加热浓缩为清膏。再将阿胶300g研成粗末，加适量黄酒浸泡后隔水炖烊，冲入清膏中和匀，最后加红糖收膏即成。

【用法】 每次15~20g，每日2~3次，温开水调服。

3.阳盛血热

证候：经来先期，量多，色深红或紫红，质黏稠；或伴心烦，面红口干，小便短黄，大便燥结；舌质红，苔黄，脉数或滑数。

治法：清热凉血调经。

膏方：

【膏方示例】（1）清经散加减制膏

【组成】 牡丹皮100g，地骨皮100g，白芍300g，熟地黄300g，青蒿100g，黄柏100g，茯苓100g。

【制法】将上述药材加适量水煎煮3次，滤汁去渣，将这3次滤液合并，加热浓缩为清膏。再将阿胶150g、龟甲胶150g研成粗末，加适量黄酒浸泡后隔水炖烊，冲入清膏中和匀，最后加冰糖收膏即成。

【用法】每次15~20g，每日2~3次，温开水调服。

（2）和肝化湿膏

【来源】《清宫配方集成》

【组成】当归、杭白芍、黄芩、炒白术、丹皮、炒栀子、旋覆花、炒枳壳、青皮各150g，薄荷100g，羚羊角75g，茵陈200g。

【制法】将上述药材加适量水煎煮3次，滤汁去渣，将这3次滤液合并，加热浓缩为清膏。兑蜜3公斤收膏。

【用法】每于经前10天开始服用，每次15~20g，每日2~3次，温开水调服。可连服3~6个经期。

4.阴虚血热

证候：经来先期，量少或量多，色红，质稠；或伴两颧潮红，手足心热，咽干口燥；舌质红，苔少，脉细数。

治法：养阴清热调经。

【膏方示例】五汁膏

【来源】《杂病源流犀烛》

【组成】天门冬300g，麦门冬300g，生地黄300g，薄荷300g，贝母300g，牡丹皮300g，阿胶300g，茯苓300g，犀角（可用水牛角代）300g，羚羊角300g，梨汁300ml，藕汁300ml，蔗汁300ml，人乳（考虑伦理因素应去除）300ml，莱菔汁300ml，蜂蜜300g。

【制法】前十味以水先煎3次去渣取汁，入五汁再熬，浓缩成清膏后，兑入炼制后的蜂蜜收膏。

【用法】每次10~15g，每日2~3次，温开水调服。

5.肝郁血热

证候：月经提前，量或多或少，经色深红或紫红，质稠，经行不畅，或有块；或少腹胀痛，或胸闷胁胀，或乳房胀痛，或烦躁易怒，口苦咽干；舌红，苔薄黄，脉弦数。

治法：疏肝清热，凉血调经。

【膏方示例】丹栀逍遥散加减制膏

【组成】牡丹皮100g，栀子100g，当归100g，白芍100g，柴胡100g，白术100g，茯苓100g，煨姜100g，薄荷60g，炙甘草100g。

【制法】将上述药材加适量水煎煮3次，滤汁去渣，将这3次滤液合并，加热浓缩为清膏。再将阿胶150g、龟甲胶150g研成粗末，加适量黄酒浸泡后隔水炖烊，冲入清膏中和匀，最后加冰糖收膏即成。

【用法】每次15~20g，每日2~3次，温开水调服。

四、月经后期

月经周期延长7天以上，甚至3~5个月一行，连续出现3个周期以上，称为"月经后期"。月经初潮后1年内或围绝经期，周期时有延后，而无其他证候者，不作病论。本病主要病因为肾精亏虚、气血不足、寒邪凝滞、气机郁结、痰湿阻滞。主要病机可以归纳为：①先天肾气不足，或房劳多产，损伤肾气，肾虚精亏血少，冲任不充，血海不能按时满溢，遂致月经后期而至。②体质素弱，营血不足，或久病失血，或产育过多，耗伤阴血，或脾气虚弱，化源不足，均可致营血亏虚，冲任不充，血海不能按时满溢，遂使月经周期延后。③素体阳虚、久病伤阳可致使阳虚内寒，脏腑失于温养，气血化生不足，血海充盈延迟，遂致经行后期。或经期产后外感寒邪、过食寒凉，寒搏于血，血为寒凝，冲任阻滞，血海不能如期满溢，遂使月经后期而来。④素多忧郁，气机不畅，血为气滞，运行不畅，冲任阻滞，血海不能如期满溢，因而月经延后。⑤素体肥胖，痰湿内盛，或劳逸过度，饮食不节，损伤脾气，脾失健运，痰湿内生，痰湿下注冲任，壅滞胞脉，气血运行缓慢，血海不能按时满溢，遂致经行错后。

辨证论治

1.肾气亏虚
证候：月经周期延后，量少，色暗淡，质清稀；腰膝酸软，头晕耳鸣，舌淡，苔薄白，脉沉细。

治法：补肾益气。

【膏方示例】两仪膏

【来源】《景岳全书》

【组成】人参200g，熟地500g，蜂蜜250g。

【制法】蜂蜜炼制后，将人参、熟地加适量水煎煮3次，滤汁去渣，将这3次滤液合并，加热浓缩，兑入炼蜜成膏。

【用法】每次15~20g，每日2~3次，温开水调服。

2.气血亏虚
证候：周期延长，量少，色淡红，质清稀，或小腹绵绵作痛；或头晕眼花，心悸少寐，面色苍白或萎黄；舌质淡红，苔薄，脉细弱。

治法：补血填精，益气调经。

【膏方示例】全鹿膏

【来源】《惠直堂经验方》

【组成】全鹿肉一只，枸杞子5kg，米泔水25kg，龟甲胶0.5g。

【制法】将鹿肉去油筋后，加入枸杞子，加适量水煎煮1次，滤汁去渣，加入米泔水煎煮3次，将这4次滤液合并，加热浓缩，兑入烊化后的龟甲胶成膏。

【用法】每天服用约15g，用陈酒送服。

3. 寒凝血瘀

证候：月经延后，量少，色淡红或色暗有块，小腹隐痛或冷痛拒按，得热痛减；畏寒肢冷，腰酸无力，小便清长，大便稀溏；舌淡暗，苔白，脉沉迟、沉紧或细弱。

治法：温经散寒，养血活血调经。

【膏方示例】温经汤加减制膏

【组成】当归100g，吴茱萸30g，桂枝100g，白芍100g，川芎60g，生姜30g，牡丹皮100g，法半夏100g，麦冬300g，人参30g，甘草100g。

【制法】将上述药材加适量水煎煮3次，滤汁去渣，将这3次滤液合并，加热浓缩为清膏。再将阿胶200g、鹿角胶100g研成粗末，加适量黄酒浸泡后隔水炖烊，冲入清膏中和匀，最后加红糖收膏即成。

【用法】每次15~20g，每日2~3次，温开水调服。

4. 气滞血瘀

证候：月经周期延后，量少，色暗红或有血块，小腹胀痛，精神抑郁，经前胸胁、乳房胀痛，舌质淡暗，苔薄白，脉弦。

治法：理气行滞，和血调经。

【膏方示例】安胃止疼舒气调经膏

【来源】《清宫配方集成》

【组成】制香附、川郁金、全当归、娑罗子各150g，木香50g，酒赤芍、草豆蔻、片姜黄、元胡、青皮、五灵脂各100g，炙甘草75g。

【制法】将上药切碎，水浸后加水煎煮3遍，滤汁去渣，合并滤液，加热浓缩为清膏，下入蜂蜜收膏。

【用法】早晚空腹开水调服，每次15~30g。

5. 痰湿凝滞

证候：月经后期，量少，经血夹杂黏液；形体肥胖，脘闷呕恶，腹满便溏，带下量多；舌淡胖，苔白腻，脉滑。

治法：燥湿化痰，理气调经。

【膏方示例】（1）苍附导痰丸加减制膏

【组成】茯苓100g，半夏100g，陈皮100g，甘草100g，苍术100g，香附100g，胆南星100g，炒枳壳60g，生姜100g，炒神曲100g。

【制法】将上述药材加适量水煎煮3次，滤汁去渣，将这3次滤液合并，加热浓缩为清膏。再将阿胶300g研成粗末，加适量黄酒浸泡后隔水炖烊，冲入清膏中和匀，最后加红糖收膏即成。

【用法】每次15~20g，每日2~3次，温开水调服。

（2）调肝化湿膏

【来源】《清宫配方集成》

【组成】西洋参、白术、生杭芍、炒枣仁、泽泻、扁豆皮各150g，焦三仙各150g。

【制法】将上述药材加适量水煎煮3次，滤汁去渣，将这3次滤液合并，加热浓缩为清膏。再将阿胶300g研成粗末，加适量黄酒浸泡后隔水炖烊，冲入清膏中和匀，最后加红糖收膏即成。

【用法】每次15~20g，每日2~3次，温开水调服。

五、月经先后无定期

月经周期有时提前、有时延后7天以上，交替不定且连续3个周期以上者，称为"月经先后无定期"。本病的主要病因为肝郁、肾虚。本病主要病机可以概括为：①情志抑郁、忿怒而伤肝，从而导致肝气逆乱，疏泄失司，冲任失调，血海蓄溢失常；若疏泄太过，则月经先期而至，若疏泄不及，则月经后期而来。②先天肾气不足、后天多产房劳或大病久病等损伤肾气，可导致肾气不充，开阖不利，冲任失调，血海蓄溢失常，遂致月经先后无定期。

辨证论治

1.肝郁

证候：经行或先或后，经量或多或少，色暗红，有血块；或经行不畅，胸胁、乳房、少腹胀痛，精神郁阀，时欲太息，嗳气食少；舌苔薄白或薄黄，脉弦。

治法：疏肝解郁，和血调经。

【膏方示例】逍遥散加减制膏

【组成】柴胡100g，当归100g，白芍100g，白术100g，茯苓100g，甘草100g，

薄荷60g，炮姜100g。

【制法】将上述药材加适量水煎煮3次，滤汁去渣，将这3次滤液合并，加热浓缩为清膏。再将阿胶300g研成粗末，加适量黄酒浸泡后隔水炖烊，冲入清膏中和匀，最后加红糖收膏即成。

【用法】每次15~20g，每日2~3次，温开水调服。

2.肾虚

证候：经行或先或后，量少，色淡暗，质稀；头晕耳鸣，腰酸腿软，小便频数；舌淡，苔薄，脉沉细。

治法：补肾益气，养血调经。

【膏方示例】龟鹿二仙膏

【来源】《医便》

【组成】鹿角5000g，龟板2500g，枸杞子500g，人参500g。

【制法】将鹿角和龟板锯成小块，清洗干净后浸入水中，小火煮熬5次，去渣取汁；将人参、枸杞加适量水煎煮3次，滤汁去渣。将所有滤液合并，加热浓缩收膏。

【用法】每次15~20g，每日2~3次，温开水调服。

六、闭经

女性超过16岁月经尚未来潮，或者已经建立月经周期的女性中断月经周期6个月以上者称为闭经。前者称为原发性闭经，后者称为继发性闭经。其中妊娠期、哺乳期、绝经期前后的月经停闭不行或者是月经初潮后1年内的月经停闭不行不属于闭经范畴。本病中医、西医概念相同。本病病机可归纳为虚实两类，虚者多因肾气不足、肝肾亏损、脾胃虚弱、阴血亏虚；实者多因气血痰湿瘀阻。其主要病机为素体亏虚、饮食思虑可损伤脾胃，气血生化无源，营血亏虚，或产后失血，或久病大病耗伤气血等病因导致肝肾失养、冲任不充、血海空虚，可致经闭；先天禀赋不足、后天房事亏耗、产育过多，可导致肾气亏虚，精气不充，则冲脉不盛、任脉不通、血海亏虚而闭经；素体阴血不足、失血伤阴、久病大病致营阴亏耗，虚火上炎，火热灼津可导致津液不生，血海枯竭而闭经；情志失调、肝气郁结可致气滞血瘀，瘀血阻于脉道，血不得下，则为闭经；感受寒邪或者素体阴寒内盛，血受寒则凝，瘀血阻于冲任，血不得下，则为闭经；素体脾虚或者饮食不节伤脾，运化失司，水湿停聚为痰，痰湿阻滞冲任二脉，血不得下行而致闭经。

辨证论治

1.气血虚弱

证候：月经周期延迟，逐渐经闭不行，经量少质薄，色淡红；疲乏气短，头晕心悸，眼花，面色萎黄；舌淡，苔薄白，脉沉细弱或沉缓。

治法：益气养血调经。

【膏方示例】五益膏

【来源】《古方汇精》

【组成】玉竹250g，黄芪250g，炒白术250g，熟地（酒洗）125g，枸杞子（酒洗）125g。

【制法】将上述药材用清水隔宿浸泡，水煎3次，将这3次煎液过滤去渣取汁合并，文火加热浓缩，收膏。

【用法】每次20ml，每日2次，温开水适量送服。

2.肾精亏损

证候：年逾16岁尚未行经，或月经初潮后时有经闭，经量逐渐减少直到经闭；素体虚弱，发育不良，第二性征发育欠佳，腰酸腿软，头晕耳鸣，疲乏倦怠，夜尿多；舌淡，苔薄白，脉沉细。

治法：补肾益气，调理冲任。

【膏方示例】乌鸡煎

【来源】《杨氏家藏方》

【组成】乌鸡肉150g，鹿茸（酒炙）30g，肉苁蓉（酒浸一宿，切焙干）30g，牛膝（酒浸一宿）30g，杜仲（去粗皮，生姜汁浸炙）30g，山茱萸30g，川芎30g，覆盆子30g，肉桂（去粗皮）30g，续断（去芦头）60g，当归（洗焙）60g，熟干地黄（洗焙）60g，五味子60g，白芍药45g，黄芪（蜜炙）45g，五加皮45g。

【制法】将上述药材加适量水和酒煎煮3次，滤汁去渣，将这3次滤液合并，加热浓缩收膏。

【用法】每次15~20g，每日2~3次，温开水调服。

3.阴虚血燥

证候：月经周期错后，逐渐至月经闭停不行，月经量少色暗红、质黏稠；五心烦热，甚或骨蒸潮热，口舌干，盗汗，面红，干咳；舌红，舌体瘦，苔少，脉细数。

治法：养阴清热，养血调经。

【膏方示例】加减一阴煎制膏

【来源】《景岳全书》

【组成】丹参100g，生地300g，熟地300g，白芍100g，麦冬300g，知母100g，地骨皮100g，炙甘草100g，黄精100g，女贞子100g。

【制法】将上述药材加适量水煎煮3次，滤汁去渣，将这3次滤液合并，加热浓缩为清膏。再将阿胶300g研成粗末，加适量黄酒浸泡后隔水炖烊，冲入清膏中和匀，最后加冰糖收膏即成。

【用法】每次15~20g，每日2~3次，温开水调服。

4.气滞血瘀

证候：月经停闭不行，胸胁、乳房、少腹胀痛拒按，烦躁易怒或者情志抑郁；舌紫黯有瘀点，脉沉弦而涩。

治法：活血化瘀，行气通经。

【膏方示例】花鞭膏

【来源】《仙拈集》

【组成】水红花、马鞭草各500g，当归、生地黄、白芍、延胡索、五灵脂各60g，乌药、木香、红花、没药各30g。

【制法】将上述药材加适量水煎煮3次，滤汁去渣，将这3次滤液合并，加热浓缩为清膏。最后加冰糖收膏即成。

【用法】每次15~20g，每日2~3次，温开水调服。

5.痰湿阻滞

证候：月经周期错后，逐渐至月经停闭不行；月经量少色淡，质黏稠；形体肥胖，疲乏气短，倦怠懒言，痰多色白，时有胸闷呕恶，带下量多；苔腻，脉滑。

治法：健脾燥湿化痰，活血调经。

【膏方示例】（1）四君子汤加减制膏

【组成】太子参300g，人参30g，炙甘草100g，茯苓100g，炒白术100g，苍术100g，制香附100g，陈皮100g，法半夏100g，当归100g，川芎60g。

【制法】将上述药材加适量水煎煮3次，滤汁去渣，将这3次滤液合并，加热浓缩为清膏。再将鹿角胶300g研成粗末，加适量黄酒浸泡后隔水炖烊，冲入清膏中和匀，最后加冰糖收膏即成。

【用法】每次15~20g，每日2~3次，温开水调服。

（2）【膏方示例】涤痰除湿膏

【来源】胡国华.江南中医妇科流派膏方精选［M］.北京：中国中医药出版社，2014.

【组成】紫丹参160g，生黄芪160g，丹皮100g，马鞭草200g，葛根120g，大熟地120g，党参120g，当归120g，川芎60g，苍白术各60g，制黄精120g，合欢皮120g，郁金90g，石菖蒲60g，茯苓120g，路路通120g，巴戟天90g，山萸肉90g，淫羊藿120g，女贞子100g，地龙100g，白芷100g，菟丝子120g，杜仲120g，怀牛膝100g，鸡血藤120g，煨木香90g，白蒺藜100g，桃仁60g，蒲公英60g，柏子仁90g，胡桃肉200g，红枣200g，莲子肉200g，炙甘草30g。

【制法】将上述药材加适量水煎煮3次，滤汁去渣，将这3次滤液合并，加热浓缩为清膏。再将阿胶300g研成粗末，加适量黄酒浸泡后隔水炖烊，冲入清膏中和匀，最后加冰糖收膏即成。

【用法】每次15~20g，每日2~3次，温开水调服。

七、绝经前后诸症

绝经前后诸症是指妇女在绝经期前后，出现烘热汗出，烦躁易怒，潮热面红，失眠健忘，精神倦怠，头晕目眩，耳鸣心悸，腰背酸痛，手足心热，或伴月经紊乱等与绝经有关的症状。西医学围绝经期综合征、双侧卵巢切除或放射治疗后卵巢功能衰竭出现围绝经期综合征表现者，可参照本病辨证治疗。本病的病因主要是妇女在七七之年的生理转折时期，肾气渐衰，天癸渐竭，冲任二脉逐渐亏虚，身体受内外环境的影响，导致肾阴阳平衡失调。本病病机可以概括为：①肾阴素虚，精亏血少，绝经前后，天癸渐竭，精血衰少；或忧思不解，积念在心，营阴暗耗；或房事多产，精血耗伤，肾阴更虚；真阴亏损，冲任衰少，脏腑失养，遂致绝经前后诸症。②素体肾阳虚衰，绝经前后，肾气更虚；或房事不节，损伤肾气；命门火衰，冲任失调，脏腑失于温煦，遂致绝经前后诸症。③肾藏元阴而寓元阳，若阴损及阳，或阳损及阴，真阴真阳不足，不能濡养、温煦脏腑，冲任失调，遂致绝经前后诸症。④肾水不足，不能上济于心，心火独亢，热扰心神，出现心肾不交，遂致绝经前后诸症。

辨证论治

1.肾阴虚

证候：绝经前后，头晕耳鸣，腰酸腿软，烘热汗出，五心烦热，失眠多梦，口燥咽干，或皮肤瘙痒，月经周期紊乱，量少或多，经色鲜红；舌红，苔少，脉细数。

治法：滋肾益阴，育阴潜阳。

【膏方示例】（1）二至膏

【来源】《证治准绳》

【组成】女贞子、旱莲草各250g，红糖500g。

【制法】将上述药材加适量水煎煮3次，滤汁去渣，将这3次滤液合并，加热浓缩为清膏。最后加冰糖收膏即成。

【用法】每次15~20g，每日2~3次，温开水调服。

（2）十珍膏

【来源】《养生类要》

【组成】人参160g，白术500g，当归身160g，黄芪160g，天门冬160g，麦门冬160g，生地黄200g，熟地黄200g，枸杞子160g，五味子80g，蜂蜜300g。

【制法】将上述药材加适量水煎煮3次，滤汁去渣，将这3次滤液合并，加热浓缩为清膏，兑入炼制后的蜂蜜收膏。

【用法】每次10~15g，每日2~3次，温开水调服。

2.肾阳虚

证候：绝经前后，头晕耳鸣，腰痛如折，腹冷阴坠，形寒肢冷，小便频数或失禁；带下量多，月经不调，量多或少，色淡质稀，精神萎靡，面色晦暗；舌淡，苔白滑，脉沉细而迟。

治法：温肾壮阳，填精养血。

【膏方示例】右归丸加减制膏

【组成】熟地黄100g，炮附子100g，肉桂100g，山药100g，山茱萸100g，菟丝子100g，枸杞子100g，当归100g，炒杜仲100g。

【制法】将上述药材加适量水煎煮3次，滤汁去渣，将这3次滤液合并，加热浓缩为清膏。再将阿胶100g、鹿角胶200g研成粗末，加适量黄酒浸泡后隔水炖烊，冲入清膏中和匀，最后加红糖收膏即成。

【用法】每次15~20g，每日2~3次，温开水调服。

3.肾阴阳俱虚

证候：绝经前后，乍寒乍热，烘热汗出，月经紊乱，量少或多，头晕耳鸣，健忘，腰背冷痛；舌淡，苔薄，脉沉弱。

治法：阴阳双补。

【膏方示例】二仙汤合二至丸加减制膏

【组成】仙茅100g，淫羊藿100g，当归100g，巴戟天100g，黄柏100g，知母100g，女贞子100g，旱莲草100g，龙骨100g，牡蛎300g。

【制法】将上述药材加适量水煎煮3次，滤汁去渣，将这3次滤液合并，加热浓缩为清膏。再将阿胶100g、龟甲胶100g、鹿角胶100g研成粗末，加适量黄酒浸泡后隔水炖烊，冲入清膏中和匀，最后加红糖收膏即成。

【用法】每次15~20g，每日2~3次，温开水调服。

4.心肾不交

证候：绝经前后，心烦失眠，心悸易惊，甚至情志失常，月经周期紊乱，量少或多，经色鲜红，头晕健忘，腰酸乏力；舌红，苔少，脉细数。

治法：滋阴补血，养心安神。

【膏方示例】（1）天王补心丹加减制膏

【组成】人参100g，玄参100g，当归100g，天冬100g，麦冬100g，丹参100g，茯苓100g，五味子100g，远志100g，桔梗100g，酸枣仁300g，生地黄100g，柏子仁100g，黄连30g。

【制法】将上述药材加适量水煎煮3次，滤汁去渣，将这3次滤液合并，加热浓缩为清膏。再将阿胶300g研成粗末，加适量黄酒浸泡后隔水炖烊，冲入清膏中和匀，最后加红糖收膏即成。

【用法】每次15~20g，每日2~3次，温开水调服。

（2）**补肾养心膏**

【来源】朱爱松．历代名医膏方验案：膏方应用实战与技巧［M］．北京：中国中医药出版社，2020.

【组成】生黄芪380g，太子参380g，生苡米200g，党参380g，茯苓200g，山药200g，怀芡实200g，制黄精200g，山茱萸100g，玉竹200g，女贞子200g，制首乌200g，桑椹200g，麦冬150g，天冬150g，北沙参150g，南沙参150g，生地100g，潼蒺藜100g，白蒺藜100g，熟地60g，当归200g，白芍100g，赤芍200g，灵磁石300g，桑寄生150g，续断150g，狗脊150g，怀牛膝150g，杜仲200g，仙灵脾150g，菟丝子200g，仙茅100g，巴戟天100g，紫河车120g，鹿角片100g，肉苁蓉150g，川芎150g，锁阳150g，丹参200g，决明子120g，全瓜蒌150g，炙远志100g，薤白100g，益母草100g，降香20g（包，后下），瘪桃干300g，龙骨400g，糯根须300g，牡蛎400g，白果60g，浮小麦300g，车前草200g，生山楂150g，干荷叶200g，玫瑰花10g，枳壳100g，制香附120g，佛手10g，砂仁15g（包，后下），香加皮100g，焦谷芽200g，麦芽200g，冬虫夏草30g，西洋参200g，红枣200g，莲子200g，桂圆肉150g，银耳150g，百合250g。

【制法】将上述药材加适量水煎煮3次，滤汁去渣，将这3次滤液合并，加热浓缩为清膏。再将阿胶200g、龟甲胶100g、鹿角胶100g研成粗末，加适量黄酒浸泡后隔水炖烊，冲入清膏中和匀，最后加蜂蜜500g、冰糖200g收膏即成。

【用法】每次15~20g，每日2~3次，温开水调服。

八、带下过多

带下量过多，色、质、气味异常，或伴全身、局部症状者，称为"带下过多"。西医妇科疾病如阴道炎、宫颈炎、盆腔炎性疾病等引起的阴道分泌物异常与带下过多临床表现类似者，可参照本病辨证治疗。本病病因主要为脾肾亏虚、湿邪为患。本病主要病机可以概括为：①饮食不节，劳倦过度，或忧思气结，损伤脾气，脾阳不振，运化失职，湿浊停聚，流注下焦，伤及任带，任脉不固，带脉失约，而致带下过多。②素禀肾虚，或房劳多产，或年老体虚，久病伤肾，肾阳虚损，气化失常，水湿下注，任带失约；或肾气不固，封藏失职，阴液滑脱，而致带下过多。③素禀阴虚，或年老久病，真阴渐亏，或房事不节，阴虚失守，下焦复感湿热之邪，伤及任带而致带下过多。④素体脾虚，湿浊内生，郁久化热；或情志不畅，肝气犯脾，脾虚湿盛，湿郁化热，或感受湿热之邪，以致湿热流注或侵及下焦，损及任带，而致带下过多。⑤经期产后，胞脉空虚，或摄生不慎，或房事不禁，或手术损伤，感染湿毒之邪，湿毒蕴结，损伤任带，而致带下过多。

辨证论治

1.脾虚

证候：带下量多，色白，质地稀薄，如涕如唾，无臭味；伴面色萎黄或白，神疲乏力，少气懒言，倦怠嗜睡，纳少便溏；舌体胖质淡，边有齿痕，苔薄白或白腻，脉细缓。

治法：健脾益气，升阳除湿。

【膏方示例】（1）**完带汤加减制膏**

【组成】人参100g，白术100g，白芍100g，山药100g，苍术100g，陈皮100g，柴胡100g，荆芥穗100g，车前子100g，甘草100g。

【制法】将上述药材加适量水煎煮3次，滤汁去渣，将这3次滤液合并，加热浓缩为清膏。再将鹿角胶200g研成粗末，加适量黄酒浸泡后隔水炖烊，冲入清膏中和匀，最后加红糖收膏即成。

【用法】每次15~20g，每日2~3次，温开水调服。

（2）**疏肝健脾膏**

【来源】朱爱松. 历代名医膏方验案：膏方应用实战与技巧［M］. 北京：中国中医药出版社，2020.

【组成】炒潞党参90g，炙绵黄芪90g，大熟地120g（砂仁末12g拌炒松同煎），焦怀药90g，炙枸杞子120g，四制香附90g，炒杜仲90g，炒青皮42g，炒陈皮42g，焦冬术60g，焦瓜蒌皮990g，炒当归身90g，焦白芍90g，炒怀牛膝90g，焦丹皮60g，法半夏42g，菟丝子90g（炒），凌天冬120g，炙知母90g，安玉竹120g，白茯苓120g，白蒺藜90g（去刺炒），煅牡蛎240g（打），焦车前90g，原红花12g，炒女贞子90g，童桑枝120g，金樱子90g，龙眼肉120g，大红枣180g，湘莲肉120g（去心），焦米仁120g，胡桃肉120g，生老姜一大块。

【制法】将上述药材加适量水煎煮3次，滤汁去渣，将这3次滤液合并，加热浓缩为清膏。再将阿胶300g研成粗末，加适量黄酒浸泡后隔水炖烊，冲入清膏中和匀，最后加红糖收膏即成。

【用法】每次15~20g，每日2~3次，温开水调服。

2.肾阳虚

证候：带下量多，色淡，质清稀如水，绵绵不断；面色晦暗，畏寒肢冷，腰背冷痛，小腹冷感，夜尿频，小便清长，大便溏薄；舌质淡，苔白润，脉沉迟。

治法：温肾助阳，涩精止带。

【膏方示例】（1）猪膏煎

【来源】《鸡峰普济方》

【组成】黄酒5份，猪膏3份。

【制法】将上述药材加适量水煎煮，加热浓缩成膏。

【用法】每次15~20g，每日2~3次，温开水调服。

（2）内补丸加减制膏

【组成】肉苁蓉100g，菟丝子100g，潼蒺藜100g，肉桂100g，制附子30g，黄芪300g，桑螵蛸100g，白蒺藜100g，紫菀100g。

【制法】将上述药材加适量水煎煮3次，滤汁去渣，将这3次滤液合并，加热浓缩为清膏。再将鹿角胶300g研成粗末，加适量黄酒浸泡后隔水炖烊，冲入清膏中和匀，最后加红糖收膏即成。

【用法】每次15~20g，每日2~3次，温开水调服。

（3）乾坤膏

【来源】《清宫配方集成》

【组成】当归、熟地、生黄芪、党参各200g，龙眼肉、枸杞子、升麻、肉苁蓉各100g。

【制法】将上述药材加适量水煎煮3次，滤汁去渣，将这3次滤液合并，加热浓缩为清膏。再加蜂蜜收膏即成。

【用法】每次15~20g，每日2~3次，温开水调服。

（4）健脾益肾止带膏

【来源】胡国华. 江南中医妇科流派膏方精选［M］. 北京：中国中医药出版社，2014.

【组成】生黄芪150g，生晒参60g，焦白术100g，石斛100g，芡实120g，忍冬藤180g，土茯苓150g，蒲公英180g，石决明180g，白果100g，泽泻150g，丹参100g，牡丹皮100g，赤白芍100g，绿梅花50g，天麦冬100g，五味子100g，川断150g，菟丝子150g，金樱子150g，覆盆子150g，桑椹150g，生地黄100g，怀山药150g，巴戟天120g，车前子150g，枸杞子150g，制首乌150g，旱莲草150g，女贞子150g，桑寄生150g，潼白蒺藜100g，淫羊藿150g，红枣150g，怀牛膝150g，生甘草50g。

【制法】将上述药材加适量水煎煮3次，滤汁去渣，将这3次滤液合并，加热浓缩为清膏。最后加冰糖收膏即成。

【用法】每次15~20g，每日2~3次，温开水调服。

3.阴虚夹湿热

证候：带下量较多，质稍稠，色黄或赤白相兼，有臭味，阴部灼热或瘙痒；伴五心烦热，失眠多梦，咽干口燥，头晕耳鸣，腰酸腿软；舌质红，苔薄黄或黄腻，脉细数。

治法：滋阴益肾，清热祛湿。

【膏方示例】（1）知柏地黄丸加减制膏

【组成】知母100g，黄柏100g，熟地300g，生地300g，山萸肉150g，山药300g，茯苓100g，泽泻100g，丹皮100g，芡实300g，金樱子100g。

【制法】将上述药材加适量水煎煮3次，滤汁去渣，将这3次滤液合并，加热浓缩为清膏。再将龟甲胶300g研成粗末，加适量黄酒浸泡后隔水炖烊，冲入清膏中和匀，最后加冰糖收膏即成。

【用法】每次15~20g，每日2~3次，温开水调服。

（2）滋养肝肾止带膏

【来源】吴银根. 海上中医名家膏方经验集［M］. 北京：人民卫生出版社，2019.

【组成】威灵仙120g，川续断120g，川杜仲120g，桑寄生120g，川楝子90g，广郁金120g，青陈皮各60g，大红藤300g，椿根皮150g，土茯苓150g，炒山栀90g，夜交藤180g，合欢皮120g，黄连60g，知柏母各90g，苦参120g，生甘草60g，绿豆衣120g，金银花90g，稽豆衣120g，络石藤180g，伸筋草180g。

【制法】将上述药材加适量水煎煮3次，滤汁去渣，将这3次滤液合并，加热浓缩为清膏，最后加冰糖收膏即成。

【用法】每次15~20g，每日2~3次，温开水调服。

4.湿热下注

证候：带下量多，色黄或呈脓性，气味臭秽，外阴瘙痒或阴中灼热；伴全身困重乏力，胸闷纳呆，小腹作痛，口苦口腻；小便黄少，大便黏滞难解；舌质红，舌苔黄腻，脉滑数。

治法：清热利湿止带。

【膏方示例】（1）止带汤加减制膏

【组成】猪苓300g，茯苓100g，车前子100g，泽泻100g，茵陈100g，赤芍100g，牡丹皮100g，黄柏100g，栀子100g，川牛膝100g。

【制法】将上述药材加适量水煎煮3次，滤汁去渣，将这3次滤液合并，加热浓缩为清膏，最后加冰糖收膏即成。

【用法】每次15~20g，每日2~3次，温开水调服。

（2）清热利湿止带膏

【来源】胡国华. 江南中医妇科流派膏方精选［M］. 北京：中国中医药出版社，2014.

【组成】生黄芪150g，制苍术100g，炒白术150g，防风100g，生晒参60g，天麦冬100g，五味子60g，菟丝子150g，合欢皮120g，炒酸枣仁150g，远志60g，石菖蒲60g，龙齿150g，白鲜皮150g，芡实150g，金樱子120g，覆盆子150g，地肤子150g，忍冬藤180g，白毛藤150g，枸杞子120g，巴戟天150g，淫羊藿150g，绿梅花60g，潼蒺藜150g，白蒺藜150g，淮小麦300g，赤白芍100g，红枣100g，炙甘草50g，白果150g。

【制法】将上述药材加适量水煎煮3次，滤汁去渣，将这3次滤液合并，加热浓缩为清膏，最后加冰糖收膏即成。

【用法】每次15~20g，每日2~3次，温开水调服。

5.湿毒蕴结

证候：带下量多，色黄绿如脓，或五色杂下，质黏稠，臭秽难闻；伴小腹或腰骶胀痛，烦热头昏，口苦咽干，小便短赤或色黄，大便干结；舌质红，苔黄腻，脉滑数。

治法：清热解毒，利湿止带。

【膏方示例】（1）五味消毒饮加减制膏

【组成】蒲公英100g，金银花100g，野菊花100g，紫花地丁100g，天葵子100g，土茯苓300g，薏苡仁300g，黄柏100g，茵陈100g。

【制法】将上述药材加适量水煎煮3次，滤汁去渣，将这3次滤液合并，加热浓缩为清膏。再将龟甲胶300g研成粗末，加适量黄酒浸泡后隔水炖烊，冲入清膏中和匀，最后加冰糖收膏即成。

【用法】每次15~20g，每日2~3次，温开水调服。

（2）地榆膏

【来源】《女科证治准绳》

【组成】地榆500g。

【制法】将上药用水1500g，煎至一半，去渣再煎如稠汤，绞净，即成。

【用法】每服60ml，每日2次。

九、产后身痛

产妇在产褥期内，出现肢体、关节酸痛、麻木、重着者，称为"产后身痛"，俗称"产后风"。西医学产褥期因风湿、类风湿引起的关节痛、产后坐骨神经痛、多发性肌炎等病可参照本病辨证治疗。本病主要病因为血虚、风寒、血瘀、肾虚。主要病机为产后气血虚弱，风、寒、湿之邪乘虚而入，经脉痹阻，"不通则痛"；或经脉失养，"不荣则痛"。①素体血虚，或产时、产后失血过多，阴血愈虚，四肢百骸、筋脉关节失之濡养，而致肢体酸楚、麻木、疼痛。②产伤血瘀，或产后恶露去少，余血未净，瘀血留滞经络、筋骨之间，气血运行受阻，以致产后身痛。③产后百节空虚，卫表不固，起居不慎，风、寒、湿邪乘虚而入，客于经络、关节、肌肉，气血凝滞，经脉痹阻，瘀滞作痛。④素体肾虚，复因产伤动肾气，耗伤精血，胞脉失养，则腰腿疼痛。

辨证论治

1.血虚

证候：产后遍身酸痛，肢体麻木，关节酸楚；面色萎黄，头晕心悸；舌淡，苔薄白，脉细无力。

治法：补血益气，通络止痛。

【膏方示例】灵应膏方

【来源】《眼科阐微》

【组成】怀生地100g，熟地100g，麦冬130g，当归130g，枸杞子170g，黄芪130g，怀牛膝170g，白术130g，玉竹100g，白茯苓70g，阿胶100g，蜂蜜300g。

【制法】将上述药材加适量水煎煮3次，滤汁去渣，将这3次滤液合并，加热浓缩为清膏。再将阿胶加适量黄酒浸泡后隔水炖烊，蜂蜜炼制后，兑入清膏中和匀收膏。

【用法】每次15~20g，每日2~3次，温开水或人参水调服。

2.血瘀

证候：产后遍身疼痛，或关节刺痛，屈伸不利，按之痛甚；恶露量少色暗，或小腹疼痛拒按；舌紫暗，苔薄白，脉弦涩。

治法：养血活络，行瘀止痛。

【膏方示例】**身痛逐瘀汤加减制膏**

【组成】川芎100g，桃仁100g，秦艽100g，红花100g，甘草100g，羌活100g，没药100g，当归100g，香附100g，五灵脂100g，牛膝100g，地龙100g，毛冬青100g，忍冬藤100g，益母草100g，木瓜100g。

【制法】将上述药材加适量水煎煮3次，滤汁去渣，将这3次滤液合并，加热浓缩为清膏。再将阿胶300g研成粗末，加适量黄酒浸泡后隔水炖烊，冲入清膏中和匀，最后加红糖收膏即成。

【用法】每次15~20g，每日2~3次，温开水调服。

3.风寒

证候：产后遍身疼痛，项背不舒，关节不利，或痛处游走不定，或冷痛剧烈，恶风畏寒，或关节肿胀、重着，或肢体麻木；舌淡，苔薄白，脉浮紧。

治法：养血祛风，散寒除湿。

【膏方示例】**独活寄生汤加减制膏**

【组成】独活100g，桑寄生300g，细辛30g，肉桂100g，防风100g，秦艽100g，杜仲100g，怀牛膝100g，当归100g，白芍100g，干地黄100g，川芎100g，人参100g，茯苓100g，甘草100g。

【制法】将上述药材加适量水煎煮3次，滤汁去渣，将这3次滤液合并，加热浓缩为清膏。再将阿胶100g、鹿角胶200g研成粗末，加适量黄酒浸泡后隔水炖烊，冲入清膏中和匀，最后加红糖收膏即成。

【用法】每次15~20g，每日2~3次，温开水调服。

4.肾虚

证候：产后腰膝、足跟疼痛，艰于俯仰，头晕耳鸣，夜尿多；舌淡暗，苔薄，脉沉细弦。

治法：补肾填精，强腰壮骨。

【膏方示例】**乌鸡煎**

【来源】《杨氏家藏方》

【组成】乌鸡肉150g，鹿茸（酒炙）30g，肉苁蓉（酒浸一宿，切焙干）30g，牛膝（酒浸一宿）30g，杜仲（去粗皮，生姜汁浸炙）30g，山茱萸30g，川芎30g，覆盆子30g，肉桂（去粗皮）30g，续断（去芦头）60g，当归（洗焙）60g，熟干地黄（洗焙）60g，五味子60g，白芍药45g，黄芪（蜜炙）45g，五加皮45g。

【制法】将上述药材加适量水和酒煎煮3次，滤汁去渣，将这3次滤液合并，加热浓缩收膏。

【用法】每次15~20g，每日2~3次，温开水调服。

十、不孕症

女子未避孕，性生活正常，与配偶同居1年而未孕者，称为不孕症。本病主要病因为肾气不足，主要病机可概况为：①先天不足，或房劳多产，或久病大病，或年逾五七，肾气亏虚，精不化血，则冲任虚衰，难以受孕；素体阳虚或寒湿伤肾，肾阳不足，胞宫失煦，则冲任虚寒，不能成孕；肾阴素虚，或久病耗损真阴，天癸乏源，胞宫失养，冲任血海空虚，或阴虚内热，热扰冲任，乃致不孕。②情志不畅，或盼子心切，肝郁气滞，疏泄失常，气血失调，冲任失和，胎孕不受。③思虑劳倦，或肝木犯脾，伤及脾阳，健运失司，水湿内停，湿聚成痰，冲任壅滞，而致不孕；或素体肥胖，嗜食肥甘，躯脂满溢，痰湿内盛，胞脉受阻，致令不孕。④经行产后，摄生不慎，邪入胞宫致瘀；或寒凝血瘀，或热灼血瘀，或气虚运血无力致瘀，瘀滞冲任、胞宫，以致不孕。

辨证论治

1.肾虚

证候：婚久不孕，腰酸膝软，头晕耳鸣，精神疲倦，小便清长；脉沉细，两尺尤甚。

治法：补肾填精，调理冲任。

膏方：

【膏方示例】乌鸡煎

【来源】《杨氏家藏方》

【组成】乌鸡肉150g，鹿茸（酒炙）30g，肉苁蓉（酒浸一宿，切焙干）30g，牛膝（酒浸一宿）30g，杜仲（去粗皮，生姜汁浸炙）30g，山茱萸30g，川芎30g，覆盆子30g，肉桂（去粗皮）30g，续断（去芦头）60g，当归（洗焙）60g，熟干地黄（洗焙）60g，五味子60g，白芍药45g，黄芪（蜜炙）45g，五加皮45g。

【制法】将上述药材加适量水和酒煎煮3次，滤汁去渣，将这3次滤液合并，加热浓缩收膏。

【用法】每次15~20g，每日2~3次，温开水调服。

2.肝气郁结

证候：婚久不孕，月经周期先后不定，量或多或少，色暗，有血块，经行腹痛，或经前胸胁、乳房胀痛；情志抑郁，或烦躁易怒；舌淡红，苔薄白，脉弦。

治法：疏肝解郁，理血调经。

【膏方示例】开郁种玉汤加减制膏

【组成】当归100g，白芍100g，牡丹皮100g，香附100g，白术100g，茯苓100g，天花粉100g。

【制法】将上述药材加适量水煎煮3次，滤汁去渣，将这3次滤液合并，加热浓缩为清膏。再将阿胶300g研成粗末，加适量黄酒浸泡后隔水炖烊，冲入清膏中和匀，最后加红糖收膏即成。

【用法】每次15~20g，每日2~3次，温开水调服。

3.痰湿内阻

证候：婚久不孕，月经后期，甚或闭经，带下量多，色白质黏；形体肥胖，胸闷呕恶，心悸头晕；舌淡胖，苔白腻，脉滑。

治法：燥湿化痰，理气调经。

【膏方示例】苍附导痰丸加减制膏

【组成】茯苓100g，半夏100g，陈皮100g，甘草100g，苍术100g，香附100g，胆南星100g，炒枳壳60g，生姜100g，炒神曲100g。

【制法】将上述药材加适量水煎煮3次，滤汁去渣，将这3次滤液合并，加热浓缩为清膏。再将阿胶300g研成粗末，加适量黄酒浸泡后隔水炖烊，冲入清膏中和匀，最后加红糖收膏即成。

【用法】每次15~20g，每日2~3次，温开水调服。

4.瘀滞胞宫

证候：婚久不孕，月经后期，量或多或少，色紫黑，有血块，可伴痛经，平素小腹或少腹疼痛或腹胀，舌质紫暗，边有瘀点，脉弦涩。

治法：活血化瘀，止痛调经。

【膏方示例】（1）三棱煎

【来源】《三因极一病证方论》

【组成】三棱160g，莪术160g，青皮120g，汤洗半夏120g，麦冬120g，陈醋适量，红糖300g。

【制法】将上述药材加适量陈醋浸泡后，煎煮3次，过滤去渣取汁，将这3次的滤液合并，加热浓缩，加入炼制后的红糖继续浓缩成膏。

（2）益母草膏

【来源】《清宫配方集成》

【组成】益母草400g，生地100g，白芍75g，当归150g，川芎75g。

【制法】将上述药材加适量水浸泡后，煎煮3次，过滤去渣取汁，将这3次的滤液合并，加热浓缩成清膏，加蜜250g收膏即成。

【用法】每次15~20g，每日2次，开水调服。

十一、盆腔炎性疾病后遗症

盆腔炎性疾病后遗症是盆腔炎性疾病的遗留病变，以往称为慢性盆腔炎，多是由于盆腔炎性疾病未能得到及时正确的治疗，或素体虚弱，疾病迁延日久而来，临床缠绵难愈。本病病因较为复杂，但可概括为湿、热、瘀、寒、虚5个方面。本病病机主要为：①湿热内蕴，余邪未尽，正气已伤，气血阻滞，湿热与瘀血交结，阻滞冲任、胞宫、胞脉。②素性抑郁，肝失条达，气机不利，气滞而血瘀，阻滞冲任、胞宫、胞脉。③经行产后，余血未尽，冒雨涉水，感寒饮冷；或久居寒湿之地，寒湿伤及冲任、胞宫、胞脉，血为寒湿所凝，血行不畅，凝结瘀滞而发病。④素体虚弱，或大病久病，正气不足，余邪留恋或复感外邪，留着于冲任、胞宫、胞脉，血行不畅，瘀血停聚而发病。⑤素禀肾气不足，或房劳多产，损伤肾气，冲任气血失调，血行瘀滞，或久病不愈，肾气受损，瘀血内结而发病。

辨证论治

1.湿热瘀结

证候：少腹胀痛，或痛连腰骶，经行或劳累时加重，或有下腹癥块，带下量多，色黄；脘闷纳呆，口腻不欲饮，大便溏或秘结，小便黄赤；舌暗红，苔黄腻，脉滑或弦滑。

治法：清热利湿，化瘀止痛。

【膏方示例】银甲丸加减制膏

【组成】金银花100g，连翘100g，升麻100g，红藤100g，蒲公英100g，紫花地丁100g，生蒲黄100g，椿根皮100g，大青叶100g，茵陈100g，琥珀末100g，桔梗100g。

【制法】将上述药材加适量水煎煮3次，滤汁去渣，将这3次滤液合并，加热浓缩为清膏。再将鳖甲胶300g研成粗末，加适量黄酒浸泡后隔水炖烊，冲入清膏中和匀，最后加冰糖收膏即成。

【用法】每次15~20g，每日2~3次，温开水调服。

2.气滞血瘀

证候：下腹胀痛或刺痛，情志不畅则腹痛加重，经行量多有瘀块，瘀块排出则痛缓，胸胁、乳房胀痛，或伴带下量多，色黄质稠，或婚久不孕；舌紫暗或有瘀点，苔白或黄，脉弦涩。

治法：疏肝行气，化瘀止痛。

【膏方示例】膈下逐瘀汤加减制膏

【组成】当归100g，川芎100g，赤芍100g，桃仁100g，炒枳壳100g，延胡索100g，丹皮100g，乌药100g，香附100g，五灵脂100g，甘草100g。

【制法】将上述药材加适量水煎煮3次，滤汁去渣，将这3次滤液合并，加热浓缩为清膏。再将鳖甲胶300g研成粗末，加适量黄酒浸泡后隔水炖烊，冲入清膏中和匀，最后加红糖收膏即成。

【用法】每次15~20g，每日2~3次，温开水调服。

3.寒湿瘀滞

证候：下腹冷痛或刺痛，腰骶冷痛，得温则减，带下量多，色白质稀；月经量少或月经错后，经色暗或夹血块，形寒肢冷，大便溏泄，或婚久不孕；舌质淡暗或有瘀点，苔白腻，脉沉迟或沉涩。

治法：祛寒除湿，化瘀止痛。

【膏方示例】少腹逐瘀汤合桂枝茯苓丸加减制膏

【组成】小茴香100g，干姜100g，延胡索100g，没药100g，当归100g，川芎100g，肉桂100g，赤芍100g，蒲黄100g，五灵脂100g，桂枝100g，茯苓100g，赤芍100g，丹皮100g，桃仁100g。

【制法】将上述药材加适量水煎煮3次，滤汁去渣，将这3次滤液合并，加热浓缩为清膏。再将鹿角胶200g、鳖甲胶100g研成粗末，加适量黄酒浸泡后隔水炖烊，冲入清膏中和匀，最后加红糖收膏即成。

【用法】每次15~20g，每日2~3次，温开水调服。

4.气虚血瘀

证候：小腹隐痛或坠痛，缠绵日久，或痛连腰骶，或有下腹癥块，带下量多，色白质稀；经期延长或量多，经血淡暗，伴精神萎靡，体倦乏力，食少纳呆，舌淡暗，或有瘀点，苔白，脉弦细或沉涩。

治法：益气健脾，化瘀止痛。

【膏方示例】鳖甲煎丸

【来源】《妇人大全良方》

【组成】方一：黄芪40g，柴胡40g，枳壳40g，知母40g，白茯苓40g，沉香

40g，人参40g，附子40g，木香40g，升麻40g，肉桂40g，胡黄连40g，杏仁40g，当归40g，常山40g，羌活40g，京三棱40g，乌梅肉40g，安息香（选用透明者，同胡桃肉细研）40g。

方二：活鳖1只（半斤到1斤），5升童子小便，5升酒，桃柳枝各锉3段，（每段30厘米），乌梅（拍破）50个。

【制法】将方一沉香和安息香研为极细粉，其余药材加适量水煎煮3次，滤汁去渣，将这3次滤液合并，加热浓缩并加入沉香和安息香极细粉为清膏。

将方二的活鳖用河水养7天，每天更换新水。取童子小便和酒混合，慢火熬煮至沸腾，加入桃柳枝，乌梅，用棉裹住，与鳖一起煎煮至一半时，去掉桃柳枝等3味药材，将鳖取出并研磨成膏状，将骨头和壳焙干后研成细末，再加入汁中熬煮至颜色如漆状，加入少许酒，与前清膏混合。

【用法】男子用温酒送服；妇女用荆芥酒送服。如果服用此药后感觉热，可以再服用八仙饮子来缓解。

5.肾虚血瘀

证候：下腹绵绵作痛或刺痛，痛连腰骶，遇劳累则加重，喜温喜按，头晕耳鸣，畏寒肢冷，或伴月经后期或量少，经血暗夹块，夜尿频多，或婚久不孕；舌暗淡，苔白，脉沉涩。

治法：温肾益气，化瘀止痛。

【膏方示例】决津煎加味

【来源】《景岳全书》

【组成】当归600g，泽泻120g，肉桂80g，熟地160g，乌药80g，香附160g，吴茱萸80g，红糖150g。

【制法】将上述药材除红糖外药材加适量水煎煮3次，滤汁去渣，将这3次滤液合并，加入炼制后的红糖浓缩为清膏。

【用法】每次15~20g，每日2~3次，温开水调服。

十二、乳腺增生

乳腺增生是乳腺组织发生不同程度的增生与复旧不全，导致乳腺结构紊乱，既非炎症也非肿瘤的良性增生性疾病。其主要表现为乳房胀痛和多发性乳房结块，并多随月经周期或情志改变而变化。乳腺增生是中青年妇女的常见病、多发病，其发病率居乳腺疾病首位，占60%~70%。该病属于中医学"乳癖"的范畴。本病主要病因是肝气郁结、脾气亏虚、冲任失调。主要病机可以归纳为：①情志不畅，郁久伤肝，致气机郁滞，蕴结于乳房脉络，经脉阻塞不通，不通则痛，故乳房疼痛；肝气郁久化热，灼津为痰；肝郁气血运行失畅，气滞痰凝血瘀结聚成块，故见乳房结块，每随喜怒而消长。②思虑太过伤脾，或肝郁横逆犯脾，脾失健运，水湿失于运化，内聚即为痰浊，痰浊凝结于乳房而发为乳癖。③肝肾不足，冲任失调，气血瘀滞，结聚于乳房，则引发本病。本病病性属本虚标实。

辨证论治

1.肝郁痰凝

证候：多见于青壮年妇女，乳房肿块随喜怒消长，伴有胸闷胁胀，善郁易怒，失眠多梦，心烦口苦，苔薄黄，脉弦滑。

治法：疏肝解郁，化痰散结。

【膏方示例】（1）逍遥蒌贝散加减制膏

【组成】柴胡100g，郁金100g，当归100g，白芍100g，茯苓100g，瓜蒌300g，法半夏100g，浙贝母100g，陈皮100g，炒白术100g，炒苍术100g，炒枣仁300g，延胡索100g。

【制法】将上述药材加适量水煎煮3次，滤汁去渣，将这3次滤液合并，加热浓缩为清膏。再将鹿角胶300g研成粗末，加适量黄酒浸泡后隔水炖烊，冲入清膏中和匀，最后加红糖收膏即成。

【用法】每次15~20g，每日2~3次，温开水调服。

（2）肝郁气滞痰凝膏方

【来源】《中医膏方全书》

【组成】柴胡90g，当归100g，炒白术100g，浙贝母100g，法半夏100g，预知子100g，炒枳壳100g，天冬100g，薜荔100g，川芎60g，玫瑰花60g，白芍150g，川楝子150g，香附150g，娑罗子150g，夏枯草300g。

【制法】将上述药材加适量水煎煮3次，滤汁去渣，将这3次滤液合并，加热浓缩为清膏。再将阿胶300g研成粗末，加适量黄酒浸泡后隔水炖烊，冲入清膏中和匀，最后加冰糖收膏即成。

【用法】每次15~20g，每日2~3次，温开水调服。

（3）肝郁气滞膏

【来源】朱爱松. 历代名医膏方验案：膏方应用实战与技巧［M］. 北京：中国中医药出版社，2020.

【组成】白芍100g，北柴胡60g，枳壳100g，川芎100g，香附100g，当归120g，蒺藜100g，丹参150g，益母草150g，甘草100g，合欢花100g，夏枯草150g，鸡血藤200g，猫爪草100g，凌霄花100g，炒麦芽300g，山楂200g。

【制法】将上述药材加适量水煎煮3次，滤汁去渣，将这3次滤液合并，加热浓缩为清膏。最后加红糖400g收膏即成。

【用法】每次15~20g，每日2~3次，温开水调服。

2.冲任失调

证候：多见于中年妇女，乳房肿块于月经前加重，经后缓解，伴眩晕耳鸣，面白无华，腰酸乏力，神疲倦怠，畏寒肢冷，月经失调，量少色淡，或闭经，舌淡，苔薄白，脉沉细。

治法：调摄冲任，和营散结。

【膏方示例】（1）二仙汤合四物汤加减

【组成】仙茅100g，仙灵脾100g，肉苁蓉100g，巴戟天100g，知母100g，丹参100g，浙贝母100g，法半夏100g，夏枯草100g，熟地300g，当归100g，川芎6g，白芍100g，制香附100g，郁金100g，炒白术100g，茯苓100g。

【制法】将上述药材加适量水煎煮3次，滤汁去渣，将这3次滤液合并，加热浓缩为清膏。再将鹿角胶300g研成粗末，加适量黄酒浸泡后隔水炖烊，冲入清膏中和匀，最后加红糖收膏即成。

【用法】每次15~20g，每日2~3次，温开水调服。

（2）**柔肝调冲膏**

【来源】《中医膏方经验选》

【组成】炙黄芪150g，潞党参150g，白茯苓150g，紫丹参150g，川芎100g，旱莲草150g，枸杞子150g，仙灵脾150g，石决明200g，郁金150g，煅瓦楞150g，生晒参50g，炒白术150g，当归150g，白芍200g，肉苁蓉150g，制香附120g，旋覆梗200g，茶树根150g，炙甘草100g，淮小麦200g，大枣100g。

【制法】将上述药材加适量水煎煮3次，滤汁去渣，将这3次滤液合并，加热浓缩为清膏。再将鹿角胶300g研成粗末，加适量黄酒浸泡后隔水炖烊，冲入清膏中和匀，最后加红糖收膏即成。

【用法】每次15~20g，每日2~3次，温开水调服。

十三、妇科及乳腺疾病治疗组方思路

（一）配方常见加减变化

月经病膏方治疗非经期应辨证求因以治本，调理冲任气血，为膏方治疗的优势。根据患者的体质及病机的不同各有侧重。

痛经膏方治疗经期调血止痛以治标，痛经发作剧烈，尤在治疗之初，可适当选用中成药如散结镇痛胶囊、玄胡止痛片或布洛芬等西药止痛，以防厥脱。组方不忘顾护脾胃。气血虚弱、肝肾亏虚的痛经，"不荣则痛"，为膏方的优势证候，多加入地黄、黄精、黄芪、党参、阿胶等补益药，因膏方多需久服，为防味厚之品滋腻碍胃，常增加陈皮、枳壳、炒谷芽、炒麦芽、山楂、神曲等健脾理气、消积化滞。对子宫发育不良或畸形、子宫内膜异位症及子宫腺肌症等所致经行腹痛，当根据不同情况，结合现代医学检查，选择最佳治疗方案。

不孕病因复杂，临床表现纷繁多样，可由多囊卵巢综合征、子宫内膜异位症、高泌乳素血症及盆腔炎性疾病后遗症等妇科疾病导致，亦与多种内、外科疾病密切相关。需详问病史，认真查体，明辨病因，分析病位，选取适合者运用膏方调治。临床还要重视男方因素，提倡夫妇同诊。使用膏方调治本病，大多患者需长期服用，因此处方用药要避免过度偏颇，不能补益太过而恋邪，攻邪太过而伤正；不能偏温热而动相火，偏寒凉而伤脾胃；滋腻太过碍运化，升散太过而耗精血，故处方时必须注意组方的平衡，阴阳平衡。不孕症主因肾虚为主，分为肾气不足、肾阳虚和肾阴虚，调治注重补肾之法，临证处方要善于"阴中求阳""阳中求阴"，二者可相互配合，旨在阴实阳充，阳盛阴足，动静协调。女子情绪易于偏执，尤其不孕症女性多焦虑，致使肝气疏泄失常而导致气机升降紊乱。因此，疏肝理气、调畅气机需贯穿在治疗始终，使膏方补而不壅，动静相宜。固护脾胃，脾胃为后天之本，不孕症多为本虚标实，以肾虚为主，而补肾填精药物多滋腻，易碍脾胃，不利运化，故在开具膏方时，常在处方中配伍山楂、神曲、麦芽、谷芽等助消化，陈皮、枳壳、砂仁、豆蔻等健脾理气。同时，方中需配伍健脾益气之品，以体现"以后天补先天"之意。使用膏方调治过程中，如发现月经未按时来潮，需及时检查血或尿HCG，如发现妊娠者，需停用膏方及时就诊，在医师指导下进行下一步诊治。

闭经患者需首先排除先天性生殖器官发育异常、或后天器质性损伤致闭经者，因药物治疗难以奏效，故不可参照施治。闭经的治疗原则，应根据病证，虚者补而通之，实者泻而通之。实证闭经者，治宜行气活血、化痰通经，药后月经来潮或有经来先兆，疗效较好。但不可久用通经之法，避免一味活血变生他证。虚证闭经者，治宜补气养血调经，适当配以理气健脾等药物，使补而不腻，补中有行。临床常有虚实夹杂之证，应用膏方辨治时，应遵循标本同治、扶正祛邪、补虚而不留邪、祛邪而不伤正的治则，切不可不分虚实概以活血理气通之。无论实证或虚证闭经，治疗中应时时顾及脾胃。膏剂因其性黏腻，恐有碍脾之弊。在应用膏方治疗前，对于伴有脘腹痞胀、纳呆恶心、嗳腐吐酸、舌苔厚腻者，建议先以健脾和胃汤剂调理。若为膏剂治疗过程中出现，则应暂停服膏剂，待脾胃调和后，再辨证施以膏方。

产后自汗、盗汗，有气虚和阴虚之分。但临床上阴损及阳，阳损及阴，故自汗、盗汗并非绝对化的分属气虚阴虚。正如《景岳全书·汗证》云："诸古法云自汗者属阳虚……盗汗者属阴虚……自汗盗汗亦各有阴阳之征，不得谓自汗必属阳虚，盗汗必属阴虚也。"产后汗证及时治疗以补虚敛汗为主。产后自汗、盗汗，因虚所致，前者主要责之于气虚，后者主要责之于阴虚。临床辨证时，除根据出汗时间在昼在夜外，尚需根据兼证及舌脉进行分析。治疗时，针对病因或补气、或滋阴，并宜酌加敛汗之品，标本兼治，方收良效。此外，基于气与津互根互生的生理关系，治疗自汗时，勿忘佐以补津化气之品；治疗盗汗时，勿忘佐以补气生津之物。如此"阴中求阳、阳中求阴"，相得益彰，而其效更加。

具体加减变化如下。

气血亏虚较重，又正值经期，血量多可以酌情加入固涩止血药物，如阿胶、艾叶炭、炮姜、乌贼骨等，去当归之辛温行血，地榆炭、仙鹤草凉血止血，酌加煅龙骨、煅牡蛎、棕榈炭以固涩止血。

月经行伴有血块或伴下腹痛，酌情加入化瘀止痛止血药物，如益母草、三七、蒲黄、五灵脂、茜草等。

腰腹怕冷疼痛、大便稀溏，酌情加入温肾健脾、固冲止血药物，如补骨脂、川断、杜仲炭、艾叶炭等。

热毒较甚或伴外感热邪、少腹疼痛拒按，可酌情加入清热解毒药物，如金银花、败酱草、红藤等。

烦热口渴者，酌情加入养阴生津药物，如天花粉、麦冬、玄参等。

热盛耗气而兼见气虚证候如疲乏气短、倦怠懒言，可酌情加入黄芪、党参、炒白术等。

腹痛较剧烈且伴两胁胀痛等气滞证候者，可酌情加入理气化瘀止痛药物，如元胡、香附、血竭等。

口渴心烦者，可酌情加入养阴生津止血的药物，如麦冬、五味子、旱莲草等。

肝气夹冲气犯胃，痛经伴恶心呕吐者，可加用吴茱萸、法半夏、陈皮和胃降逆。

腰腹胀痛者，可加用乌药、香附、九香虫行气温经。

肢体酸沉，或伴有久居湿地、苔白腻等，可加用苍术、茯苓、生薏米、羌活等散寒除湿。

伴腰骶疼痛，可加用川断、炒杜仲、狗脊、菟丝子、桑寄生滋补肝肾，秦艽清热除湿止痛。

月经量多或经期延长，可加用地榆、槐花、马齿苋、黄芩凉血止血。

白带量多、白带色黄、外阴瘙痒者，可加用黄柏、土茯苓、椿根皮除湿止带。

经血量少色黯者，可加用山萸肉、淫羊藿养精益肾。

小便清长、夜尿频多者，可加用益智仁、桑螵蛸、补骨脂。

疼痛剧烈，手足厥冷者，可加用鸡血藤、桂枝、艾叶、炙甘草温经散寒、缓急止痛。

若心悸怔忡，失眠多梦，可加用炒枣仁、柏子仁、龙眼肉、合欢皮、远志、首乌藤养血安神。

腰腹冷痛，小便频数者，加益智仁、补骨脂以温肾固涩。

若胸胁、乳房胀痛严重者，加郁金、橘核以疏肝通络。

若肾气不足，日久伤阳，症见腰膝酸冷者，可酌加菟丝子、巴戟天、淫羊藿等以温肾阳，强腰膝。

带下量多清稀者，加鹿角霜、金樱子温肾固涩止带。

若属虚寒证，经行小腹痛者，可酌加巴戟天、淫羊藿、小茴香温肾散寒。

若寒邪凝滞，经行腹痛者，可加小茴香、延胡索、香附散寒行气止痛。

若经量过少、有块者，加川芎、丹参、桃仁、益母草以活血调经。

小腹胀痛甚者，加莪术、延胡索以理气行滞止痛。

胸胁、乳房胀痛明显者，加柴胡、郁金、川楝子、王不留行以疏肝解郁，理气通络止痛。

若脾虚食少，神倦乏力者，加人参、白术以益气健脾。

脘闷呕恶者，加砂仁、木香以醒脾理气和胃。

白带量多者，加虎杖、车前子以除湿止带。

月经久不至者，可加当归、川芎、川牛膝、王不留行以活血行经。

肝郁日久化热者，加牡丹皮、栀子清热凉血。

带下量多者，加鹿角霜、沙苑子、金樱子。

经前乳房胀痛，心烦易怒，可加香附、炒枳壳、炒王不留行、玫瑰花。

性欲减退、阴道干涩、毛发脱落、白带少、生殖器官萎缩者，可加用紫河车、鹿角霜、鹿茸等血肉有情之品补益精血、调理冲任。

畏寒肢冷者，可加用仙茅、炮姜、仙灵脾等补肾壮阳。

食欲欠佳、脘腹胀闷、大便稀溏者，可加用炒白术、砂仁、炒扁豆、炒薏米、莲子肉、青皮、炒枳壳等健脾化湿，消食导滞。

心悸、失眠、多梦者，可加用柏子仁、炒枣仁、夜交藤、远志等养心安神。

伴汗多者，可加用浮小麦、煅龙骨、牡蛎养阴敛汗。

心烦口苦者，可加用栀子、黄柏、夏枯草清肝降火除烦。

伴白带量多、色黄、外阴瘙痒者，可加用黄柏、土茯苓、椿根皮除湿止带。

双目干涩，可加用枸杞子、菊花、密蒙花、谷精草、桑椹滋肾养肝。

头痛、眩晕较甚者，加天麻、钩藤、珍珠母以增平肝息风潜镇之效。

头晕目眩、耳鸣严重，加黄精、肉苁蓉、天麻滋肾填精益髓。

若带下如崩，可加用芡实、山萸肉、煅牡蛎、煅龙骨等补脾肾、涩精止带。

五心烦热甚者，加地骨皮、银柴胡以清热除烦。

若湿浊偏甚者，症见带下量多，色白，如豆渣状或凝乳状，阴部瘙痒，脘闷纳差，舌红，苔黄腻，脉滑数，治宜清热利湿，化浊止带，方用萆薢渗湿汤（《疡科心得集》）酌加苍术、藿香。

若腰骶酸痛，带下臭秽难闻者，酌加贯众、马齿苋、鱼腥草等清热解毒除秽；若小便淋痛，兼有白浊者，酌加萆薢、萹蓄、虎杖、甘草梢以清热解毒，除湿通淋。

产后关节疼痛较重兼有外邪者，加威灵仙、羌活、独活以疏风活络止痛。

产后上肢疼痛为主，加桑枝宣络止痛。

产后下肢疼痛加怀牛膝补肝肾、强筋骨，引药下行。

产后痛处不温，加姜黄、桂枝以温经散寒止痛。

产后小腹疼痛拒按者，加炮姜、益母草以温经通络，化瘀止痛。

产后关节疼痛恶风，游走不定者，加羌活祛风通络。

产后关节重着麻木明显者，酌加苍术、木瓜以除湿。

产后关节疼痛，活动不利者，加青风藤、伸筋草、络石藤以宣络止痛。

性欲淡漠者，加紫石英、紫河车、肉苁蓉温肾填精。

若胁肋隐痛，两目干涩者，加女贞子、旱莲草柔肝养阴。

面色萎黄，头晕眼花者，加龟甲、紫河车填精养血。

五心烦热，午后潮热者，加地骨皮、牡丹皮、知母滋阴清热。

胸闷纳少者，加陈皮、砂仁健脾和胃。

经前乳房胀痛明显者，加橘核、青皮、玫瑰花理气行滞。

月经后期，闭经者，加丹参、泽兰养血活血通经。

若小腹冷痛者，加吴茱萸、乌药温经散寒。

下腹结块者，加三棱、莪术、鳖甲、炮山甲散结消癥。

痛经或乳房刺痛明显者，加延胡索、香附、丝瓜络、赤芍、王不留行。

乳头溢液色黄浊者，加鹿衔草、蒲公英、忍冬藤、薏苡仁。

乳头溢液色白者，加白果、芡实。

乳头有血性分泌物者，加茜草、白茅根、槐花、乌贼骨。

白带清稀量多者，加芡实、白果、续断。

足跟、足跖、腰部酸痛者，加牛膝、威灵仙、鸡血藤、骨碎补。

尿频、夜尿频多者，加山茱萸、桑螵蛸。

带下多，黄稠如脓者，加黄柏、薏苡仁、土茯苓、车前子、椿根皮清热利湿止带。

大便溏薄者，去当归，加炒白术、山药健脾利湿。

带下量多、质稀者，加芡实、金樱子以化湿止带。

（二）胶类选择

气虚证所致的月经及乳腺疾病，可选用补益气血之类，选用阿胶、黄明胶以补血润燥，调和营卫；鹿角胶补肾阳，益精血。气虚乏力，若产后兼见恶露不绝，可在加入阿胶养阴补血止血基础上，加用大小蓟、海螵蛸、茜草炭、地榆清热养阴止血，或加艾叶温经止血，或予以生化汤加减治疗。若产后兼见乳汁过少，可在益气养血基础上，加用王不留行、路路通等活血通经之品。阴虚证所致的产后盗汗，可选用龟甲胶滋阴潜阳、养血补心，鳖甲胶养阴补血。月经缠绵漏血色淡不止或者月经量少色淡，眩晕寐轻，属于血虚证者，可选择阿胶养阴补血。

（三）糖类选择

血瘀者，可选择红糖，补血、破瘀，缓肝气；脾胃虚寒者，可选择饴糖，缓中补虚、生津润燥；兼见肺燥咳嗽者，可选择蜂蜜、冰糖，润肺、止咳；若便秘者优选蜂蜜。

（四）细料选择

对于月经病及乳腺疾病虚证者，细料常用参类，脾肾气虚证可选用生晒参，阳虚证可选用红参；阴不足证，可选用西洋参；肾阳亏虚者，可选用鹿茸、海马、海龙；精血不足者，可选用紫河车等。虚证经闭日久多兼见血瘀之象，细料可加用三七粉、西红花等。痛经在辨证治疗中，应根据患者的体质及病机适当选加相应的细贵药材以加强止痛之功。

第十章 儿科疾病

一、遗尿

遗尿是指5岁以上的小儿不能自主控制排尿，经常睡中小便自遗，醒后方觉的一种病症。年龄超过5岁的儿童，睡中经常遗尿，轻者数夜一次，重者可一夜数次，则为病态。本病多见于10岁以下的儿童，男孩多于女孩，部分有家族遗传倾向。长期遗尿，可影响小儿身心健康发育。本病主要病因为先天禀赋不足，后天久病失调；肺、脾、肾功能不足；心肾不交、肝经湿热下注。病位主要在膀胱，与肾、脾、肺密切相关。本病主要病机可以概况为：①先天禀赋不足，后天发育迟滞，肾气不足，无以温养，致下元虚寒，闭藏失司，不能约束水道则致遗尿。②肺虚治节不行，脾虚失于健运，气虚下陷，不能固摄，则肺脾宣散、转输功能失调，决渎失司，膀胱失约，津液不藏而成遗尿，所谓"上虚不能制下"。③外感热病或情志郁结化火，心火独亢，或久病失调，伤及肾阴，致水火不济，心火亢于上，肾水亏于下，膀胱失约，见梦中遗尿。④肝经湿热，肝失疏泄，三焦水道通利失司，或湿热循经下迫膀胱，则膀胱约束不利而致遗尿。

辨证论治

1.下元虚寒

证候：睡中经常遗尿，醒后方觉，天气寒冷时加重，小便清长，神疲乏力，面色少华，形寒肢冷，腰膝酸软，舌淡苔薄白或白滑，脉沉细或沉弱。

治法：温补肾阳，固摄止遗。

【膏方示例】菟丝子散合桑螵蛸散加减制膏

【组成】菟丝子100g，煅龙骨100g，煅牡蛎100g，肉苁蓉100g，附子100g，五味子100g，桑螵蛸100g，远志100g，石菖蒲100g，茯神100g，山茱萸100g。

【制法】将上述药材加适量水煎煮3次，滤汁去渣，将这3次滤液合并，加热浓缩为清膏。再将鹿角胶300g研成粗末，加适量黄酒浸泡后隔水炖烊，冲入清膏中和匀，最后加红糖收膏即成。

【用法】每次15~20g，每日2~3次，温开水调服。

2.脾肾气虚

证候：睡中遗尿，日间尿频而量多，面色少华或萎黄，神疲乏力，纳少便溏，自汗，动则多汗，易感冒，舌淡苔薄白，脉弱无力。

治法：补肺健脾，固摄小便。

【膏方示例】金樱子膏加味（良方二仙丹）

【来源】《古今医统大全》

【组成】金樱子1500g，芡实1500g。

【制法】芡实研为极细粉，将金樱子加适量水煎煮3次，滤汁去渣，将这3次滤液合并，加热浓缩，兑入芡实粉，继续浓缩成膏。

【用法】每次15~20g，每日2~3次，温开水调服。

3.心肾不交

证候：梦中遗尿，寐不安宁，多梦易惊，烦躁叫扰，多动少静，记忆力差，或五心烦热，形体较瘦，舌红苔少，脉沉细数。

治法：清心滋肾，安神固摄。

【膏方示例】交泰丸合导赤散加减制膏

【组成】黄连100g，肉桂100g，熟地300g，淡竹叶100g，通草30g，甘草100g。

【制法】将上述药材加适量水煎煮3次，滤汁去渣，将这3次滤液合并，加热浓缩为清膏。再将阿胶300g研成粗末，加适量黄酒浸泡后隔水炖烊，冲入清膏中和匀，最后加红糖收膏即成。

【用法】每次15~20g，每日2~3次，温开水调服。

4.肝经湿热

证候：睡中遗尿，小便量少色黄，气味腥臊，性情急躁，夜卧不安或梦语龄齿，甚者目睛红赤，舌红苔黄腻，脉滑数。

治法：清利湿热，泻肝止遗。

【膏方示例】龙胆泻肝汤加减制膏

【组成】龙胆100g，黄芩100g，栀子100g，柴胡100g，熟地300g，车前子100g，泽泻100g，通草30g，甘草100g。

【制法】将上述药材加适量水煎煮3次，滤汁去渣，将这3次滤液合并，加热浓缩为清膏。加冰糖收膏即成。

【用法】每次15~20g，每日2~3次，温开水调服。

二、哮喘

哮喘是小儿时期常见的一种反复发作的哮鸣气喘性肺系疾病。哮指声响言，喘指气息言，哮必兼喘，故通称哮喘。临床以反复发作性喘促气急，喉间哮鸣，呼气延长，严重者不能平卧，张口抬肩，摇身撷肚，唇口青紫为特征。常在清晨或夜间发作或加剧。本病包括了西医学所称的喘息性支气管炎、支气管哮喘。哮喘的病因：内因责之于肺、脾、肾不足，痰饮内伏，以及先天禀赋遗传因素，成为哮喘之夙根；外因为感受外邪、接触异物、饮食不慎、情志失调以及劳倦过度等，是哮喘的诱发因素。本病病机可概况为：外因诱发，触动伏痰，痰随气升，气因痰阻，相互搏结，阻塞气道，宣肃失常，气逆而上，出现咳嗽、气喘哮鸣，呼吸困难。因于外感风寒，或内伤生冷，或素体阳虚、寒痰内伏者，发为寒性哮喘；因于外感风热，或风寒化热，或素体阴虚、痰热内伏者，发为热性哮喘。若是外寒未解，内热已起，可见外寒内热之证；若风痰未消，气逆未平，肺脾肾亏虚之证已显，又成虚实夹杂之证。哮喘患儿，本为禀赋异常、肺脾肾三脏不足之体质，反复发作，常导致肺之气阴耗伤、脾之气阳受损、肾之阴阳亏虚，因而形成缓解期痰饮留伏，表现为肺脾气虚、脾肾阳虚、肺肾阴虚的不同证候。发作期以邪实为主，迁延期邪实正虚，缓解期以正虚为主，形成三期邪正虚实演变转化的复杂证候。本病缓解期适合膏方调理。

辨证论治

1.肺脾气虚

证候：咳嗽无力，反复感冒，气短自汗，神疲懒言，形瘦纳差，面白少华或萎黄，便溏，或痰白，舌质淡胖，舌苔薄白，脉细软。

治法：健脾益气，补肺固表。

【膏方示例】款花膏

【来源】《医方集宜》

【组成】人参80g，五味子80g，款冬仁160g，杏仁160g，茯苓160g，紫菀100g，桑白皮100g，紫苏100g，槟榔100g，蜜百部100g，贝母100g，半夏曲100g，木香60g，蜂蜜300g。

【制法】将蜂蜜炼制后备用，将上述药材加适量水煎煮3次，滤汁去渣，将这3次滤液合并，加热浓缩，兑入炼蜜成膏。

【用法】每次5~10g，每日2~3次，姜汤调服。

2.脾肾阳虚

证候：动则喘促，咳嗽无力，气短心悸，面色苍白，形寒肢冷，脚软无力，腹胀纳差，大便溏泄，夜尿多，发育迟缓，舌质淡，舌苔薄白，脉细弱，指纹淡。

治法：健脾温肾，固摄纳气。

【膏方示例】金匮肾气丸加减制膏

【组成】附子30g，肉桂30g，淫羊藿100g，熟地黄300g，山茱萸100g，杜仲100g，山药300g，茯苓100g，胡桃肉100g，五味子100g，白果100g。

【制法】将上述药材加适量水煎煮3次，滤汁去渣，将这3次滤液合并，加热浓缩为清膏。再将阿胶150g、鹿角胶150g研成粗末，加适量黄酒浸泡后隔水炖烊，冲入清膏中和匀，最后加红糖收膏即成。

【用法】每次15~20g，每日2~3次，温开水调服。

3.肺肾阴虚

证候：喘促乏力，咳嗽时作，干咳或咳痰不爽，面色潮红，形体消瘦，潮热盗汗，口咽干燥，手足心热，便秘，舌红少津，舌苔花剥，脉细数，指纹淡红。

治法：补肾敛肺，养阴纳气。

【膏方示例】（1）补精膏

【组成】《奇效良方》

【组成】牛髓200g，胡桃200g（去皮，炒熟），杏仁200g（去皮尖），山药200g，熟蜜200g。

【制法】将上述药材加适量水煎煮3次，滤汁去渣，将这3次滤液合并，加热浓缩，兑入炼蜜收膏。

【用法】每次15~20g，每日2次，温开水调服。

（2）枸杞煎

【来源】《奇效良方》

【组成】枸杞子汁90ml，生地黄汁90ml，麦门冬汁90ml，杏仁240g，人参（捣为末）105g，白茯苓（去黑皮，研为末）105g。

【制法】将杏仁捣碎后和枸杞子汁、生地黄汁和麦门冬汁煎煮成稀糖浆状，过滤后滤液中加入人参和茯苓极细末，继续慢火煎熬至药液浓缩成膏状。

【用法】每次服用半匙，空腹时用温酒化服。每天服用两次。

三、厌食

厌食是以较长时期厌恶进食、食量减少为特征的一种小儿常见病证。本病可发生于任何季节，但夏季暑湿当令之时，可使症状加重。各年龄儿童均可发病，以1~6岁小儿多见。城市儿童发病率较高。患儿除食欲不振外，一般无其他明显不适，预后良好，但长期不愈者，可使气血生化乏源，抗病能力低下，而易患他病，甚至影响生长发育，转为疳证。本病主要病因为先天禀赋不足、后天喂养不当、外邪直中、情志失调等原因。本病病机可概括为：①先天胎禀不足，脾胃薄弱之儿，往往生后即表现不欲吮乳，若后天又失于调养，则脾胃怯弱，长期乳食难以增进。另外小儿有脾常不足的生理特点，后天因素较为容易影响小儿脾胃的纳运功能，厌食较成人更为多见。②家长缺乏育婴保健知识，婴儿期未按期添加辅食；或片面强调高营养饮食，如过食肥甘、煎炸炙煿之品，超越了小儿脾胃的正常纳化能力；或过于溺爱，纵其所好，恣意偏食零食、冷食；或饥饱无度；或滥服滋补之品，均可损伤脾胃，产生厌食。③小儿稚阴稚阳之体，发病容易，传变迅速，若屡患他病，迁延伤脾；或误用攻伐，峻加消导；或过用苦寒损脾伤阳；或过用温燥耗伤胃阴；或病后未能及时调理，均可使受纳运化失常，形成厌食。④湿为阴邪，脾为至阴之脏，喜燥恶湿，地处潮湿、夏伤暑湿，脾为湿困，可使受纳运化失常，而致厌恶进食。⑤小儿神气怯弱，易受惊恐。若失于调护，猝受惊吓或打骂，或所欲不遂，或思念压抑，或环境变更等，均可致情志抑郁，肝失调达，气机不畅，乘脾犯胃，形成厌食。

辨证论治

1.胃气不降

证候：食欲不振，厌恶进食，食而乏味，食量减少，或伴胸脘痞闷、嗳气泛恶，大便不调，偶尔多食后则脘腹饱胀，形体尚可，精神正常，舌淡红，苔薄白或薄腻，脉尚有力。

治法：平胃降气，开达气机。

【膏方示例】保和丸制膏

【来源】《丹溪心法》

【组成】山楂300g，神曲100g，半夏150g，茯苓150g，陈皮50g，连翘50g，萝卜子50g，蜂蜜2300g。

【制法】将上述药材加适量水煎煮3次，滤汁去渣，将这3次滤液合并，加热浓缩为清膏，加炼蜜收膏即成。

【用法】每次15~20g，每日2~3次，温开水调服。

2.脾气亏虚

证候：不思进食，食而不化，大便偏稀夹不消化食物，面色少华，形体偏瘦，肢倦乏力，舌质淡，苔薄白，脉缓无力。

治法：健脾益气，佐以助运。

【膏方示例】助胃膏

【来源】《医方集宜》

【组成】人参90g，白术90g，茯苓90g，甘草90g，丁香45g，白豆蔻仁45g，砂仁90g，肉豆蔻45g，山药180g，蜂蜜300g。

【制法】将上述药材加适量水煎煮3次，滤汁去渣，将这3次滤液合并，加热浓缩为清膏，加炼蜜收膏即成。

【用法】每次15~20g，每日2~3次，温开水调服。

3.胃阴不足

证候：不思进食，食少饮多，皮肤失润，大便偏干，小便短黄，甚或烦躁少寐，手足心热，舌红少津，苔少或花剥，脉细数。

治法：滋养脾胃，佐以助运。

【膏方示例】养胃增液汤加减制膏

【组成】北沙参100g，麦冬100g，玉竹100g，石斛100g，乌梅100g，白芍100g，炙甘草100g，焦山楂100g，炒麦芽100g。

【制法】将上述药材加适量水煎煮3次，滤汁去渣，将这3次滤液合并，加热浓缩为清膏。加冰糖收膏即成。

【用法】每次15~20g，每日2~3次，温开水调服。

4.肝脾不和

证候：厌恶进食，嗳气频繁，胸胁痞满，性情急躁，面色少华，神疲肢倦，大便不调，舌质淡，苔薄白，脉弦细。

治法：疏肝健脾，理气助运。

【膏方示例】和肝调中膏

【来源】《清宫配方集成》

【组成】生地160g，生杭芍120g，菊花、石斛、炒栀子、生白术、陈皮各100g，竹茹80g，炒薏米160g，茯苓、焦山楂、炒神曲、焦麦芽、鸡内金各120g，甘草60g。

【制法】将上述药材加适量水煎煮3次，滤汁去渣，将这3次滤液合并，加热浓缩为清膏。再加炼蜜1600g收膏即成。

【用法】每次15~20g，每日2~3次，温开水调服。

四、儿科疾病膏方治疗组方思路

（一）配方常见加减变化

膏方治疗小儿遗尿，以肾虚、肺脾两虚的虚证为优势，但临床常有虚实夹杂、本虚标实诸证，如常伴有痰湿内蕴，困寐不醒者，应用膏方辨治时应遵循标本同治、扶正祛邪、补虚而不留邪的组方原则，在补虚基础上兼顾化痰开窍。对习惯性遗尿，除尿床外，别无其他任何症状，治疗以教育、改善不良习惯为主。针对实证候（肝经湿热）小儿遗尿，可先给予汤剂治疗，龙胆泻肝汤过于苦寒，仅适合汤剂短时间服用，若病势稍缓可改用清膏或素膏，建议去龙胆草。本方苦寒药较多，对于下元虚冷，脾胃虚弱者，均不宜使用。

膏方治疗小儿哮喘，以缓解期或轻度持续期之虚证及虚实夹杂证为优势治疗证候，对于伴有恶心纳呆、吐酸嘈杂、舌苔厚腻者，建议先以开路方健脾开胃。小儿哮喘分急发期和缓解期论治，一般来说发作期实证为主，适合以汤药"荡"之，缓解期以虚证为主，适合膏滋缓调之。反复发作者往往虚实夹杂、本虚标实，成轻度持续状态，亦适合用膏方标本同治、扶正祛邪，补虚而不留邪、祛邪而不伤正，且无论实证虚证都应时时顾及脾胃，健脾以助于化痰，补脾以助肺肾。膏方服用期间出现证候变化或哮喘加重，可先根据证候特点组成汤剂处方，暂停服用膏方。待标实渐缓、外邪已解，再应用膏方治疗。

小儿厌食症虽同属脾胃为病，但治脾宜升发脾气，运则脾健；治胃多宜清降，润则胃生。故治脾之药不能代以治胃，治胃之药须防碍脾，欲使脾健，不在补而贵在运。因此，膏方用药切不可因为患儿因厌食出现消瘦虚弱之证而投补益滋腻之品，以防妨碍脾胃功能。除膏方调治外，调节饮食，是预防和治疗小儿厌食症的重要措施。纠正不良的偏食习惯，禁止饭前吃零食和糖果，定时进食，建立规律性的生活方式。患病后发现食欲不振，应及时检查原因和治疗。膏方口感较好，与汤剂相比更适合厌食症较长期缓缓调治，对脾运失健、胃阴不足、脾胃气虚证均为优势治疗证候，对于舌苔厚腻或黄腻、口秽者，建议先以汤剂清化湿浊或湿热后再行膏剂调补。

常见药物加减，可参考如下。

鼻痒，喷嚏流涕者，加辛夷、乌梅、白芍。

咽痒者，加蝉蜕、僵蚕。

虚喘明显者，加蛤蚧、冬虫夏草。

呛咳不爽者，加百部、南沙参、款冬花。

夜卧不宁，龄齿梦语显著者，加黄连、茯神。

寐深难以唤醒者，加麻黄、石菖蒲。

夜尿多者，加益智仁、菟丝子、补骨脂。

多汗加煅龙骨、煅牡蛎。

盗汗甚者，加知母、黄柏。

潮热者，加鳖甲、地骨皮。

纳谷不香者，加鸡内金、焦六神曲、炒谷芽、焦山楂。

饮食不化者，加焦山楂、炒谷芽、炒麦芽。

腹胀者，加莱菔子、枳壳、槟榔。

便溏者，加怀山药、薏苡仁、炒扁豆。

便溏、面白肢冷者，加炮姜、肉豆蔻。

大便偏干者，加枳实、莱菔子。

（二）胶类选择

小儿遗尿胶类选择原则以年龄与虚实为依据，5岁以下脾胃功能尚未完善，均建议用素膏。小儿哮喘轻度持续期，不加荤胶类，调制为素膏；缓解期选用荤胶者可选黄明胶、阿胶，尤以祛除火性的陈阿胶为佳。小儿为"纯阳之体"，如应用阿胶时，龟甲胶滋阴润燥、质地清爽，可制约新阿胶燥热之性，故可配用，阴虚者可加大剂量；肾阳不足，可选用鹿角胶配用。5岁以下小儿脾胃功能尚未发育完善，建议用素膏。

（三）糖类选择

小儿虚证可选用莲子泥、枣泥加饴糖做素膏基质，脾胃虚寒明显者宜选用饴糖。实证建议用清膏或素膏，素膏建议选择冰糖调味。

（四）细料选择

人参大补元气，是成人入膏方常用的补气药，但其性温而刚燥，具有较强促性腺及兴奋垂体作用，故小儿慎用。小儿补气除用太子参、党参、黄芪外，可选参须，慎用人参。补肾宜平补、慎用温补，尽可能达到补肾而无使之早熟之弊。尽量选用药食同源及温和之品。灵芝孢子粉作为细料药平补、清补，可按每天0.5g剂量兑入膏中。养胃阴首选铁皮石斛，分干铁皮枫斗与鲜铁皮石斛，以鲜者为佳，两者作为细料药均需另煎收膏时兑入。

第十一章 五官科

一、慢性鼻炎

慢性鼻炎是指以突然和反复发作鼻痒、打喷嚏、流清涕、鼻塞等为主要特征的鼻病。本病可常年发作，亦可呈季节性发作。好发于青壮年，有低龄化倾向，发病率有逐年增高趋势。本病属中医"鼻鼽"范畴。鼻鼽的发生，往往是内因、外因合而致病，内有肺、脾、肾三脏功能失调，外有风寒戾气侵袭。多为虚实夹杂证。阳气虚弱为本，外邪侵袭为标。临床总以虚寒证为多见，少数呈现肺经伏热证。即便是肺经伏热证，往往也是暂时现象，因其根本仍属阳气虚弱。慢病鼻炎缓解期可服用膏方改善体质，预防复发。

辨证论治

1.肺气虚寒

证候：鼻痒，喷嚏频频，清涕如水，鼻塞，嗅觉减退，畏风怕冷，自汗，气短懒言，语声低怯，面色苍白，或咳嗽痰稀。下鼻甲肿大光滑，鼻黏膜淡白或灰白，鼻道可见水样分泌物。古质淡，舌苔薄白，脉虚弱。

治法：温肺散寒，益气固表。

【膏方示例】温肺止流丹合苍耳子散加减制膏

【组成】生黄芪300g，炒白术100g，茯苓100g，炙甘草100g，防风100g，人参100g，诃子100g，鱼脑骨100g，荆芥50g，桔梗100g，细辛30g，苍耳子100g，白芷100g，川芎10g，黄芩100g，薄荷60g，川贝100g，淡豆豉100g，菊花100g。

【制法】将上述药材加适量水煎煮3次，滤汁去渣，将这3次滤液合并，加热浓缩为清膏。再将阿胶300g研成粗末，加适量黄酒浸泡后隔水炖烊，冲入清膏中和匀，最后加红糖收膏即成。

【用法】每次15~20g，每日2~3次，温开水调服。

2.脾气虚弱

证候：鼻痒，喷嚏突发，清涕连连，鼻塞，面色萎黄无华，消瘦，食少纳呆，腹胀便溏，四肢倦怠乏力，少气懒言。检查见下鼻甲肿大光滑，黏膜淡白，或灰白，可有水样分泌物。舌淡胖，边有齿痕，苔薄白，脉弱。

治法：益气健脾，升阳通窍。

【膏方示例】健脾阳和膏

【来源】《慈禧光绪医方选议》

【组成】党参200g，炒白术100g，茯苓200g，枇杷叶200g，炒枳壳150g，桔梗100g，木香100g，草豆蔻120g，炒三仙共200g，辛夷100g，陈皮150g，紫苏叶150g，羌活150g。

【制法】共以水熬透，去渣，再熬浓，加炼蜜为膏。

【用法】每用四钱，白水冲服。

3.肾阳不足

证候：清涕长流，鼻痒，喷嚏频频，鼻塞，面色苍白，形寒肢冷，腰膝酸软，神疲倦怠，小便清长，或见遗精早泄。检查见鼻黏膜苍白、肿胀，鼻道有大量水样分泌物。舌质淡，苔白，脉沉细。

治法：温补肾阳，化气行水。

【膏方示例】真武汤加减制膏

【组成】附子50g，炒白术100g，茯苓100g，生姜100g，白芍100g，赤芍100g。

【制法】将上述药材加适量水煎煮3次，滤汁去渣，将这3次滤液合并，加热浓缩为清膏。再将鹿角胶300g研成粗末，加适量黄酒浸泡后隔水炖烊，冲入清膏中和匀，最后加红糖收膏即成。

【用法】每次15~20g，每日2~3次，温开水调服。

4.脾肾气虚

【膏方示例】健脾益肾膏

【来源】朱爱松. 历代名医膏方验案：膏方应用实战与技巧［M］. 北京：中国中医药出版社，2020.

【组成】山萸肉150g，熟地黄150g，牡丹皮100g，云茯苓150g，泽泻100g，怀山药150g，白术150g，北黄芪200g，防风100g，陈皮50g，白芷80g，辛夷花100g，苍耳子80g，桂枝80g，巴戟天100g，枸杞子100g，肉苁蓉150g，合欢皮100g，熟附子100g，夜交藤150g，法半夏100g，黄连50g，黄芩80g，金樱子100g，肉桂150g，细辛30g，党参200g，桑寄生150g，杜仲100g，大枣100g，鹿角胶250g，白术100g，龟甲胶150g，阿胶250g，饴糖500g，紫河车60g。

【制法】除龟甲胶、阿胶、饴糖外，余药浸泡，煎煮，过滤，浓缩，用龟甲胶、阿胶、饴糖收膏。

【用法】放阴凉处或冰箱冷藏，每日服2次，每次15~30ml。

5.肺经伏热

证候：鼻痒，喷嚏频作，流清涕，鼻塞，常在闷热天气发作。全身或见咳嗽，咽痒，口干烦热。检查见鼻黏膜色红或黯红，鼻甲肿胀。舌质红，苔白或黄，脉数。

治法：清宣肺气，通利鼻窍。

【膏方示例】辛夷清肺饮加减制膏

【组成】辛夷100g，黄芩100g，山栀子100g，麦冬100g，百合100g，石膏300g，知母100g，甘草100g，炙枇杷叶100g，升麻100g。

【制法】将上述药材加适量水煎煮3次，滤汁去渣，将这3次滤液合并，加热浓缩为清膏。加冰糖收膏即成。

【用法】每次15~20g，每日2~3次，温开水调服。

二、慢性咽炎

慢性咽炎是指以声音不扬，甚则嘶哑失音为主要表现的喉部疾病。轻者仅声音发毛、变粗或声音不扬；重者声嘶明显，甚至完全失音。新病者，发病较急，全身可有发热、恶风寒、头痛等症状。病久者，声音嘶哑经久不愈，兼有各种全身症状。本病多有用嗓不当史，初发病者大多有外感病史；病久者有声嘶反复发作史。本病属中医"喉瘖"范畴。喉瘖的发病外因邪气侵袭，内由肺、脾、肾脏腑功能失调，临床有虚实之分。实证喉瘖多因风寒、风热或痰热犯肺，使肺气不宣而病喉瘖，即所谓"金实不鸣"。虚证喉瘖多由肺、脾、肾虚损或气滞血瘀痰凝而致，喉窍失养而致，即所谓"金破不鸣"。治疗应辨证内治与外治相结合，同时配合运用利喉开音法。慢性咽炎属于虚症者适合膏方治疗。

辨证论治

1.肺阴不足

证候：声音低沉费力，讲话不能持久，甚则嘶哑，日久不愈；喉部微痛不适，干痒少痰；声带微红，边缘增厚，舌红少苔，脉细数。

治法：滋养肺阴，降火开音。

【膏方示例】玄霜雪梨膏

【来源】《万病回春》

【组成】雪梨汁1000ml，藕汁100ml，鲜生地黄汁500ml，麦门冬汁250ml，萝卜汁250ml，茅根汁500ml，姜汁20ml，蜂蜜320g，饴糖160g。

【制法】将以上七种汁液再次过滤去渣，然后将清汁放火上熬煮，浓缩成清膏，兑入炼制后的蜂蜜和熬制后的饴糖成膏。

【用法】每次15~20g，每日2~3次，温开水调服。

2.肺脾气虚

证候：声嘶日久，劳则加重，讲话费力，不能持久；声带闭合不良；少气懒言，倦怠乏力，纳呆便溏；唇舌淡红，舌体胖、苔白，脉虚弱。

治法：补益肺脾，益气开音。

【膏方示例】（1）补中益气汤加减制膏

【组成】生黄芪300g，炒白术100g，茯苓100g，炙甘草100g，防风100g，人参100g，柴胡100g，升麻100g，当归100g，陈皮100g，诃子100g，玉蝴蝶30g。

【制法】将上述药材加适量水煎煮3次，滤汁去渣，将这3次滤液合并，加热浓缩为清膏。再将阿胶300g研成粗末，加适量黄酒浸泡后隔水炖烊，冲入清膏中和匀，最后加红糖收膏即成。

【用法】每次15~20g，每日2~3次，温开水调服。

（2）补气养血利咽膏

【来源】张艳.慢病调治膏方：制备与应用一本通［M］.北京：中国中医药出版社，2020.

【组成】黄芪200g，当归150g，生地黄100g，熟地黄100g，白芍100g，川芎90g，党参100g，麦冬150g，桔梗100g，牛蒡子100g（包煎），炙甘草100g，茯苓100g，白术100g，桂枝100g，枸杞子90g，山药100g，山萸肉90g，桃仁100g，黄精150g，核桃仁100g，菟丝子100g，大枣100g，生姜100g。

【制法】共以水煎透，去渣再熬浓汁，加阿胶150g，蜂蜜100g，鹿角胶100g，黄酒500ml收膏，冷藏备用。

【用法】早、晚饭后半小时服用10g，以温开水送服。

3.血瘀痰凝

证候：声嘶日久，讲话费力，喉内异物感，常"吭喀"以清嗓；声带色黯，可有黏痰附着，或有小结、息肉；胸闷不舒，舌质黯红或有瘀点，苔薄白或薄黄，脉细涩。

治法：行气活血，化痰开音。

【膏方示例】（1）会厌逐瘀汤加减制膏

【组成】桃仁100g，红花100g，生甘草100g，桔梗100g，生地300g，当归100g，玄参100g，柴胡50g，炒枳壳60g，赤芍100g。

【制法】将上述药材加适量水煎煮3次，滤汁去渣，将这3次滤液合并，加热浓缩为清膏。再将阿胶100g、鳖甲胶100g研成粗末，加适量黄酒浸泡后隔水炖烊，冲入清膏中和匀，最后加冰糖收膏即成。

【用法】每次15~20g，每日2~3次，温开水调服。

（2）活血理气利咽膏

【来源】张艳. 慢病调治膏方：制备与应用一本通［M］. 北京：中国中医药出版社，2020.

【组成】当归100g，川芎100g，射干60g，桃仁90g，红花90g，柴胡100g，黄芩100g，姜半夏100g，太子参150g，蝉蜕50g，香附100g，陈皮150g，牛蒡子100g，桔梗100g，赤芍90g，丹参100g，牛膝90g，白术100g，薄荷60g（后下），枳壳100g，厚朴100g，佛手100g。

【制法】共以水煎透，去渣再熬浓汁，加冰糖200g，蜂蜜100g，阿胶100g，龟甲胶100g，黄酒500ml收膏，冷藏备用。

【用法】早、晚饭后半小时服用10g，以温开水送服。

三、五官科疾病膏方治疗组方思路

（一）配方常见加减变化

膏方治疗鼻咽疾患时，若患者脾胃虚弱，则可先服用开路方，以健运脾胃，提高脾胃消化吸收功能。膏方中胶类药物运用时，如担心脾胃运化能力不足，可加行气消导之品，如陈皮、佛手、紫苏梗、炒麦芽、焦山楂、焦神曲、炒鸡内金、炒莱菔子等。

膏方调治，应结合原发病治疗采用"急则治标，缓则治本"的原则，综合评判。膏方治疗鼻咽疾患时应分轻重缓急，若起病急而势猛、流涕较多或咽喉疼痛者，当以治标为主；若病情迁延不愈者，当以治本为要，膏方中可加补虚之品；若本有鼻咽疾患，又感邪急发者，则可标本兼顾。

常见药物加减，可参考如下。

鼻痒甚，可酌加僵蚕、蝉蜕。

畏风怕冷、清涕如水者，可酌加桂枝、干姜、大枣等。

腹胀便溏、清涕如水、点滴而下者，可酌加山药、干姜、砂仁等。

脾肾阳虚者，可用附子理中汤加减。

喷嚏多、清涕长流不止者，可酌加乌梅、五味子。

遇风冷即打喷嚏、流清涕者，可加黄芪、防风、白术。

兼腹胀、便溏者，可酌加黄芪、人参、砂仁。

肺热重者可以加桑白皮。

咽喉干痒，咳嗽，燋热感为主的阴虚肺燥之证，可用养阴清肺汤。

湿重痰多者，可加法半夏、茯苓、扁豆。

开音可加僵蚕、诃子、木蝴蝶。

痰多者加川贝母、瓜蒌仁、浮海石。

（二）胶类选择

鼻咽疾患实证多用素膏，虚证多选用荤膏。肾精亏虚、气血亏虚之鼻咽疾患，可选择黄明胶、猪皮胶，养阴补血；肾精不足发展至阴虚火旺时，可选用龟甲胶、鳖甲胶，养阴退热。

（三）糖类选择

鼻咽疾患虚证者宜蜂蜜，兼有热象宜选用冰糖；若有高血压、糖尿病、高脂血症、肥胖等，应慎用或不用蜂蜜、冰糖、蔗糖收膏，可用木糖醇或元贞糖。

（四）细料选择

投入辅料时，应根据患者的体质，兼顾寒热、虚实。若细料中选择参类时，鼻咽疾患若非阳虚明显，尽量避免温补的红参，若气虚神疲者选用生晒参；若阴虚火旺者可酌情选用西洋参，或配以铁皮石斛；若气阴不足且不宜用人参者，也可于普通饮片中酌情选用党参、太子参、南沙参、北沙参、玄参等。实热证，过于温肾助阳的鹿茸、海马、海龙等都应注意慎用。

索引